膳食内调 穴位外治 "三高"

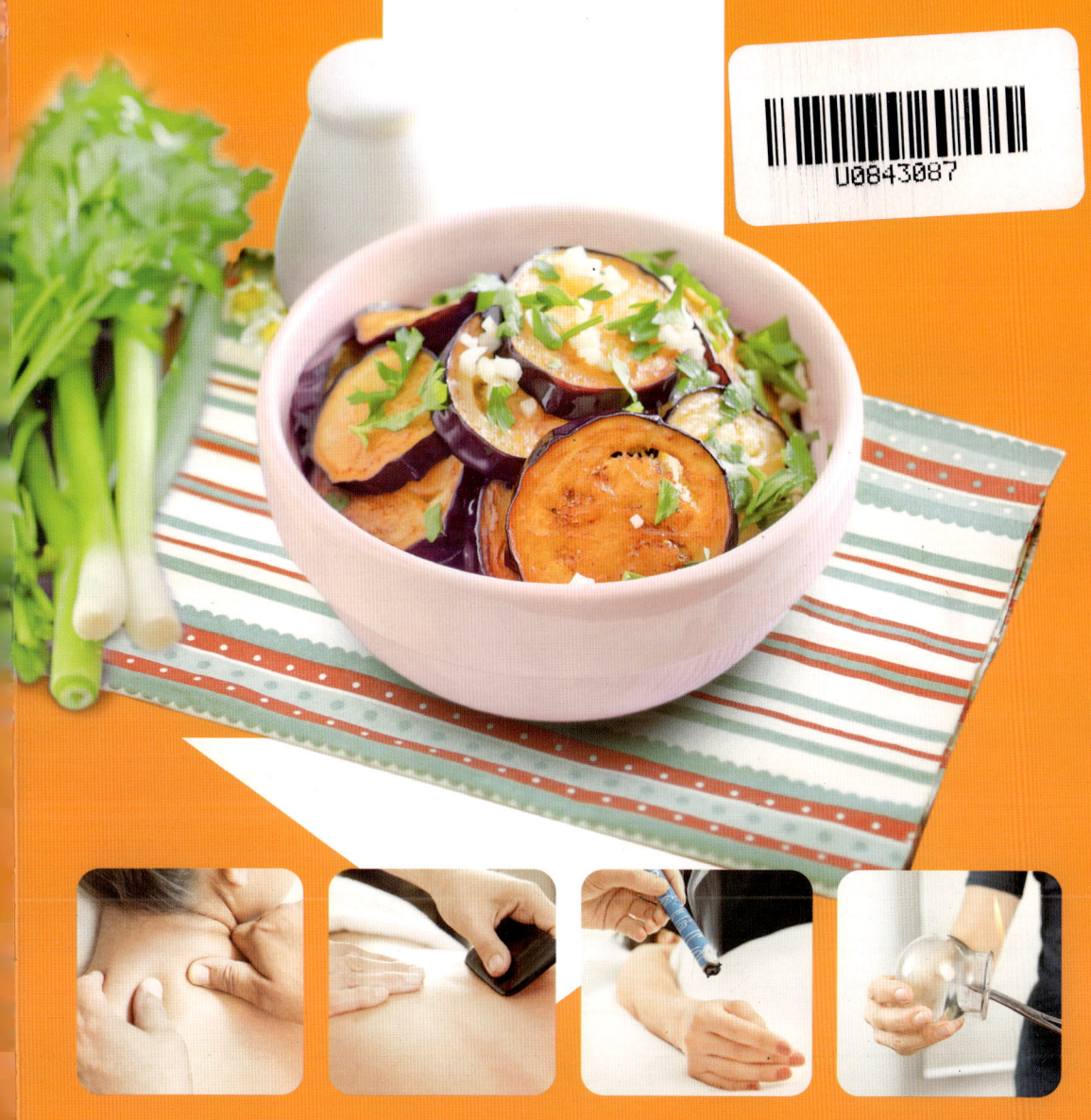

臧俊岐／胡维勤 主编

黑龙江出版集团
黑龙江科学技术出版社

图书在版编目（CIP）数据

膳食内调，穴位外治"三高"/臧俊岐,胡维勤主编.
——哈尔滨:黑龙江科学技术出版社,2015.11
ISBN 978-7-5388-8594-1

Ⅰ.①膳… Ⅱ.①臧… ②胡… Ⅲ.①食物疗法②穴位按压疗法 Ⅳ.①R247.1②R245.9

中国版本图书馆CIP数据核字(2015)第262940号

膳食内调，穴位外治"三高"
SHANSHI NEITIAO, XUEWEI WAIZHI "SANGAO"

主　　编	臧俊岐　胡维勤
责任编辑	宋秋颖
摄影摄像	深圳市金版文化发展股份有限公司
策划编辑	深圳市金版文化发展股份有限公司
封面设计	深圳市金版文化发展股份有限公司
出　　版	黑龙江科学技术出版社
	地址：哈尔滨市南岗区建设街41号　邮编：150001
	电话：(0451)53642106　　传真：(0451)53642143
	网址：www.1kcbs.cn　　www.1kpub.cn
发　　行	全国新华书店
印　　刷	深圳市雅佳图印刷有限公司
开　　本	723 mm×1020 mm　1/16
印　　张	15
字　　数	200千字
版　　次	2016年3月第1版　2016年3月第1次印刷
书　　号	ISBN 978-7-5388-8594-1/R · 2551
定　　价	29.80元

目录 CONTENTS

第1章
"三高"知多少——解读潜伏在您身边的健康隐患

002 / 原来"三高"是这么回事儿
014 / 关注自身健康，您若"三高"，便早发现
016 / 肥胖，"三高"的挚友
017 / 小心，它们会加重"三高"症状
018 / 避免不良生活习惯，远离"三高"
020 / "三高"患者的用汤宜忌

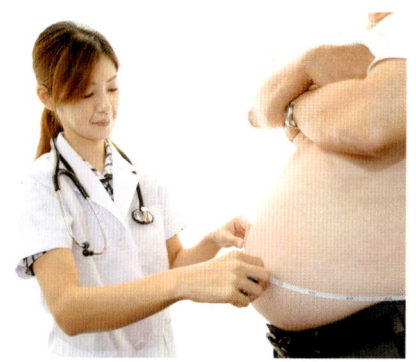

第2章
膳食内调——51种食材帮您降"三高"

第一节 粮豆、油怎么吃

022 / 小米——降脂，降压，护神经
024 / 黑米——降低"三高"风险
026 / 燕麦——唯一含有皂苷素的谷物
028 / 薏米——五谷纤维素之首
029 / 荞麦——促消化，降"三高"

030 / 红豆——热量低的理想食物
032 / 绿豆——高钾低钠食品
034 / 黑豆——软化血管，降血糖
036 / 黄豆——含有异黄酮的特殊食物
038 / 豆腐——清热生津佳品

001

040 / 橄榄油——促进循环与代谢

041 / 芝麻油——不饱和脂肪酸降"三高"

第二节 蔬菜怎么吃

042 / 苦瓜——调节血管与胰岛素

044 / 白菜——软化血管，调血糖

046 / 小白菜——防治"三高"的良蔬

048 / 菠菜——排毒，控"三高"

050 / 上海青——低脂肪、低热量蔬菜

052 / 韭菜——理气，降逆，散瘀血

054 / 生菜——增加饱腹感，降"三高"

056 / 芹菜——富含维生素P

058 / 黄瓜——"三高"患者理想蔬菜

060 / 洋葱——含有前列腺素A的蔬菜

062 / 花菜——类黄酮较多的食物之一

064 / 冬瓜——高钾低钠，降"三高"

066 / 莴笋——低脂肪，高纤维

068 / 白萝卜——降压，促代谢

070 / 丝瓜——清暑，解毒，活气血

072 / 胡萝卜——改善循环，护视力

074 / 芦笋——调节血液浓度

076 / 西红柿——低热量的"三高"良蔬

078 / 银耳——保护血管，调血糖

080 / 黑木耳——均衡营养，降"三高"

082 / 香菇——高钾"植物皇后"

084 / 金针菇——含有八种氨基酸

086 / 黄豆芽——减缓糖类与胆固醇吸收

088 / 茭白——富含有机氮素

090 / 黄花菜——疏肝解郁，降"三高"

092 / 玉米——延缓人体衰退

第三节 水产、肉怎么吃

094 / 牡蛎——降"三高"，壮骨骼

096 / 草鱼——改善人体循环

098 / 鲫鱼——优质蛋白丰富

100 / 紫菜——镁元素的宝库

102 / 海带——扩张血管，降血糖

104 / 鸽肉——一"高"二"低"，降"三高"

106 / 乌鸡——双A抑"三高"

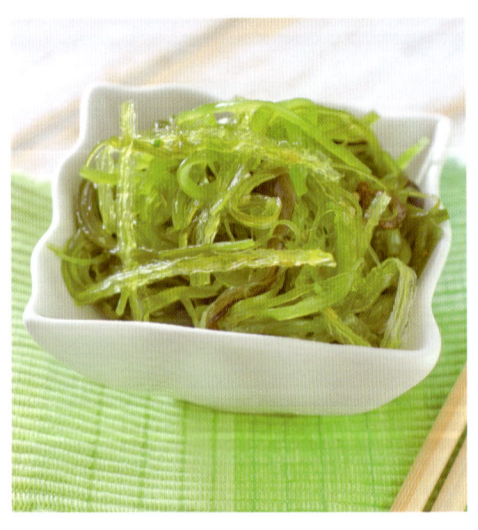

第四节 水果、干果怎么吃

108 / 苹果——软化血管，调血糖

110 / 草莓——改善循环系统功能

112 / 木瓜——促进人体血液循环

114 / 桃子——减少热量吸收

116 / 板栗——维护血管正常功能

118 / 花生——富含不饱和脂肪酸

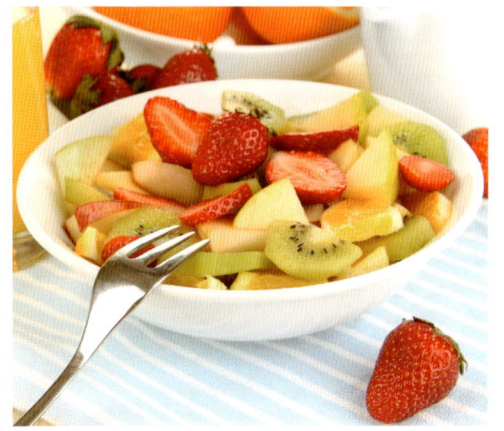

第3章

38种药材、中成药——降"三高"的国粹

第一节 降"三高"药材

120 / 菊花——清肝明目，散风热

121 / 山楂——行气散瘀，消积滞

122 / 山药——补肺，健脾，益胃

123 / 枸杞——养肝明目，润肺肾

124 / 金银花——清热解毒，散风热

125 / 黄芪——补中益气，体不虚

126 / 黄连——清火解毒，除烦热

127 / 莲子心——清热祛火，止烦渴

128 / 葛根——生津止渴，退身热

129 / 生地黄——滋阴清热，兼凉血

第二节 降压型中成药

130 / 安宫降压丸

130 / 山菊降压片

130 / 天麻钩藤颗粒

130 / 复方丹参片

131 / 高血压速降丸

131 / 脑心通胶囊

131 / 山绿茶降压片

131 / 罗布麻降压片

第三节　降脂型中成药

- 132 / 丹田降脂丸
- 132 / 脂可清胶囊
- 132 / 人参健脾丸
- 132 / 消脂护肝胶囊
- 133 / 减肥降脂胶囊
- 133 / 血脂康
- 133 / 降脂灵胶囊
- 133 / 绞股蓝总苷片

第四节　降糖型中成药

- 134 / 降糖通脉胶囊
- 134 / 参芪降糖片
- 134 / 糖脉康颗粒
- 134 / 降糖宁胶囊
- 135 / 消渴丸
- 135 / 玉泉丸
- 135 / 渴乐宁胶囊
- 135 / 金芪降糖片
- 136 / 消糖灵胶囊
- 136 / 消渴降糖胶囊
- 136 / 降糖舒片
- 136 / 甘露消渴胶囊

第4章
特效穴+反射区——"三高"患者的外治妙方

第一节　降"三高"特效穴

- 138 / 百会穴——提神醒脑，疗失眠
- 139 / 四神聪穴——安神助眠，调血脉
- 140 / 头维穴——治疗湿邪内浸的腧穴
- 141 / 印堂穴——缓解"三高"，抗衰老
- 142 / 太阳穴——醒脑止痛，解疲劳
- 143 / 风池穴——善治头目疾病
- 144 / 风府穴——头脑清醒，不昏沉
- 145 / 膻中穴——治疗胸闷气急的要穴
- 146 / 中脘穴——善治腑病，调"三高"
- 147 / 章门穴——调和五脏，降"三高"

148 /	神阙穴——元神门户功效多	162 /	劳宫穴——振奋精神，防热病
149 /	气海穴——调理元气，治昏迷	163 /	合谷穴——通调头面经络
150 /	关元穴——善疗虚损、"三高"	164 /	血海穴——引血归脾，除痰湿
151 /	肺俞穴——补虚清热两不误	165 /	足三里穴——最具保健价值的穴位
152 /	心俞穴——养心安神，助循环	166 /	丰隆穴——调节人体津液输布
153 /	脾俞穴——调节血糖，疗体虚	167 /	光明穴——防治"三高"、视神经损害
154 /	胃俞穴——缓解疲劳的要穴	168 /	三阴交穴——通调肝、脾、肾
155 /	肾俞穴——生命根本补肾元	169 /	复溜穴——调节肾经的"杠杆药"
156 /	命门穴——生命的重要门户	170 /	太溪穴——善治阳虚"三高"
157 /	曲池穴——调整人体三大系统	171 /	昆仑穴——调理肝肾，散血热
158 /	内关穴——调理心胸，止疼痛	172 /	公孙穴——善疗胸、腹部不适
159 /	列缺穴——善疗经气阻滞	173 /	内庭穴——"三高"、热证的克星
160 /	神门穴——助眠宁神要穴	174 /	行间穴——清肝祛火，定心神
161 /	通里穴——缓解疲劳的要穴	175 /	涌泉穴——善治虚性"三高"

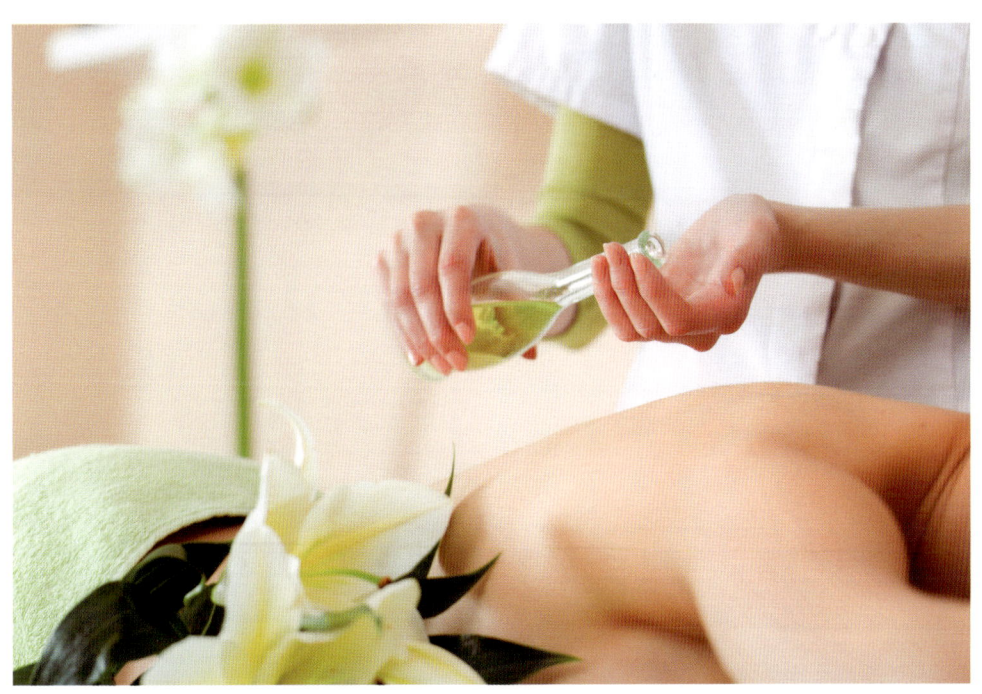

第二节 手部反射区

176 / 大脑反射区——清热解表，苏厥开窍

176 / 小脑、脑干反射区——清热散风，止痛利关节

177 / 额窦反射区——镇静止痛，通经活络

177 / 颈项反射区——清头明目，舒筋活络

178 / 三叉神经反射区——祛风止痛，舒筋活络

178 / 眼反射区——清头明目，舒筋活络

179 / 内耳迷路反射区——清热祛火

179 / 胸（乳房）反射区——清心泻热，理气活络

180 / 心脏反射区——理气止痛，强心通脉

180 / 膀胱反射区——活血通络，消炎止痛

181 / 肝反射区——养肝明目

181 / 肾反射区——补肾强腰，通利二便

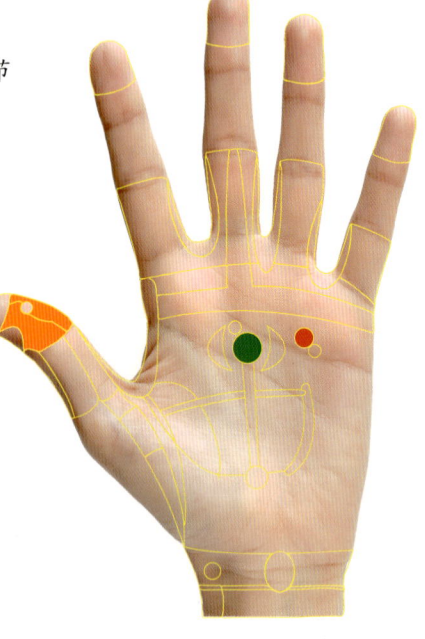

第三节 足部反射区

182 / 输尿管反射区——清利三焦，通便利腑

182 / 失眠点反射区——安神消痛

183 / 额窦反射区——开窍聪耳，清热活络

183 / 脑垂体反射区——调经统血

184 / 大脑反射区——清热解表，醒神开窍

184 / 三叉神经反射区——祛风止痛，舒筋活络

185 / 颈项反射区——醒脑止痛，舒筋活络

185 / 眼反射区——清头明目，舒筋活络

186 / 肝反射区——养肝明目

186 / 胰腺反射区——生发胃气，燥化脾湿

187 / 十二指肠反射区——和胃行水，理气止痛

187 / 肾反射区——补肾强腰，通利二便

第四节 耳部反射区

188 / 角窝上反射区——调经统血

188 / 额反射区——养心安神

189 / 耳中反射区——和胃化湿

189 / 耳尖反射区——明目安神，通经活络

190 / 结节反射区——清热止痛

190 / 垂前反射区——宁心安神，止痛

191 / 内耳反射区——醒脑聪耳

191 / 眼反射区——清头明目

192 / 颈椎反射区——醒神开窍，舒利关节

192 / 上屏反射区——消炎去脂

193 / 屏间前反射区——明目安神

193 / 枕反射区——清心安神

194 / 肝反射区——保肝利胆，理气调经

194 / 三焦反射区——调利三焦

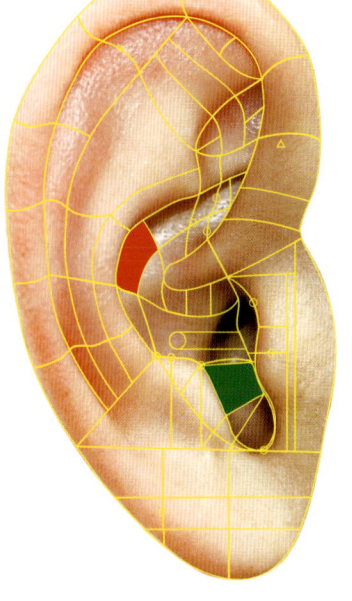

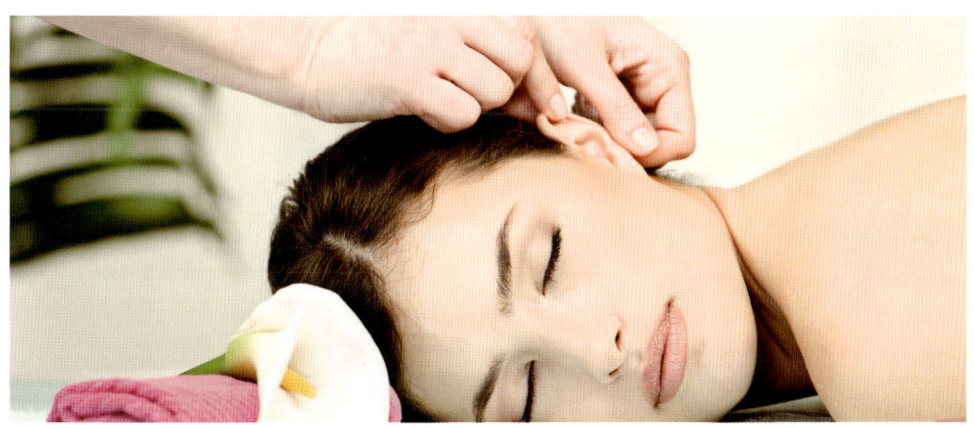

第5章

内调外治——中医教您辨证疗"三高"

- 196 / 高血压分型与理疗
- 197 / 肝阳上亢型刮痧
- 198 / 痰湿内阻型按摩
- 200 / 痰湿内阻型刮痧
- 202 / 瘀血阻滞型按摩
- 203 / 瘀血阻滞型艾灸
- 204 / 气血亏虚型按摩
- 206 / 气血亏虚型艾灸
- 208 / 肝肾阴虚型按摩
- 209 / 肝肾阴虚型拔罐
- 210 / 阴阳两虚型按摩
- 212 / 阴阳两虚型刮痧
- 214 / 高血脂分型与理疗
- 215 / 痰湿内阻型刮痧
- 216 / 气滞血瘀型按摩
- 217 / 气滞血瘀型刮痧
- 218 / 脾肾阳虚型按摩
- 219 / 脾肾阳虚型艾灸
- 220 / 肝肾阴虚型按摩
- 221 / 肝肾阴虚型拔罐
- 222 / 糖尿病分型与理疗
- 223 / 肺热伤津型（上消）刮痧
- 224 / 胃热炽盛型（中消）刮痧
- 225 / 胃热炽盛型（中消）拔罐
- 226 / 气阴两虚型（中消）按摩
- 227 / 气阴两虚型（中消）刮痧
- 228 / 肾阴亏虚型（下消）按摩
- 229 / 肾阴亏虚型（下消）刮痧
- 230 / 阴阳两虚型（下消）按摩

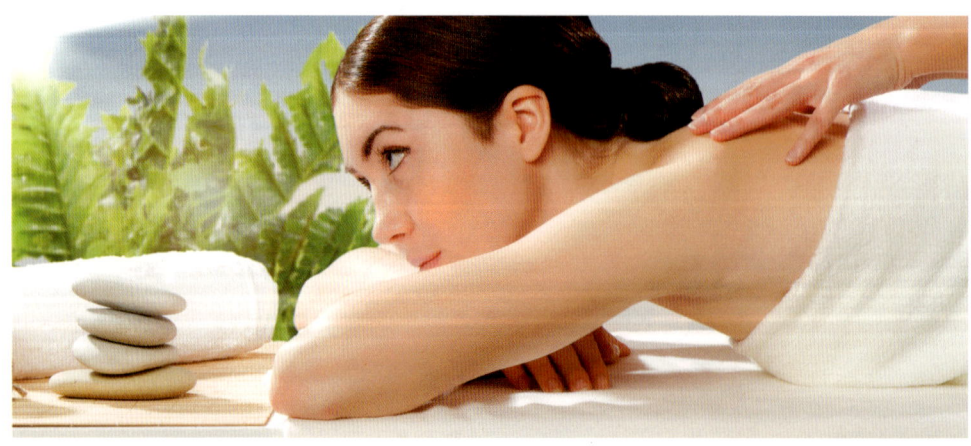

第1章

"三高"知多少
——解读潜伏在您身边的健康隐患

"三高"是指高血压、高血脂和高血糖（糖尿病）。它们是现代社会所派生出来的"富贵病"，可能单独存在，也可能相互关联。如糖尿病患者很容易同时患上高血压或高血脂，而高血脂又是动脉硬化形成和发展的主要因素，动脉硬化患者血管弹性差加剧血压升高。所以，出现这三种疾患中的任何一种，后期都易形成"三高"症。本章将为您介绍"三高"的基础知识，克服它，必先了解它！

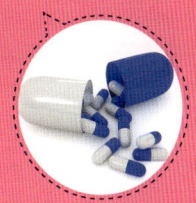

原来"三高"是这么回事儿

所谓"三高",是对高血压、高血脂、高血糖三者的统称,只要患有其中的一种或几种的病人都称为"三高"人群。

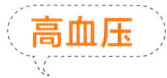

高血压是什么

血压是指血液在血管内流动时,对血管壁产生的单位面积侧压力,血压是由心脏、血管及在血管中流动的血液共同形成的。我们平时用血压计测量出来的数值主要是收缩压和舒张压。

收缩压:血压透过所谓的收缩作用输送血液(心跳次数)次数多的时候,假使血液流动的阻力(总末端神经系统阻力)增大,将会造成血压升高。只要心脏的左心室收缩,便会将心脏的血液输往大动脉,这时所产生的数值就称为收缩压,也就是高压。

舒张压:左心室结束收缩后,左心室和大动脉之间的左心室便会关闭,停止血液输送,这时血液会从左心房流到左心室,形成左心室扩张的现象。另一方面,血液输送到大动脉时,将使大动脉扩张,并将血液积聚于大动脉后,输送至全身的末梢动脉,此时的血压值最小。此数值是舒张时期的血压,也就是低压。

高血压是指收缩压(SBP)和舒张压(DBP)升高的临床综合征。医学调查表明,血压有个体和性别的差异。一般说来,肥胖的人血压稍高于中等体格的人,女性在更年期前血压比同龄男性略低,更年期后动脉血压有较明显的升高。人群的动脉血压都随年龄增长而升高,很难在正常与高血压之间划一明确的界限。高血压定义与诊断分级标准规定,SBP≥18.67千帕(140毫米汞柱)和DBP≥12.0千帕(90毫米汞柱)即为高血压。

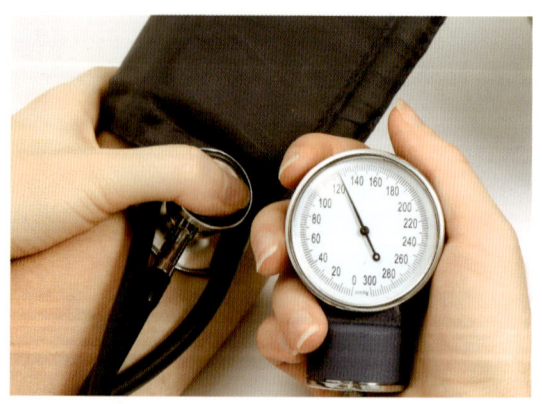

了解血压的正常范围,血压高或低均会影响健康

高血压的诊断与分级

我国2011年高血压防治指南对于血压水平的分类和定义是这样阐述的：

（1）收缩压＜16.0千帕（120毫米汞柱）并且舒张压＜10.67千帕（80毫米汞柱）的称为正常血压。

（2）收缩压为16.0～18.53千帕（120～139毫米汞柱）和（或）舒张压为10.67～11.87千帕（80～89毫米汞柱）的称为正常高值。

（3）收缩压≥18.67千帕（140毫米汞柱）和（或）舒张压≥12.0千帕（90毫米汞柱）的就可以诊断为高血压。其中，收缩压≥18.67千帕（140毫米汞柱），但是舒张压＜12.0千帕（90毫米汞柱）的，称为单纯收缩期高血压；收缩压为18.67～21.2千帕（140～159毫米汞柱）和（或）舒张压为12.0～13.2千帕（90～99毫米汞柱）的为1级高血压，也称为轻度高血压；收缩压为21.33～23.86千帕（160～179毫米汞柱）和（或）舒张压为13.33～14.53千帕（100～109毫米汞柱）的为2级高血压，也称为中度高血压；收缩压≥24.0千帕（180毫米汞柱）和（或）舒张压≥14.67千帕（110毫米汞柱）的为3级高血压，也称为重度高血压。

既往有高血压史，目前正在使用抗高血压药物，现血压虽未达到上述水平者，亦应诊断为高血压。

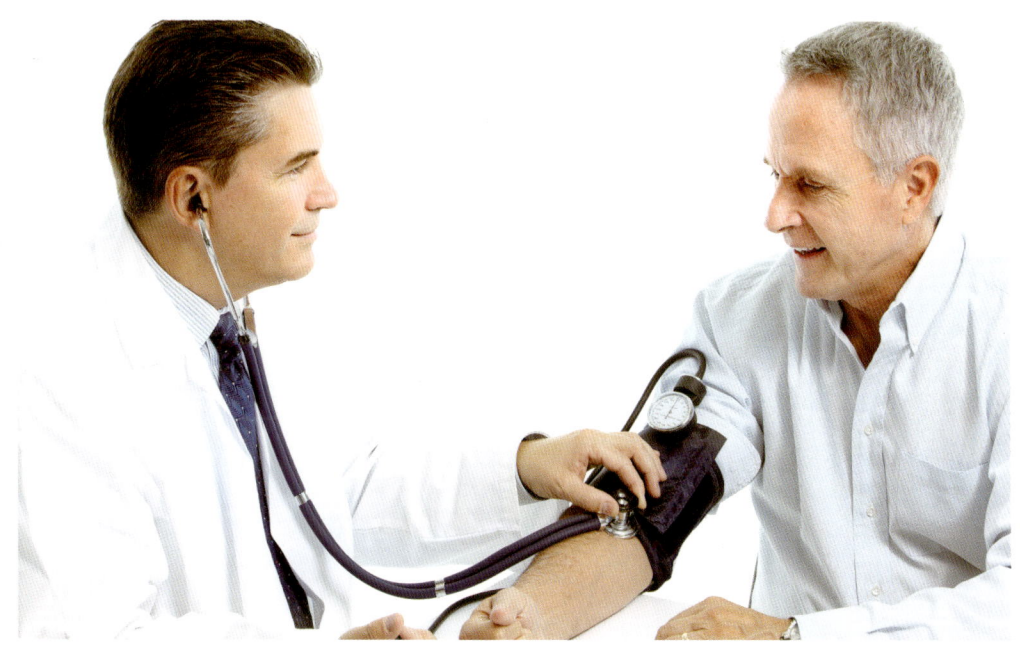

高血压患者应严格监测血压，以防血压过高危害健康

高血压的主要症状

高血压的常见症状有：头晕、头痛、烦躁、心悸、失眠、注意力不集中、记忆力减退、肢体麻木等，其往往因人、因病期而异。高血压早期多无症状或症状不明显，偶尔于身体检查测血压时发现。

头晕为高血压最多见的症状，常在患者突然下蹲或起立时出现，有些是持续性的。头痛多为持续性钝痛或搏动性胀痛，甚至有炸裂样剧痛，常在早晨睡醒时发生，起床活动一会儿或饭后逐渐减轻，疼痛部位多在额部两旁的太阳穴和后脑勺。

高血压患者性情大多比较急躁，遇事敏感、易激动，所以心悸、失眠等症状比较常见。失眠主要表现为入睡困难或早醒、睡眠不实、噩梦纷纭、易惊醒，这与大脑皮质功能紊乱及植物神经功能失调有关。

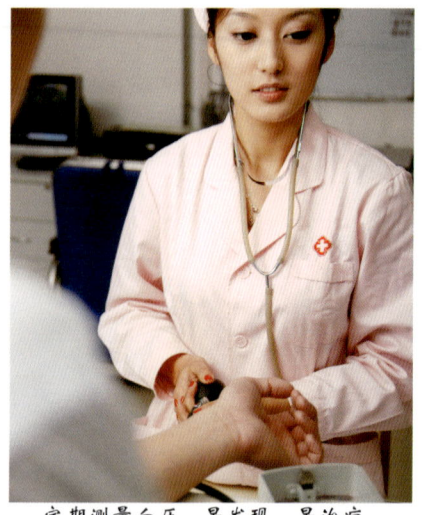

定期测量血压，早发现，早治疗

高血压患者注意力不集中和记忆力减退的症状在早期多不明显，但随着病情发展而逐渐加重，这种症状也常成为促使患者就诊的原因之一。

此外，高血压患者还常有肢体麻木，常见手指、足趾麻木，皮肤有蚁行感，颈部及背部肌肉紧张、酸痛，部分患者常感手指不灵活，一般经过适当治疗后可好转，但若肢体麻木较顽固、持续时间长，而且固定出现于某一肢体，并伴有肢体乏力、抽筋、跳痛时，应及时就诊，预防脑卒中发生。

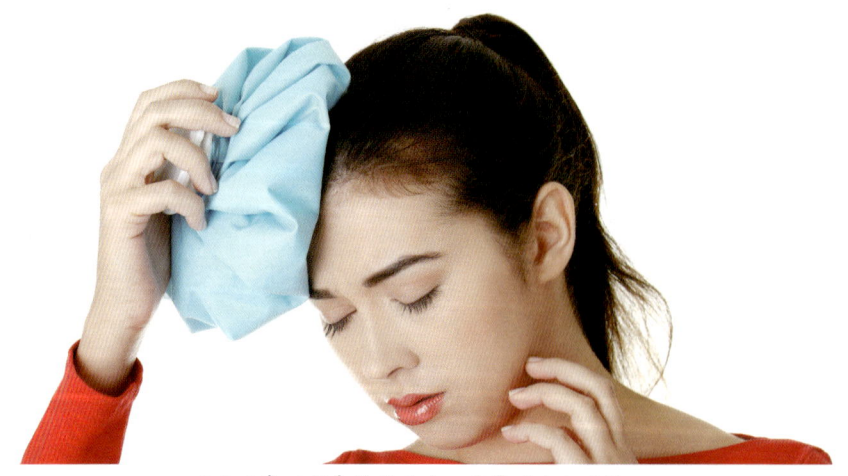

高血压常以经常性的头痛、头晕为先驱症状

高血压的危害

高血压对心脏和血管都有一定的影响，血压的升高会使血管弹性减弱，为了保证血液的流动，心脏需更用力收缩，从而引起左心室的肥大、心壁的厚度增加。而对血管的影响表现在：一是破裂，二是粥状硬化引发阻塞。小血管较细薄，易发生破裂情形，大动脉较厚粗，易发生粥状硬化。高血压还会造成血管病变，当血管病变发生，身体各器官组织会跟着出现损伤，脑部、心脏、主动脉、肾脏和眼底是受影响最大的部位。

脑部：高血压造成血管阻塞，当阻塞发生在脑部，会导致阻塞性脑卒中，如脑血栓与脑栓塞。脑血栓是大脑内部动脉血管壁上出现血凝块，完全堵住血管。脑栓塞的血凝块则来自脑部以外，跟着循环系统流入脑血管，造成阻塞。不论是脑血栓或脑栓塞，都会阻塞阻挡氧气与养分通过，易造成组织死亡，引发脑卒中。当破裂效应发生在脑部，会导致出血性脑卒中，这是较少见的脑卒中。当破裂的血管主要在脑组织内、接近脑部表面血管时，为脑内出血，患者会失去意识，或立即在一两个小时内发展成半身不遂。当破裂血管位于蛛网膜下腔的脑血管，血液会大量流出累积在蛛网膜下腔，造成蛛网膜下腔出血，患者会剧烈头痛，但不会立即失去意识或脑卒中。

心脏：高血压对血管造成的强大压力，会让血管变硬、管径变窄，不利于血液的输送，为了让血液能顺利送往全身，心脏只好更用力地收缩，长期下来，左心室会变得肥大。当血管病变发生在冠状动脉时，会造成缺血性心脏病（狭心症）的发生，如心绞痛、心肌梗死等。

主动脉：高血压易促使血管硬化，造成动脉壁的坏死，主动脉剥离就是因为血管内层及中层受不了压力造成血管破裂，血液冲向内、中层间进行撕裂，造成血管剥离的现象。发生时会产生剧烈的疼痛，疼痛部位和发生部位有关。

肾脏：当肾脏内的微血管承受不住过高的血压就会发生破裂，会影响器官组织运作，降低肾脏的功能。此外，血管的病变也会造成肾脏功能不全、肾硬化等。

眼底：高血压对眼睛所造成的并发症，来自于血管病变。当视网膜上的血管系统发生病变，无法提供足够的养分让眼睛维持正常功能，眼底并发症因此产生，如眼动脉硬化、痉挛、眼底出血或渗出液、视乳突水肿等。

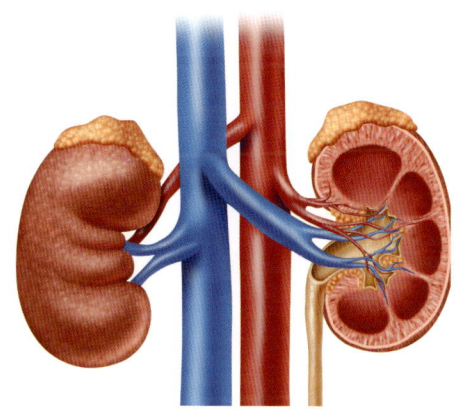

高血压若不加以控制，可能会导致肾衰竭

高血脂

高血脂是什么

我们首先了解一下什么是血脂，血脂又称脂质，是血液中所含脂类物质的总称，主要包括胆固醇、三酰甘油、磷脂以及游离脂肪酸等，其中胆固醇和三酰甘油是主要成分。血脂含量只是全身脂质含量的一小部分，但是却是人体所必需的物质，可以反映体内脂类代谢的情况，具有至关重要的生理功能。

由于各种原因引起的血清中的胆固醇或三酰甘油水平升高所产生的疾病就是高脂血症，通俗地称为"高血脂"。近年来，由高血脂引起的并发症越来越多，而且患病比例也在逐年上升。因为高血脂所引发的脑卒中、心脑血管疾病直接威胁人们的健康与生命，所以高血脂与高血压、高血糖一起被称为"三高"，越来越受到人们的关注。

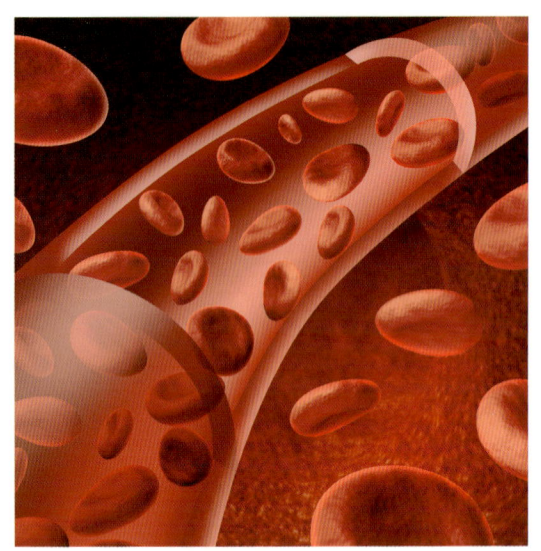

血脂正常的情况下，血流畅快无阻碍

高血脂的诊断与分型

目前，国内一般以成年人空腹血清总胆固醇超过5.72毫摩尔/升，三酰甘油超过1.70毫摩尔/升，作为诊断高血脂的指标。将总胆固醇在5.2～5.7毫摩尔/升者称为边缘性升高。根据血清总胆固醇、三酰甘油和高密度脂蛋白胆固醇的测定结果，通常将高血脂分为四种类型：高胆固醇血症、高三酰甘油血症、混合型高脂血症、低高密度脂蛋白血症。

高胆固醇血症是指血清总胆固醇含量增高，超过5.72毫摩尔/升，而三酰甘油含量正常，即三酰甘油低于1.70毫摩尔/升；高三酰甘油血症是指血清三酰甘油含量增高，超过1.70毫摩尔/升，而总胆固醇含量正常，即总胆固醇低于5.72毫摩尔/升；混合型高脂血症是指血清总胆固醇和三酰甘油含量均增高，即总胆固醇超过5.2毫摩尔/升，三酰甘油超过1.70毫摩尔/升；低高密度脂蛋白血症是指血清高密度脂蛋白胆固醇（HDL－胆固醇）含量降低，低于0.9毫摩尔/升。

血脂升高的信号

高血脂与高血压、高血糖,并称为"三高",足以说明高脂血症发病的普遍性。一旦身体上出现了以下八大信号,就需要引起重视了,一定要去医院检测自己的血脂水平。

信号一: 早晨起床后感觉头脑不清醒,进食早餐后好转,午后极易犯困,夜晚很清醒;经常感觉头脑昏沉,有时在与人谈话的过程中都容易睡着;常常会忘记事情,感觉四肢很沉重或者四肢没有感觉等,这些都是高血脂的前兆。

信号二: 中老年妇女的眼睑上出现淡黄色的小皮疹,刚开始时为米粒大小,略高出皮肤,严重时布满整个眼睑,这个在医学上称为"黄色素斑",是由于血脂浓度异常增高,引起脂质异位沉积而造成的。黄色素斑本身没有明显的健康危害,但是,它的出现往往提示病人的血脂水平已经比较高了。

信号三: 腿肚经常抽筋,并时常感到刺痛,这是胆固醇积聚在腿部肌肉中的表现,如果发现程度不断在加重,一定要予以重视,及时进行血脂检查。

信号四: 患有家族性高胆固醇血症的人常会在各个关节的伸面皮肤出现脂质异位沉积,特别是跟腱,为脂质沉积的好发部位,严重者可使跟腱的强度明显下降,不小心碰到轻微的创伤就会引起撕裂。

信号五: 短时间内在面部、手部出现较多黑斑(斑块比老年斑稍微大一些,颜色较深)。

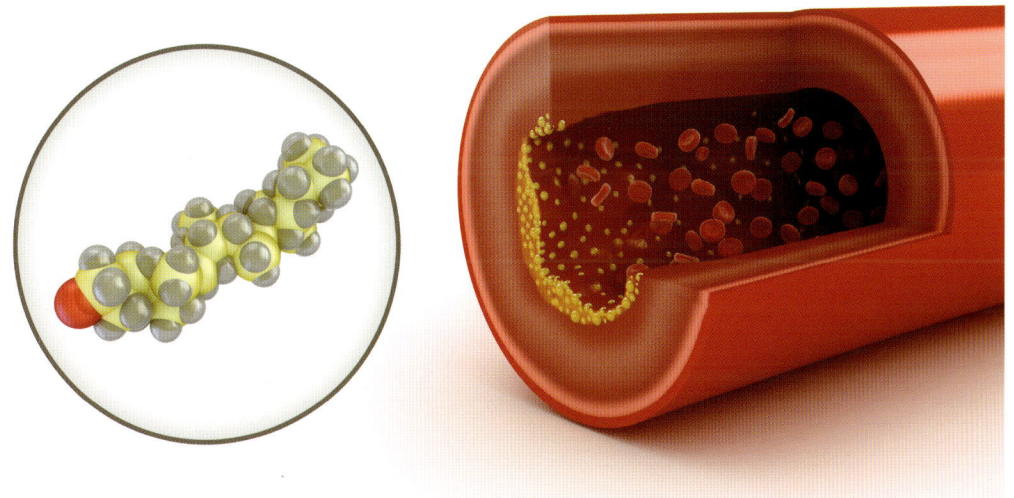

血脂升高的情况下,血管壁可见脂质附着,血液循环不畅

信号六：记忆力及反应力明显减退，看东西会时不时地感到模糊，这是因为血液变黏稠，流速减慢，使视神经或视网膜出现暂时性缺血。

信号七：出现食欲不振等消化系统症状。高血脂可以引起脂肪肝，影响肝功能，故会出现食欲不振等症状。

信号八：肥胖是血脂升高的最常见的"信号"，所以肥胖者比一般体重正常的人，要更加注意进行血脂检查。

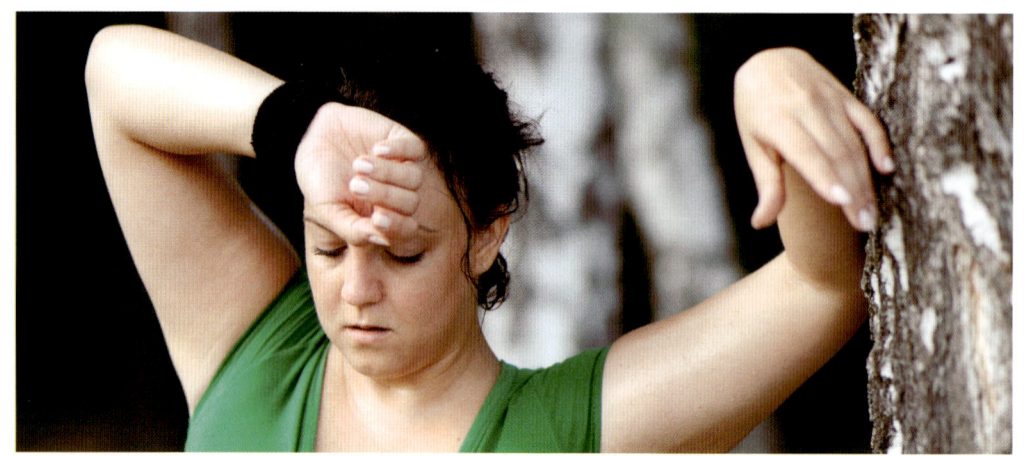

肥胖者可适当运动、减重，降低高脂血症的患病概率

高血脂的危害

高血脂并不仅仅是一种病，而且它还可以引发很多并发症。患者由于脂肪含量高，所以动脉内壁脂肪斑块沉积速度加快，当斑块将血管内壁阻塞到一定程度而使得血液供应不足时，就会出现相应的临床表现并引发其他疾病。

引发心脑血管疾病：高血脂最大的危害就是导致动脉粥样硬化，引起心脑血管疾病，如脂肪斑块沉积到心脏血液的冠状动脉内膜上，即发生冠心病；当脂肪斑块沉积到脑动脉或其他分支时，则会出现脑血管疾病，如脑卒中等，所以高血脂又被称为引起心脑血管疾病的"凶手"。

当人体形成动脉粥样硬化后，会导致心肌功能紊乱，引起血管动脉痉挛，诱使肾上腺分泌升压素，导致血压升高，引发高血压。

高血脂还会加重糖尿病病情，所以糖尿病病人除了要控制好血糖，还需要调节血脂，以减少患糖尿病的危险。

引起肥胖，形成脂肪肝：过多的脂肪在血液中堆积，在组织器官、皮下和血管壁周围大量沉积，使脂肪供大于求，导致肥胖，引发脂肪肝。

诱发胰腺炎：过高的三酰甘油可以引发胰腺炎。治疗胰腺炎除了在医生的指导下降低三酰甘油外，还要少吃甜食、零食，晚饭不宜过饱，多做运动，因为运动不仅可以燃烧体内过多的脂肪，把过高的三酰甘油降下来，而且还能够降低诱发胰腺炎的危险。

导致肺栓塞：肺栓塞是由于肢体很少活动，导致下肢或深部静脉血栓形成，当血流变缓时，脱落栓子可顺血流入肺，形成急性肺栓塞。

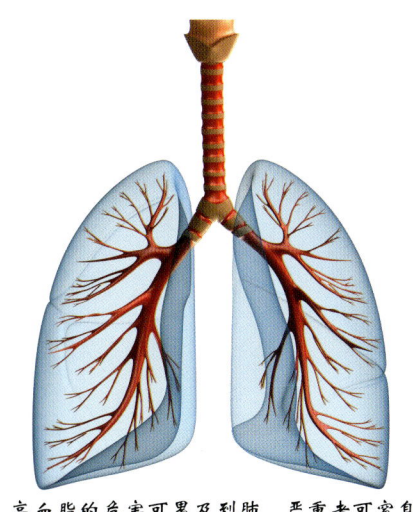

高血脂的危害可累及到肺，严重者可窒息

降低人体抵抗力：由于体内血脂过高，代谢功能减低，内分泌紊乱，导致抵抗病毒的抗体作用减小，抵抗力下降。

造成双目失明：高血脂是引起视网膜血栓形成的最常见原因。病人患有严重高血脂时，血液中富含的大量三酰甘油使视网膜颜色变淡而近乳白色，这些脂蛋白很可能从毛细血管中漏出，造成视网膜脂质渗出，在视网膜上呈现出黄色斑片。而高浓度的血脂能够激活血小板，血小板则会释放出更多的凝血因子，使得血小板的聚集性增高，以致血管内血栓形成，从而造成视力严重下降，老年人则可能会双目失明。

造成走路跛行：血液中的脂肪过高，就会在血管壁上沉积形成粥样斑块，粥样斑块则会导致腿部血管腔狭窄。正常情况下，运动时血管中的血液，流动加速以满足运动时的需要，但是一旦血管腔狭窄，当运动达到一定程度时，肌肉就会出现缺氧和缺血的状况，产生缺氧缺血性疼痛，走路就会跛行。

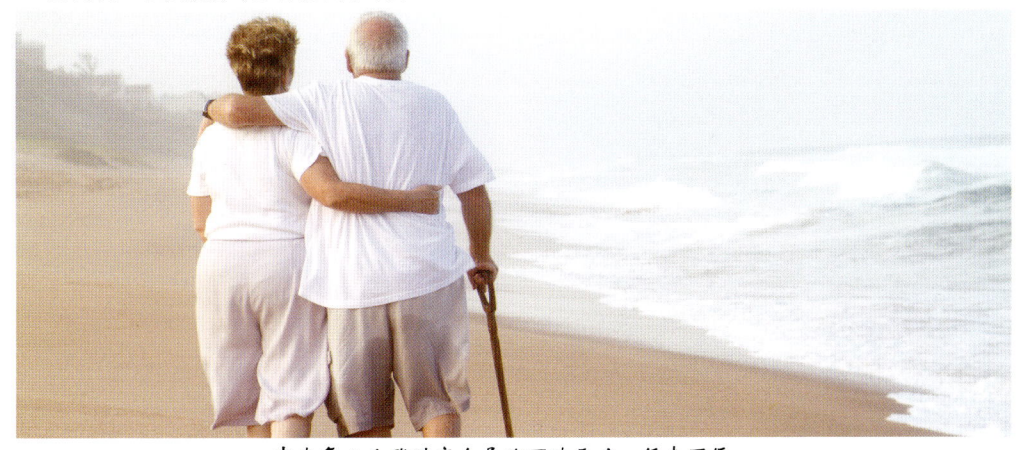

中老年人血脂过高会导致下肢无力、行走不便

高血糖

糖尿病是什么

糖尿病是一组以血浆葡萄糖（简称血糖）水平升高为特征的代谢性疾病群，临床上以高血糖为主要特点。主要症状可概括为"三多一少"，即多饮、多食、多尿、体重减少。然而，并非患有糖尿病，就必然会出现这些症状。有些人或许只出现其中一项或两项症状，程度轻重也各有差异。当这些症状出现时，就表示已由糖尿病的前期症状演变为糖尿病。

糖尿病除5%的人群属遗传外，大部分是后天生成的。随着社会的进步和发展，人们生活水平越来越高，摄取高脂肪、高热量的饮食过多，平时又缺乏运动，生活无规律，导致肥胖，引起血黏度、三酰甘油和胆固醇升高，致使脂代谢紊乱，引起糖耐量异常，从而患上糖尿病。

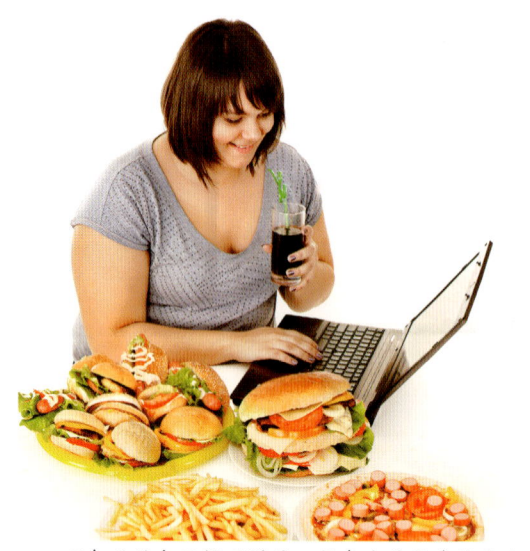

不良的饮食习惯可增重，提高患糖尿病的风险

糖尿病的诊断与分型

糖尿病的诊断标准

满足以下任意一个条件者均可诊断为糖尿病：

（1）有多饮、多尿、多食以及体重减轻的症状，而且任意时间的血糖值≥11.1毫摩尔/升。

（2）空腹血糖≥7.0毫摩尔/升，伴或不伴"三多一少"症状。

（3）口服葡萄糖耐量试验（OGTT），餐后2小时血糖值≥11.1毫摩尔/升，伴或不伴"三多一少"症状。

糖尿病的4种类型

（1）1型糖尿病

1型糖尿病以前也称胰岛素依赖型糖尿病，1型糖尿病患者的发病是因为胰腺不能产生足够的胰岛素,大部分患者的发病期是在儿童期和青春期。

(2) 2型糖尿病

2型糖尿病也叫成人发病型糖尿病,多在35～40岁或之后发病,占糖尿病患者的90%以上。2型糖尿病患者体内产生胰岛素的能力只是部分丧失,有的患者体内胰岛素甚至产生过多,但胰岛素的作用效果却很差,使患者体内的胰岛素相对缺乏。

(3) 妊娠糖尿病

妊娠糖尿病是指妇女在怀孕期间患上的糖尿病。临床数据显示有2%～3%的女性在怀孕期间会患上糖尿病,患者在妊娠之后糖尿病症状会自动消失。

(4) 其他特殊类型的糖尿病

其他型是指既非1型也非2型,又与妊娠无关的糖尿病,包括胰腺疾病或内分泌疾病引起的糖尿病、药物引起的糖尿病以及遗传疾病伴有的糖尿病等。其他特殊类型的糖尿病虽然病因复杂,但患者还不到糖尿病患者总数的1%。

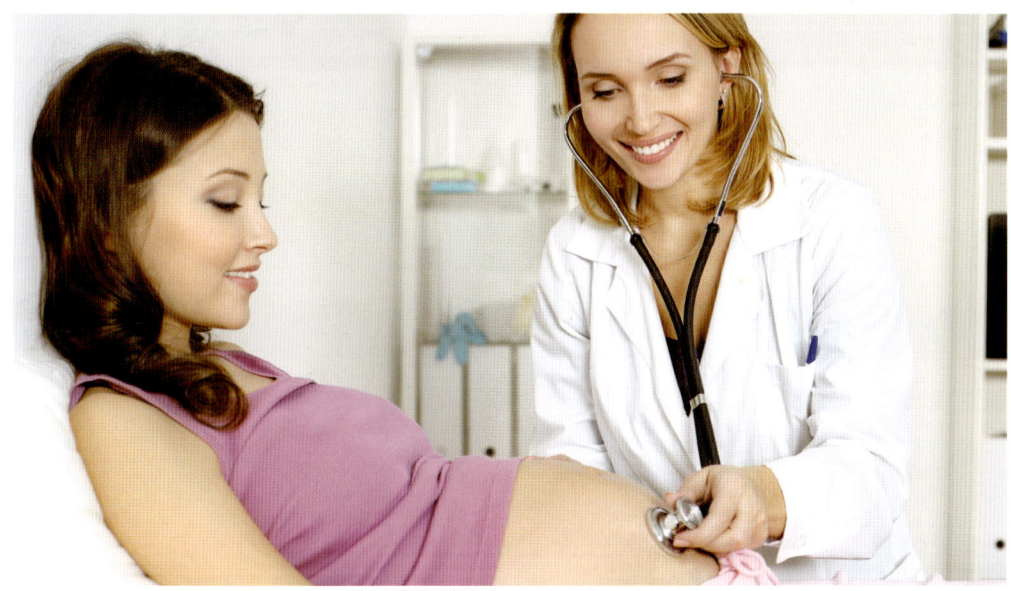

妊娠糖尿病患者应定期测血糖、进行产检

糖尿病的易感人群与警告信号

糖尿病易感人群

目前,国内外的专家学者均认为,肥胖、运动不足、生活不规律是糖尿病的三大致病要素。同时糖尿病与遗传、情绪等其他因素也有密切的关系。糖尿病的易感人群是指目前血糖正常,但患糖尿病可能性较大的人群,其中包括以下9类:

（1）其血缘亲属，尤其是父母亲是糖尿病患者的人；

（2）过度肥胖，尤其是腹部肥胖者；

（3）分娩过4千克以上巨大婴儿的妇女；

（4）年龄在40岁以上者；

（5）吸烟、嗜酒者；

（6）缺少体育活动者；

（7）患有高血压、冠心病者或血脂、血尿酸不正常者；

（8）有胰腺疾患或胆结石症者；

（9）血糖不正常或糖耐量降低者。

糖尿病警告信号

如果出现以下情况，则有可能是糖尿病的警告信号，需小心注意：

（1）反复发生皮肤痈肿或感染经久不愈者；

（2）女性顽固性外阴瘙痒，更年期妇女的内衣裤有白霜，或裤脚上有尿迹白霜；

（3）四肢麻木、刺痛，对冷热感觉迟钝；

（4）视力出现障碍，如视物模糊、眼前飞蚊症、青光眼、白内障、视网膜病；

（5）小便次数增多，特别是夜尿增多，遗尿或排尿无力，长期反复发作的尿频、尿急、尿痛等；

（6）男性阳痿、性功能减退，女性闭经或月经紊乱；

（7）50岁以上有原发性高血压、冠心病、脑血管病、高脂血症、高尿酸血症、痛风、胰岛素抵抗者；

（8）肥胖或超重者，尤其是中度以上肥胖、腹型肥胖（啤酒肚、将军肚）、平常缺乏运动者；

（9）无明显原因餐前出现乏力、多汗、颤抖和饥饿感等低血糖症状；

（10）妇女生过巨大胎儿或发生过多次流产、死胎；

（11）反复发作的慢性胰腺炎、肝炎、肝硬化者，有胰腺手术、外伤的病史；

（12）有糖尿病家族史者或有妊娠糖尿病史的妇女；

（13）有内分泌疾病者，特别是功能亢进的内分泌疾病；

（14）有长期高糖饮食或静脉输注葡萄糖，长期摄入高热量饮食者；

（15）有某些自身免疫疾病而长期服用皮质激素类药物者；

（16）难治性结核病反复治疗不愈者，特别是肺结核患者；

（17）口干、口渴，口腔黏膜有瘀点、瘀斑、水肿，口内有烧灼感者。

糖尿病的危害

糖是为大脑、心脏等重要脏器提供热能的主要来源。一旦糖代谢发生紊乱，就会造成机体三大物质代谢紊乱，甚至危及生命。

1.会使脂肪代谢紊乱

血糖浓度高到超过肾糖阈时，部分葡萄糖不能被肾小管吸收，会通过尿液的排出而流失，机体就开始动用脂肪供给热量。但由于机体胰岛素的缺乏或对胰岛素不敏感，又引起了脂肪代谢紊乱，脂肪组织大量分解，随之产生的酮体在体内脂肪分解后堆积，可使血酮体升高，造成酮血症，甚至造成酮症酸中毒及昏迷。

2.会使患者抵抗力下降，容易患其他疾病

人体抵抗疾病的抗体是由蛋白质合成的。糖代谢紊乱时，肌肉和肝脏的蛋白质合成减少，分解增加，呈负氮平衡状态，所以抗体形成减少，抵抗力下降。糖尿病患者容易患结核病、皮肤坏疽、毛囊炎、泌尿系统感染及真菌性阴道炎等。

3.会使电解质紊乱，可能危及到生命

糖尿病患者存在的长期高血糖状态可增加渗透压，使大量水、钠、钾、镁等电解质从尿中排出，引起患者体内水及电解质代谢紊乱。当血糖过高时，还可引起高渗性昏迷、酮症酸中毒昏迷、乳酸性酸中毒昏迷等，如果不及时抢救常常会导致死亡。

4.会引发血管、神经并发症

糖尿病患者慢性高血糖还可导致毛细血管基底膜糖蛋白合成增加，基底膜增厚，血管内皮细胞增生，周围细胞蜕变，管壁薄弱，通透性增加，加上脱水、血液黏性增加和血流缓慢等，可引起糖尿病视网膜病变、糖尿病肾病、糖尿病神经病变和糖尿病性心脏病等并发症，还可能引发冠心病、动脉粥样硬化、下肢动脉硬化及脑血管病变等。

5.使病情加重，影响正常生活

长期高血糖状态对胰岛细胞不断刺激，加重了胰岛细胞的负担，使胰岛功能衰竭，病情进一步加重，进入恶性循环。

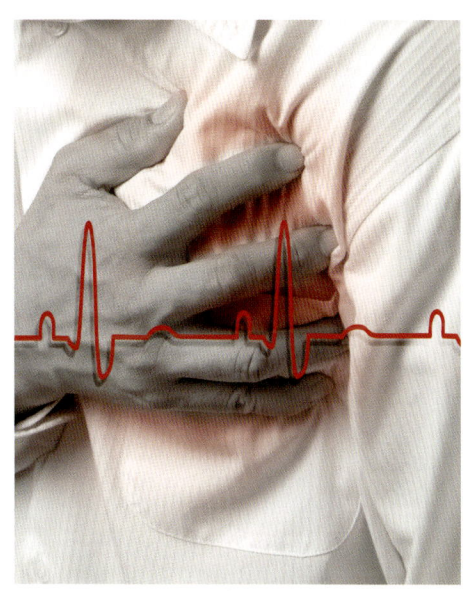

糖尿病可引发心血管病症，严重者可猝死

关注自身健康，您若"三高"，便早发现

由于"三高"早期症状不明显，以至于人们很难发现这个潜伏在身边的"杀手"。一般来说，关注自身健康，需要定时监测血压、血糖及血脂的变化，早发现，早治疗。

"三高"多发人群

"三高"属于高发慢性非传染性疾病，在我国以其高患病率、高危险性、高医疗费用著称。"三高"已成为危害中老年朋友身心健康的突出问题。很多人深受其害，一旦患病常伴随终身，药物治疗花样翻新、药物用量越来越多，不仅"三高"没能治好，药物的不良反应也严重损害了肝、肾、眼、心等重要脏器的功能，直接影响生活质量。

那么究竟什么年龄段容易患上"三高"呢？据调查结果显示：20岁以下的为0，20～30岁的为8.24%，30～40岁的为33.71%，40～50岁的为37.45%，50岁以上的为16.85%。40岁前发现自己已经被"三高"缠上的人已经超过了四成，这是怎么造成的呢？40岁左右的人群，往往是社会的中流砥柱，应酬多、节奏快、压力大、作息没规律，不良的生活方式致使这一年龄层的人群"三高"发病率居高不下。由于"三高"的早期可以毫无症状，通常在体检时才能被发现，因此人们实际患上"三高"的年龄往往比发现的时间还早。

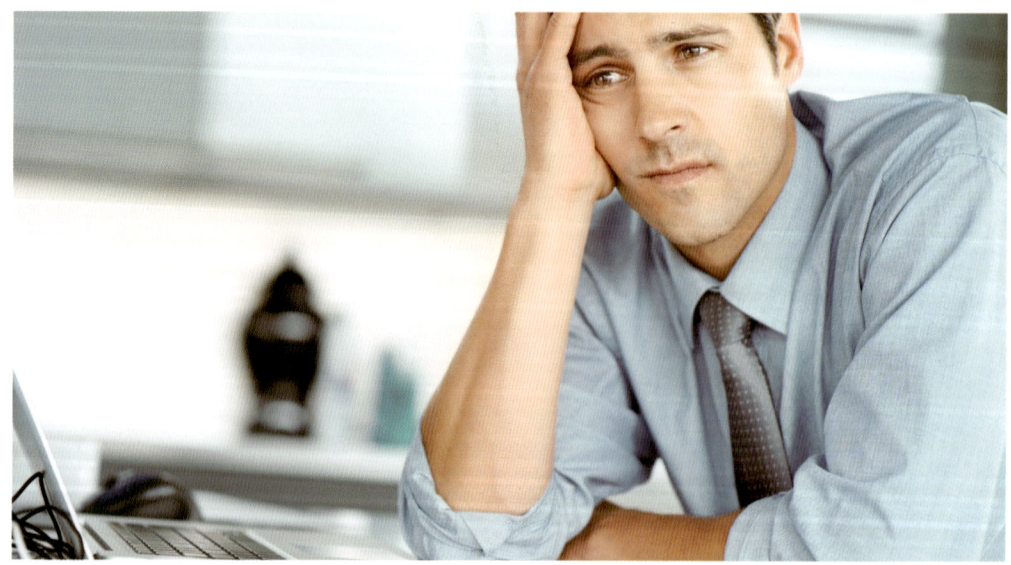

工作压力大、作息不规律，可增加"三高"患病概率

年轻人也需警惕"三高"

"三高"一度被认为是老年人的专利,但如今越来越多的年轻人也被"三高"瞄上。很多都市年轻人认为,过劳生活是走向成功之路的"关键基石",是人生必经的一个阶段。为了能够"拼"出美好未来,人人都不惜一切地拼命工作,导致生活总是不规律。

刚刚走出社会的年轻小白领存在不良生活习惯的不在少数,年轻一族经常会疏忽对自身健康的关注,熬夜、抽烟、喝酒等都是"三高"发作的诱因。有些年轻人明知自己的许多生活习惯不够健康,却也懒得去纠正。时间一长,病症就会悄悄来到您身边。

年轻人患上"三高"有以下几种原因:

1.忙于加班或应酬

在职场竞争激烈的情况下,中青年普遍感到工作压力大,有些人主动或被动加班,因应酬需要出入KTV、酒吧等娱乐场所的次数多。

2.对娱乐过度痴迷

有些年轻人习惯于通宵玩网络游戏、熬夜看电视剧。

3.缺乏运动,饮食不均衡

生活中常常摄入了过多的高脂肪、高蛋白类食品,如动物肉类、动物内脏等,造成肥胖、高血脂或高血压。

年轻人对自身健康不够重视,缺乏对"三高"的认知,往往以为疾病离自己很遥远。狙击"三高"的前提是了解"三高"及其征兆:高血糖会出现"三多一少"的现象——多吃、多喝、多尿、体重减少;高血压的早期不会有明显的症状,最初只有轻微的头痛;高血脂则没有明显的临床反应。

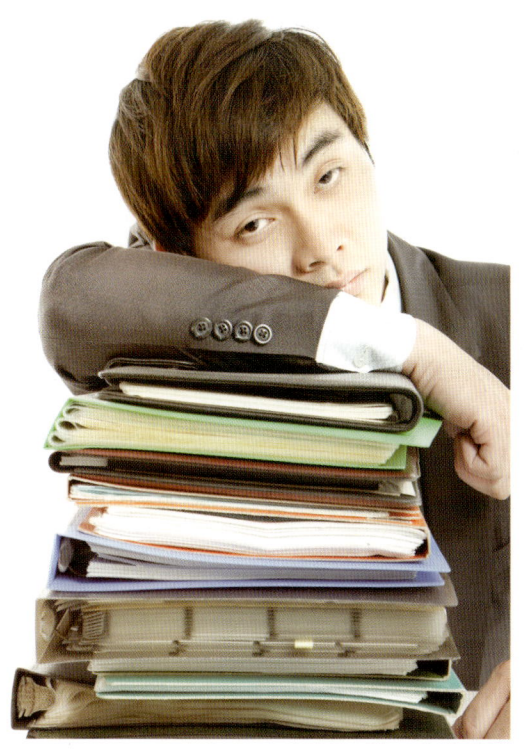

防治"三高",应注重劳逸结合

要想及时发现"三高",建议25岁以上的年轻人,至少3年做一次体检;40岁以上的人,至少每年做一次体检;50岁以上的人最好半年做一次体检。

肥胖,"三高"的挚友

肥胖是当今社会的常见病和多发病,经常应酬使摄入的营养超过了身体的需要,身体的代谢下降不能将吃进去的营养物质转化成所需的精力、体力和活力,虽然不缺营养,身体却很疲劳。

控制体重是防治"三高"的有效方法。一般来讲,肥胖的人患上"三高"的概率比较大,但并不是说瘦人就铁定与"三高"绝缘,这跟饮食有关,也与其自身基因代谢异常存在联系,其基因导致体内血脂分解酶和合成酶有障碍,致使血糖异常高,导致胆固醇分泌过多。酶太低的话,就会导致代谢低下,这也会导致"三高"。

亚洲人的肥胖多为腹部肥胖,由此导致机体对体内胰岛素敏感下降,从而使正常的胰岛素不能发挥其生物效应。因此,要分泌更多胰岛素才能满足人体的代谢需求,血中的胰岛素随之会增多,产生高胰岛素血症,脂肪、糖代谢紊乱,血管硬化,从而导致糖尿病、高血压、冠心病、高尿酸血症、胆石症等疾病的发生。

饮食治疗成为绝大多数人选择的非药物方法并不意外。任何的疾病,尤其是代谢性疾病的防控,都离不开饮食治疗,吃很多的药,对身体不好,也不一定能达到很好的效果。有一部分人确实可以不依靠药物,完全通过控制饮食来治疗"三高",这些人对体内血脂的代谢是正常的。而另外一部分人属于身体机能有缺陷的,这部分人通过控制饮食和身体锻炼也达不到降低"三高"的效果,这部分人就需要采取药物治疗措施。

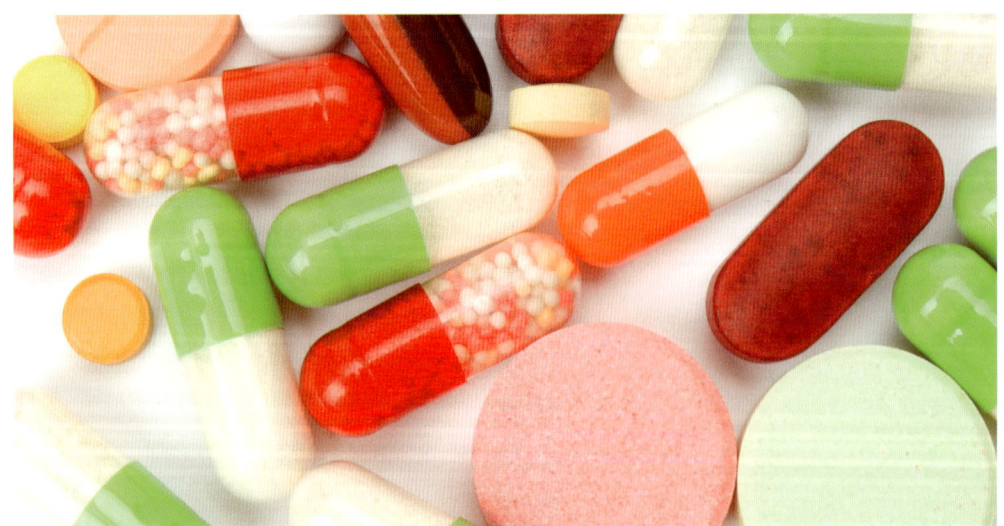

肥胖者当饮食、运动达不到控制"三高"的效果时,应遵医嘱服药

小心，它们会加重"三高"症状

随着生活水平的不断提高，"三高"人群越来越多，"三高"不仅给我们的身体健康带来了极大的危害，而且还不好控制病情，稍不留神就会加重"三高"的症状，那么在日常生活中哪些食物会加重"三高"的症状呢？

甜食

糖尿病患者对于糖分的代谢存在着很大的问题，因此，在平时一定要少吃一些含糖的食物，比如糖果、蜂蜜、含糖饮料等，这些都是应该极力禁止的。这些高糖食物易被机体吸收而促使血糖升高，增加胰腺负担，从而加重病情。

胆固醇

对于一些中老年的糖友，多半还伴有冠心病、高血脂等慢性病，因此，在日常的饮食中一定要尽量避免食用一些含胆固醇的食物，比如动物脂肪、动物内脏等。这些食物中都含有较高的胆固醇，应该尽量少吃或者不吃。

精食物

糖尿病患者每天的饮食应该限制数量，在这范围内还要注意，最好是多粗粮少细粮，比如豆类、红薯等，这些食物中既含有丰富的维生素和无机盐，又含有较多的粗纤维，能有效地防止血糖吸收过快，还有降低胆固醇、预防动脉硬化及防治便秘的作用。

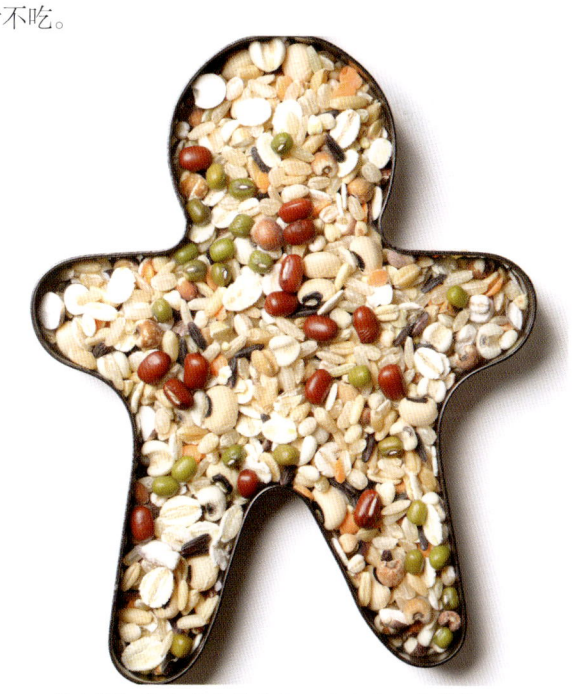

"三高"患者应注重饮食，多粗粮，少精粮

避免不良生活习惯，远离"三高"

目前，"三高"等现代"文明病"的患病率直线上升，这与我们生活方式的改变也有着密切的联系，比如饮食不合理、熬夜加班、吸烟、缺乏运动等都是引发"三高"的因素，想要远离"三高"，我们就要避免以下不良的生活习惯。

不良习惯之一：吸烟

吸烟有害健康，可引起血压、血脂、血糖的升高。研究表明，烟草中所含的尼古丁能刺激心脏和肾上腺释放大量的儿茶酚胺，该物质会使心跳加快、血管收缩，致使血压升高；吸烟会导致血脂代谢障碍，可使三酰甘油水平增高，与不吸烟者比较，吸烟者血清三酰甘油的含量会增高10%~15%，而且吸烟还会降低对人体健康有益的高密度脂蛋白胆固醇的含量；吸烟对血糖有很大影响。研究发现，长期吸烟可损害胰岛β细胞，显著增加糖耐量降低的风险，还会造成胰岛素抵抗的发生，致使血糖升高，糖尿病患者如果长期吸烟会使血糖水平明显增高，而且难以控制。

防"三高"，要彻底戒烟，而且越早越好。国外一项研究发现，年龄越小，机体越能有效修复因吸烟引起的损害，戒烟越早，损害就越小，机体需要修复的时间也越短，所以说戒烟越早，获益越大。值得注意的是，戒烟一定要彻底，最好是全家人都戒烟，保持一个无烟环境，因为二手烟对身体同样危害巨大。

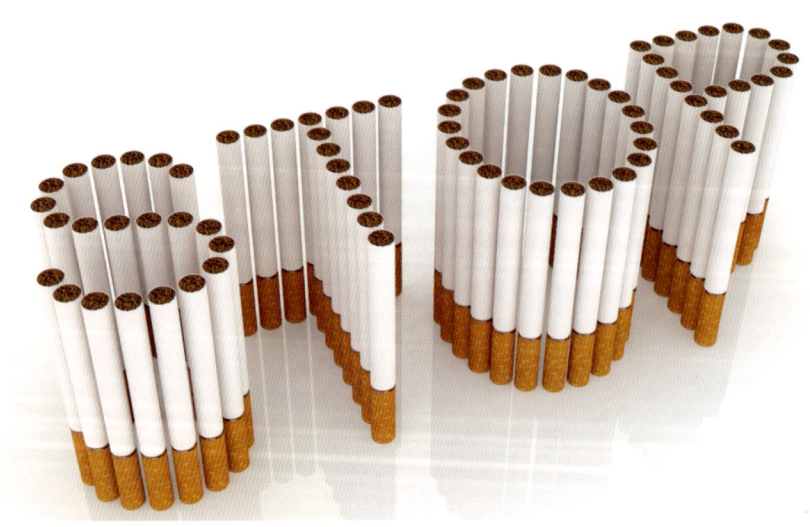

防治"三高"，彻底戒烟

不良习惯之二:熬夜

熬夜加班已成为上班族的家常便饭,殊不知这也是"三高"形成的一大原因。从古至今,人们都习惯于"日出而作,日落而息",熬夜则是对身体的一种慢性危害,会严重危害人体细胞的正常代谢,造成内分泌功能紊乱。而且,熬夜前,大家会有一个习惯,那就是要饱餐一顿。晚餐过饱会引起胆固醇升高,而长期晚餐过饱、热量摄入过多,则会刺激胰岛素大量分泌,造成胰岛β细胞提前衰竭,诱发糖尿病。

防"三高",要注意作息规律,保持充足的睡眠。尽量不要晚上熬夜加班或应酬,然后白天补觉,这样会造成生物钟紊乱,应该提高工作效率,尽量减少加班,把不必要的应酬推掉,最好保证每晚睡眠7~8个小时。

不良习惯之三:饮食不正常

随着生活水平的提高,现代人进食肉类的数量大大增加,而水果蔬菜的比例则相对减少,导致膳食结构不合理、脂肪摄入过多。另外,现在人们的生活节奏快,很多人为了节省时间不吃早饭,还有些人是随便吃点儿东西就匆匆上班;午餐更是由于时间有限,常以盒饭或者快餐充饥;晚餐则应酬多,晚宴、酒席经常有,肥甘厚腻吃一顿。这种高脂、高盐、高糖的饮食加上不合理的饮食习惯,最容易导致人体代谢出现问题。高油脂会导致血脂升高,引发肥胖;高盐分易诱发高血压;高糖饮食会改变血液酸碱度,降低机体免疫力,影响体内脂肪消耗,造成脂肪堆积,最终致使"三高"上身。

防"三高",在饮食方面,要注意膳食结构平衡,采取低盐、低脂、低糖饮食。食物应多样化,主食以谷类为主,应讲求粗细搭配,要注意增加鱼肉、蔬菜、水果的摄入量,增加深色与绿色蔬菜的比例,减少肉、油的摄入,多喝绿茶,控制酒的摄入量。另外三餐安排上要注意,早餐准备高营养的食物,食物应该富含多种维生素及高质量的蛋白质;午餐可以在吃好的基础上多吃一些、吃饱一些;晚餐则不能吃太饱,食物应尽量清淡一些。

此外,预防"三高"的发生,还要注意坚持运动,可以选择简单易行的有氧运动,比如快步走、慢跑、散步、太极拳、中华通络操、爬楼梯等,一次坚持30分钟,每周3~5次,运动后以自我感觉良好为宜。

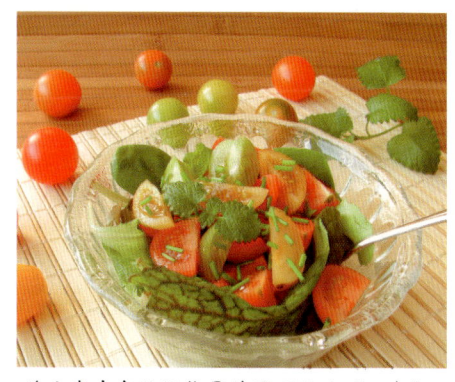

维生素丰富的低热量蔬果可防治"三高"

"三高"患者的用汤宜忌

"三高"严重威胁着人类的健康,给患者的生活及工作带来了极大的困扰。喝汤有利于"三高"患者的养生,但仅限于没有油、盐的汤。咸汤所带来的只有麻烦,因为喝咸汤可能会加剧食盐摄入过量的问题,非常不利于血压的控制。

高血压患者

世界卫生组织推荐一个人每日摄入的食盐量不应超过5克,我国的推荐量是不超过6克。按照多数餐馆的烹调咸度,汤的含盐量在0.5%~1.0%之间。如果在菜肴之外,每餐加喝一碗汤(约200毫升),按较低含盐量0.5%计算,每日喝2碗汤,就等于多摄入食盐2克。同时,汤中往往还会加入鸡精和味精,其中钠含量约为盐的一半,总的钠含量会更高。所以,高血压患者更适合喝没有咸味的粥汤,比如小米粥汤、玉米片汤,其中含有较为丰富的钾,对于血压控制有利。喝淡绿茶、菊花茶等,也是不错的用餐选择。

高血脂患者

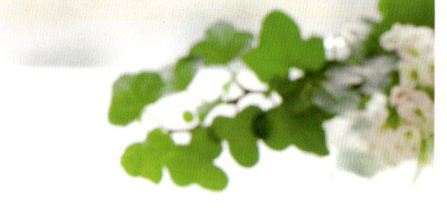

对高血脂患者来说,含脂肪的汤也不是好的选择。乳白色的汤是可溶性蛋白质和脂肪形成的,如今人们不缺脂肪,也不缺这点儿可溶性蛋白质。所以,高血脂患者最好和高血压患者一样,用餐时选择喝白水、粥汤和淡茶。

糖尿病患者

对糖尿病患者来说,除了一样需要控制油和盐之外,还要考虑到汤的血糖反应。粥汤并非绝对不可以喝,但只能是很稀的汤,不宜喝大米熬煮的汤粥。因为较浓的汤粥中含有极易吸收的糖类,会快速升高血糖。

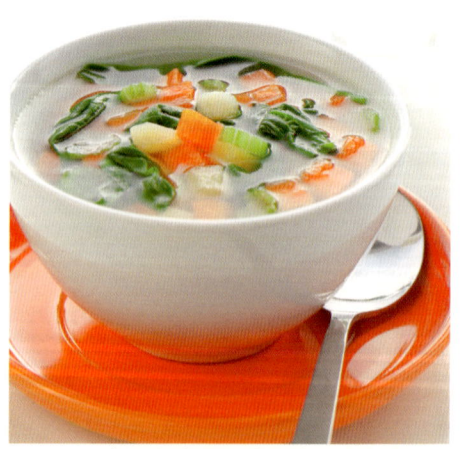

"三高"患者汤水应以清淡为主

第 2 章

膳食内调
——51种食材帮您降"三高"

忽视了"三高"就是忽视了健康,"三高"付出的健康代价高,造成的死亡率也非常高。要想达到健康长寿的目标,就一定要控制住"三高"。从"吃"做起,"三高"患者在一日三餐中要学会科学地吃、合理地吃。本章将分类介绍多种降"三高"的食材,并分析其食疗作用、性味、归经等,每种食材还附上了食疗菜谱,让您吃得健康,有效控制"三高"。

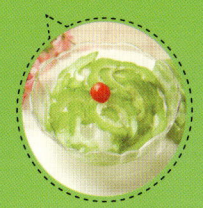

第一节 粮豆、油怎么吃

每日用量 50~250克

小米
降脂，降压，护神经

降"三高"功效

小米富含多种微量元素，能抑制血管收缩、防治动脉硬化、有效降脂降压，其含有的维生素B_1，对糖尿病患者的手、足、视觉神经有保护作用，它还能益气补虚，对久病体虚的"三高"患者大有益处。

食疗作用

小米具有健脾、和胃、安眠等功效。对于脾胃虚弱、反胃呕吐、体虚、高血压、高血脂、高血糖、失眠、低热、消化不良、泄泻等患者及孕妇具有较好的食疗功效。

性味
性凉，味甘、咸。

归经
入肾、脾、胃经。

营养成分
蛋白质、脂肪、糖类、纤维素、维生素A、维生素B_1、镁、钙、锌、硒等。

温馨提示
不能食用变质或劣质的小米，变质的小米手捻易成粉状，易碎，碎米多，有异味或有霉变气味、酸臭味、腐败味；气滞者忌食；体质虚寒、小便清长者少食。

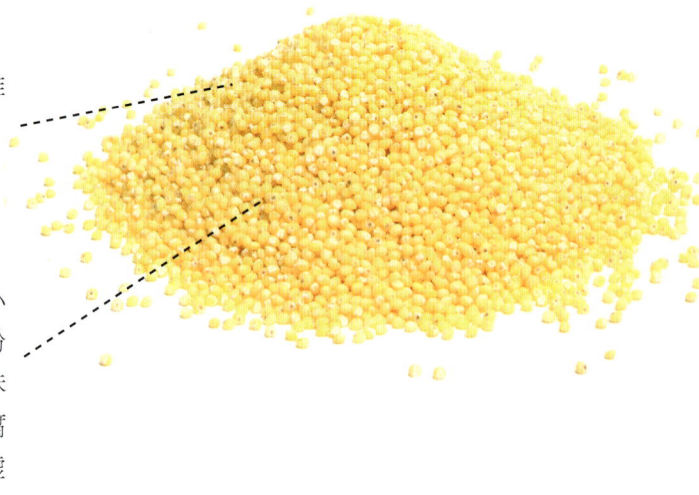

Collocation 有益搭配

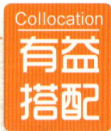 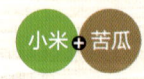

洋葱有利尿的作用，其挥发油中还含有降低胆固醇的物质，搭配小米食用，可生津止渴、降压、降脂、降糖。

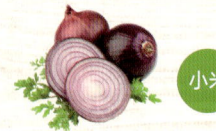 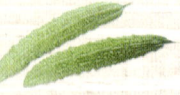

苦瓜富含苦瓜皂苷、维生素C，可调节胰岛素、保持血管弹性，搭配小米食用，可清热解暑，有效降"三高"。

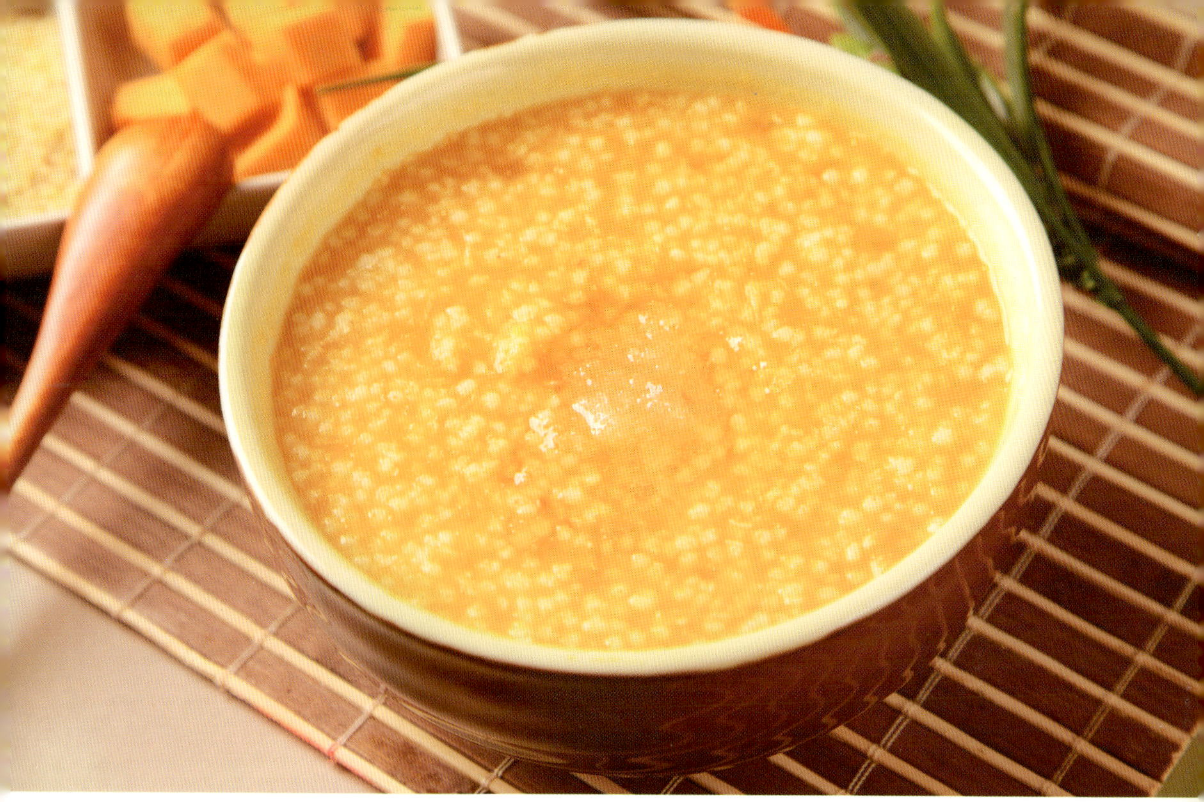

小米南瓜粥

原料 • READY

水发小米90克，南瓜50克

调料

盐2克

做法 • HOW TO MAKE

1 将洗净去皮的南瓜切厚片，再切条，改切成粒。

2 锅中注入清水烧开，倒入洗好的小米搅匀，烧开后用小火煮约30分钟，至小米熟软。

3 揭盖，倒入南瓜拌匀，用小火煮15分钟，至食材熟烂。

4 放入盐调味，搅拌均匀，关火后盛出即可。

Analysis 专家解析

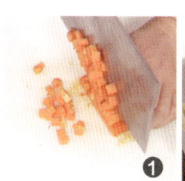

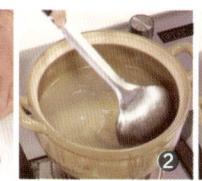

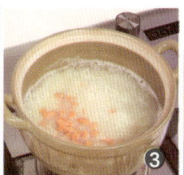

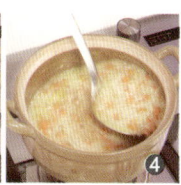

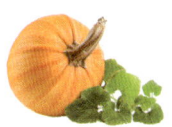

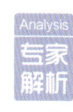

南瓜有利水功效，对改善糖尿病并发高血压者的水肿症状有一定的疗效，但应适量食用。另外其含有的果胶可促进胆汁分泌，有效降脂，搭配小米煮粥，适宜“三高”患者食用。

每日用量
50克左右

黑米

降低"三高"风险

性味
性平，味甘。

归经
入脾、胃经。

营养成分
蛋白质、脂肪、糖类、B族维生素、维生素E、钙、磷、钾、镁、铁、锌等。

温馨提示
黑米淘洗次数过多会导致营养成分流失，所以淘洗干净即可；黑米需长时间熬煮，未煮熟的黑米不能食用，否则易引起急性胃肠炎。

降"三高"功效

黑米中的钾、镁等矿物质有利于控制血压、降低患心脑血管疾病的风险，所含的黄酮类活性物质，能预防动脉硬化，其丰富的膳食纤维，可促进体内脂肪代谢，预防餐后血糖急剧上升，有效降脂降糖，改善"三高"患者的病情。

食疗作用

黑米具有健脾开胃、补肝明目、滋阴补肾、益气强身、养精固肾等功效。对于头昏、眩晕、贫血、咳嗽、气管炎、肝病、肾病、"三高"、动脉粥样硬化等有一定的食疗功效。

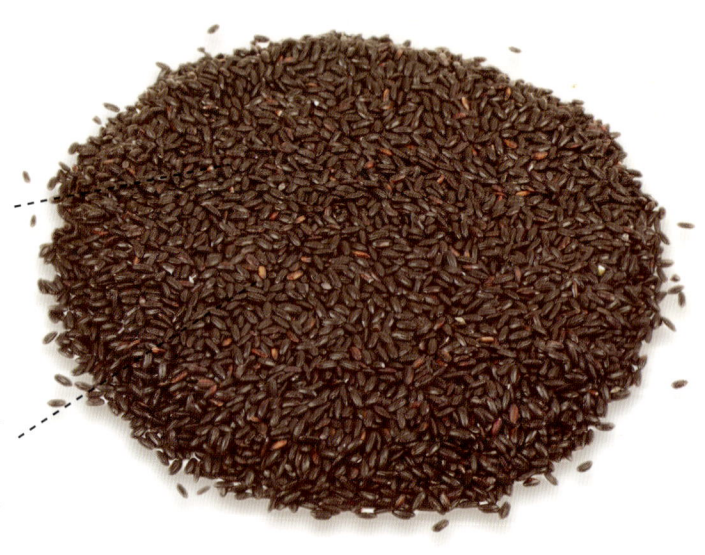

Collocation 有益搭配

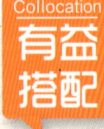 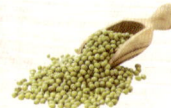 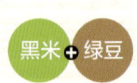 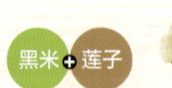 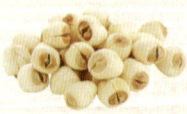

绿豆是典型的高钾低钠的食品，可生津止渴、清热除烦，搭配黑米食用，营养丰富之余，可有效降低"三高"。

莲子可滋补元气、安神明目，搭配黑米食用，可有效缓解"三高"及其引起的心烦、失眠、视物模糊等病症。

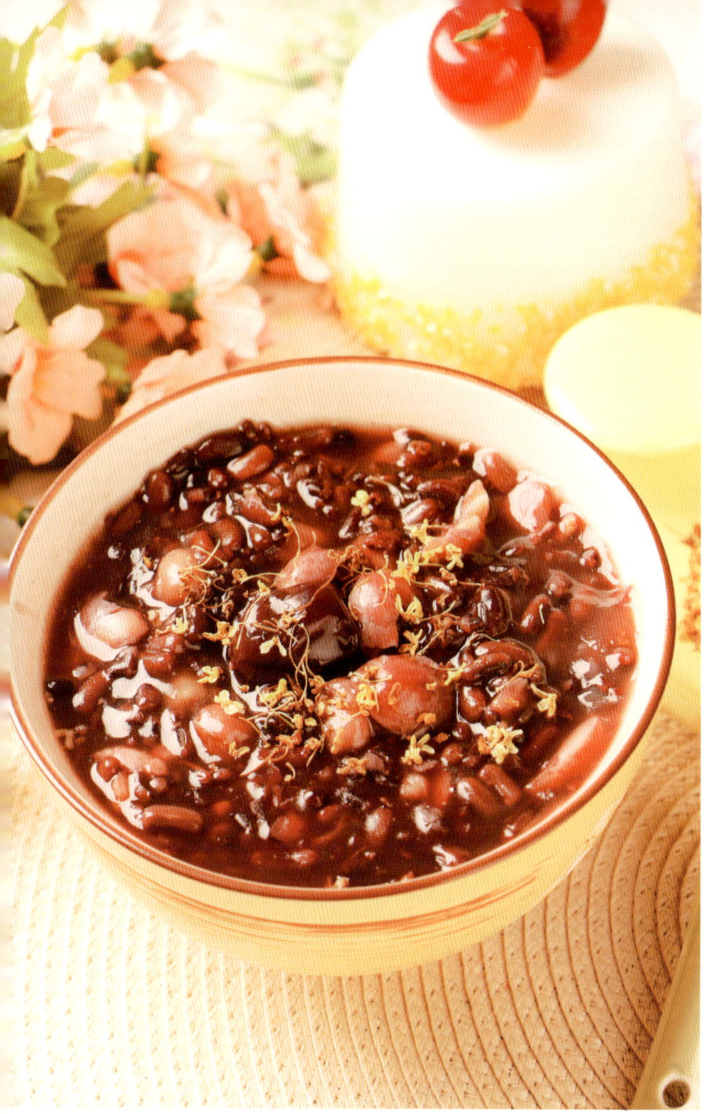

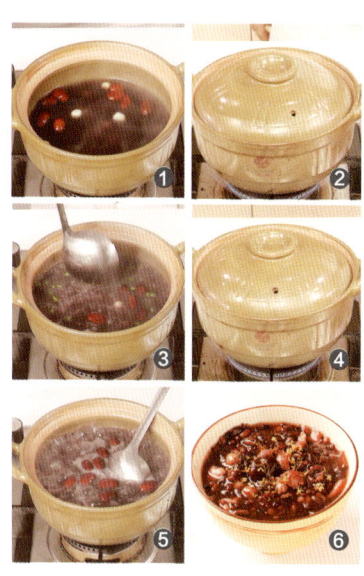

黑米桂花粥

原料 • READY

水发黑米150克，水发红豆150克，水发莲子100克，桂花10克，红枣4枚，花生米20克

做法 • HOW TO MAKE

1 砂锅中注入适量清水，倒入红豆、黑米、花生米、莲子、红枣，拌匀。

2 盖上盖，大火煮开后转小火煮30分钟至食材熟透。

3 揭开盖，放入8克桂花，搅拌均匀。

4 盖上盖，续煮2分钟。

5 揭开盖，捞出表面浮沫，搅拌片刻。

6 关火后将煮好的粥盛出，装入碗中，撒上剩余的2克桂花点缀即可。

Analysis 专家解析

本品蛋白质、B族维生素含量高，具有增强免疫力、健脾利胃、安心神等功效，糖尿病患者可适量食用。

每日用量 40克左右

燕麦

唯一含有皂苷素的谷物

降"三高"功效

燕麦是谷物中唯一含有皂苷素的作物，可以调节人体的肠胃功能、降低血液中的胆固醇、降低血压、预防动脉粥样硬化，其含有的丰富水溶性膳食纤维，可以增加胰岛素的敏感性，从而有效平缓餐后血糖上升。

食疗作用

燕麦具有健脾、益气、补虚、止汗、养胃、润肠等功效。对于动脉硬化、脂肪肝、"三高"、水肿、习惯性便秘、多汗、盗汗等病症具有一定的食疗作用。

性味
性温，味甘。

归经
入脾、心经。

营养成分
蛋白质、8种氨基酸、纤维素、维生素B_1、维生素B_2、维生素E、糖类、钙、锌等。

温馨提示
燕麦一次食用量不宜过多，否则会导致胃痉挛或者肠胀气，而且食入过多也容易导致滑肠泄泻、孕妇早产、流产等，所以孕妇应忌食。

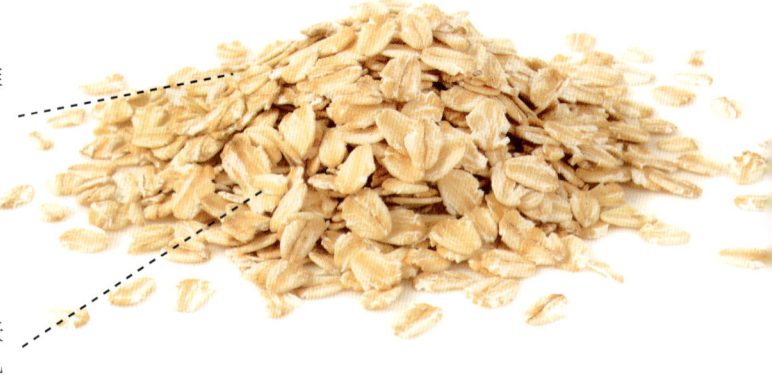

Collocation 有益搭配

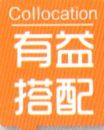 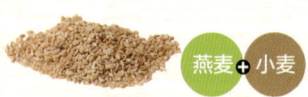

小麦可养心除烦、润肺益肾、健脾利小便，搭配燕麦食用，是"三高"患者的食疗佳品。

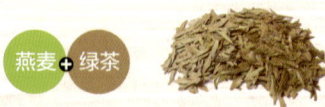

绿茶可利尿解乏、醒脑明目、降脂促消化，搭配燕麦食用，可防治"三高"引起的水肿及视神经损害。

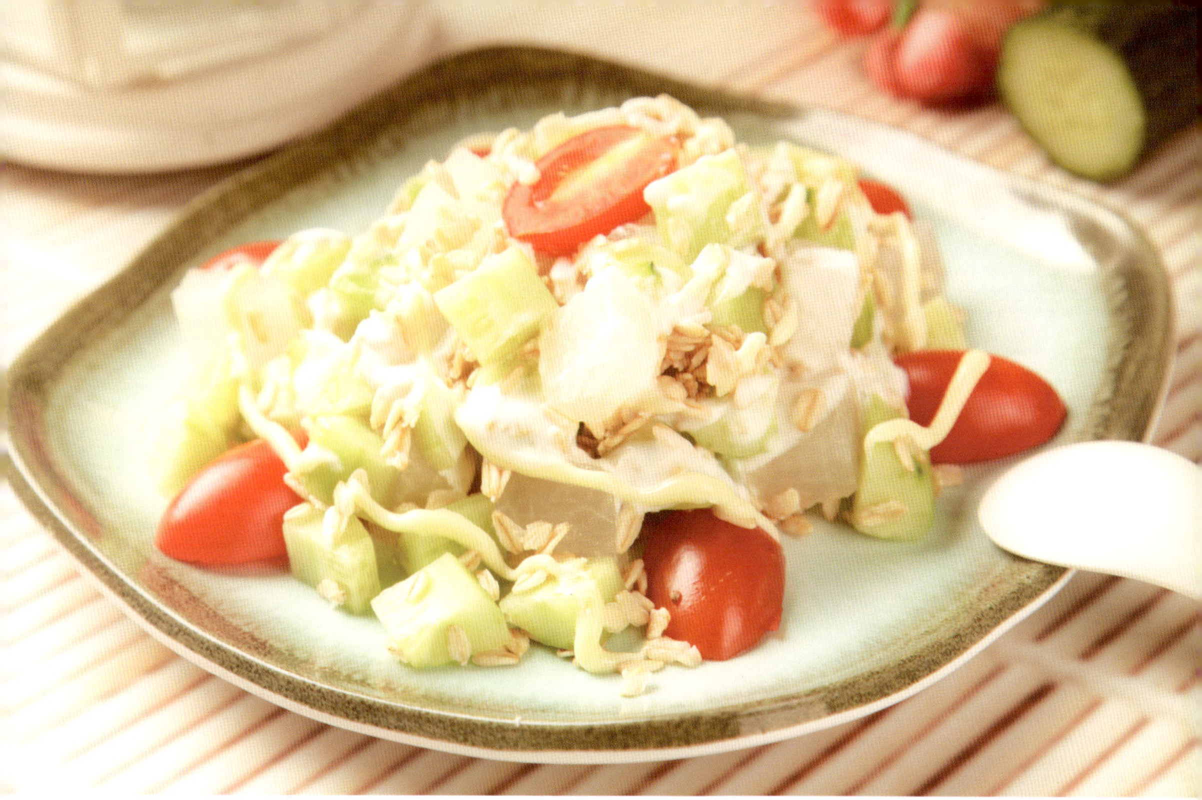

冬瓜燕麦片沙拉

原料 ● READY

去皮黄瓜、去皮冬瓜各80克，圣女果30克，无糖酸奶20克，熟燕麦70克

调料
盐2克，咸沙拉酱少许

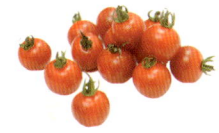

做法 ● HOW TO MAKE

1. 洗净的圣女果对半切开，黄瓜、冬瓜切粗条，改切成丁。
2. 锅中注水烧开，倒入冬瓜，加入盐，焯片刻后捞出。
3. 将冬瓜倒入凉水中浸泡后滤去水，倒入黄瓜、熟燕麦，拌匀。
4. 取一盘，将圣女果摆放在盘子周围，倒入拌好的食材，浇上无糖酸奶，挤上咸沙拉酱即可。

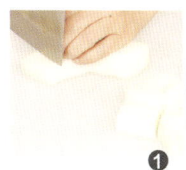 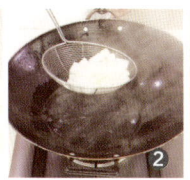 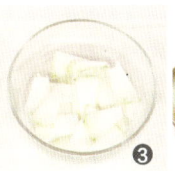 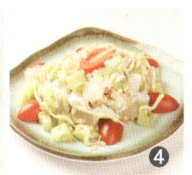

专家解析 Analysis

本品含有丰富的蛋白质、胡萝卜素、粗纤维及多种维生素、矿物质，具有健脾胃、清热解毒、润肺生津等作用，防治"三高"及其引起的身热、口干等病症。

每日用量 75克左右

薏米

五谷纤维素之首

降"三高"功效

薏米是五谷中含纤维素最多的，其丰富的水溶性纤维素，可以降低人体胆固醇以及三酰甘油的含量，有效预防高血压、高血脂，富含的维生素B_2、薏米酯、谷固醇、氨基酸具有降低血糖的作用，含有的膳食纤维，可促进排便，从而延缓餐后血糖上升。

食疗作用

薏米具有利水渗湿、抗癌、解热、镇痛、健脾止泻等功效。对于泄泻、水肿、慢性肠炎、阑尾炎、"三高"、癌症等有一定的食疗功效。

性味
性凉，味甘、淡。

归经
入脾、胃、肺经。

温馨提示：薏米在煮之前，最好先洗净浸泡数小时，煮时先用大火烧开，再改用小火熬。

柠檬薏米茶

原料 ● READY
水发薏米100克，柠檬片3片

做法 ● HOW TO MAKE

1. 砂锅中注入适量清水，大火烧开，倒入洗净的薏米，搅拌匀。
2. 盖上盖，烧开后用小火煮约1小时，至米粒变软。
3. 揭盖，搅拌几下，关火后盛出煮好的薏米水。
4. 装在茶杯中，再放入备好的柠檬片，浸泡一会儿即成。

每日用量 60克左右

荞麦

促消化，降"三高"

降"三高"功效

荞麦中含有丰富的维生素P及烟酸，可以增强血管壁的弹性、韧度和致密性，促进人体的新陈代谢，降脂降压；富含的膳食纤维一方面能改善葡萄糖耐量，帮助人体代谢葡萄糖，另一方面能促进排便，从而减缓餐后血糖上升的速度。

食疗作用

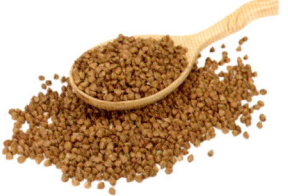

荞麦具有健胃、消积、止汗等功效。对于胃痛、消化不良、"三高"、食欲不振、慢性泄泻等病症具有良好的食疗功效。

温馨提示：荞麦质地较硬，不容易煮熟，建议烹调前先洗净，再用清水浸泡数小时。

性味
性寒，味甘。

归经
入脾、胃、大肠经。

荞麦豆浆

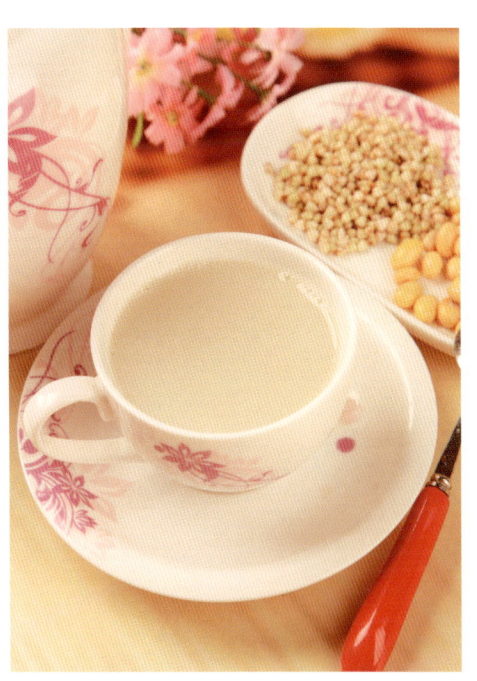

原料 • READY
水发荞麦40克，水发黄豆60克

做法 • HOW TO MAKE

1. 将泡好的荞麦、黄豆用手搓洗干净，倒入豆浆机中。
2. 注入适量清水，至水位线即可。
3. 盖上豆浆机机头，选择"五谷"程序，再选择"开始"键，开始打浆，运转约15分钟，即成豆浆。
4. 将豆浆过滤，盛入碗中，待稍微凉后即可饮用。

每日用量30克左右

红豆
热量低的理想食物

降"三高"功效

红豆含有丰富的膳食纤维、维生素E、锌、钾、镁等成分，能降低血压和血脂，促进排便，从而减缓餐后血糖的上升速度，降低血糖，缓解"三高"引起的便秘，且红豆中所含的热量偏低，是"三高"患者的理想食物。

食疗作用

红豆有止泻、消肿、通乳、健脾养胃、清热利尿、抗菌消炎、解除毒素等功效。对"三高"、湿热泄泻、水肿、乳汁不通、热淋等病症有较好的食疗作用。

性味
性平，味甘、酸。

归经
入心、小肠经。

营养成分
蛋白质、膳食纤维、维生素A、维生素C、维生素E、胡萝卜素、视黄醇、维生素B_1、维生素B_2、钙、磷、钾、镁、铁、锌、硒等。

温馨提示
红豆配鲤鱼或黄母鸡同食，消肿效果更好；红豆有利尿的作用，所以尿频的人不宜多食。

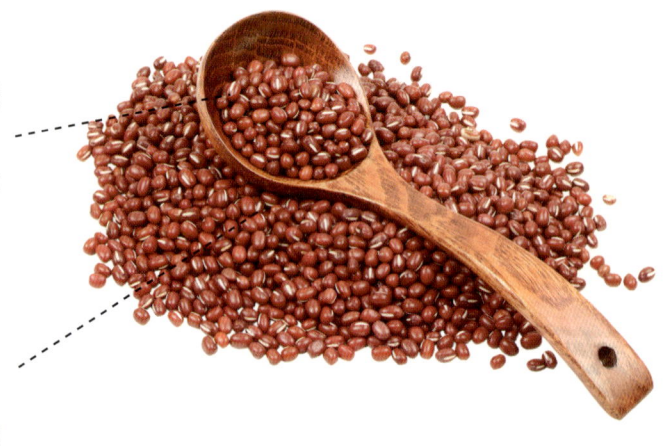

有益搭配 (Collocation)

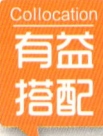 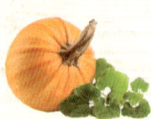 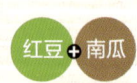 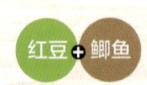 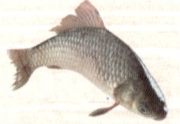

南瓜能促进肠胃蠕动、加速排便，搭配红豆食用，对"三高"引起的便秘大有裨益。

鲫鱼的优质蛋白质含量高，能防治动脉硬化，还能利水消肿，搭配红豆食用，对"三高"伴水肿者有益。

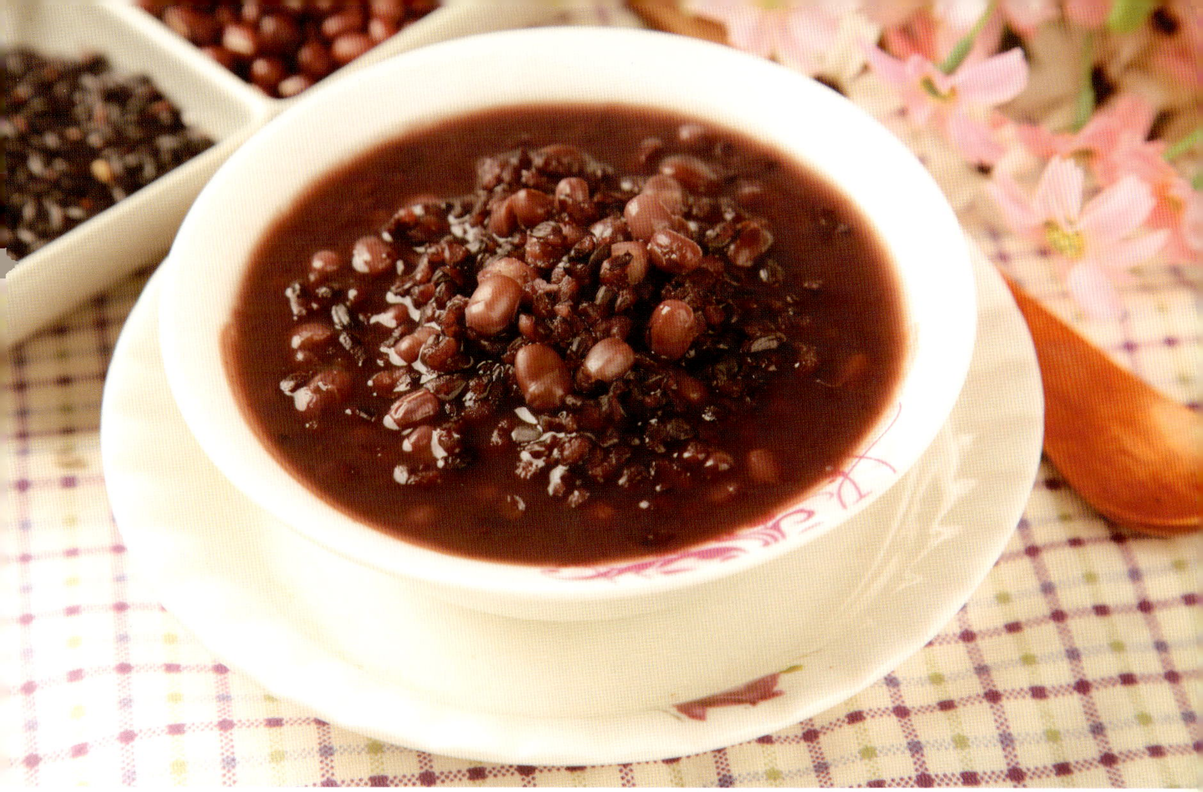

红豆黑米粥

 原料 ● READY

水发黑米100克,水发大米80克,水发红豆50克

 做法 ● HOW TO MAKE

1. 将备好的黑米、红豆、大米用手搓洗干净,待用,砂锅中注入适量的清水,大火烧开,先后倒入洗好的红豆、黑米,搅拌均匀。
2. 放入洗净的大米,搅拌均匀。
3. 盖上盖,用大火烧开后转用小火煮约40分钟,至食材完全熟透、绵滑。
4. 揭开盖,搅拌片刻,掠去表面浮沫,关火后盛出煮好的粥,装在碗中即可。

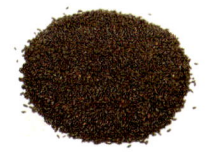

专家解析 Analysis

本品富含膳食纤维、蛋白质、B族维生素、维生素E等,可降低血管脆性、促进体内脂肪代谢、预防餐后血糖急剧上升。

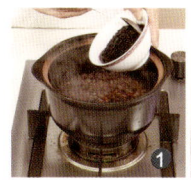 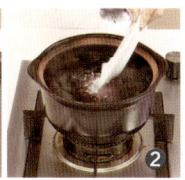 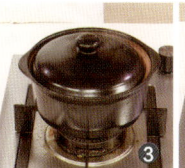 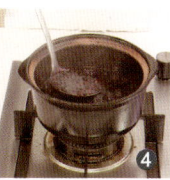

每日用量 50克左右

绿豆

高钾低钠食品

降"三高"功效

绿豆是典型的高钾低钠食品，可以软化血管，从而降低血压，维持血压稳定，还能使已升高的血脂迅速下降，并且有降低血糖、生津止渴、消肿利尿等作用，适合糖尿病并发肾病的患者食用。

食疗作用

绿豆具有清热解毒、消暑止渴、利水消肿、保肝降压等功效。对于疮疖痈肿、丹毒、"三高"、水肿、红眼病等病症具有较好的食疗功效。

性味
性凉，味甘。

归经
入心、胃经。

营养成分
蛋白质、膳食纤维、维生素E、镁、钙、铁、锌、硒等。

温馨提示
绿豆不宜煮得过烂，否则会破坏有机酸和维生素，降低其清热解毒的功效。但未煮熟的绿豆腥味太重，食后易导致恶心、呕吐，所以要注意火候。

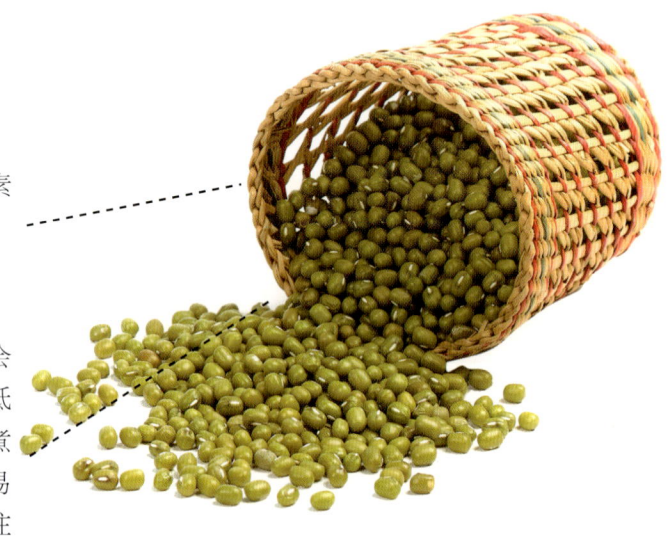

有益搭配 Collocation

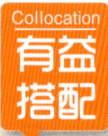 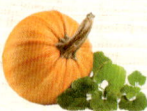 绿豆+南瓜 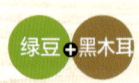 绿豆+黑木耳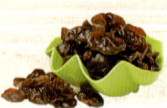

南瓜有利水的功效，还可促进排便，搭配绿豆食用，可清热解毒、生津止渴，有效缓解"三高"引起的水肿。

黑木耳能防治血液凝固及动脉硬化，促进消化，搭配绿豆食用，可清热通便，防治"三高"及其引起的便秘。

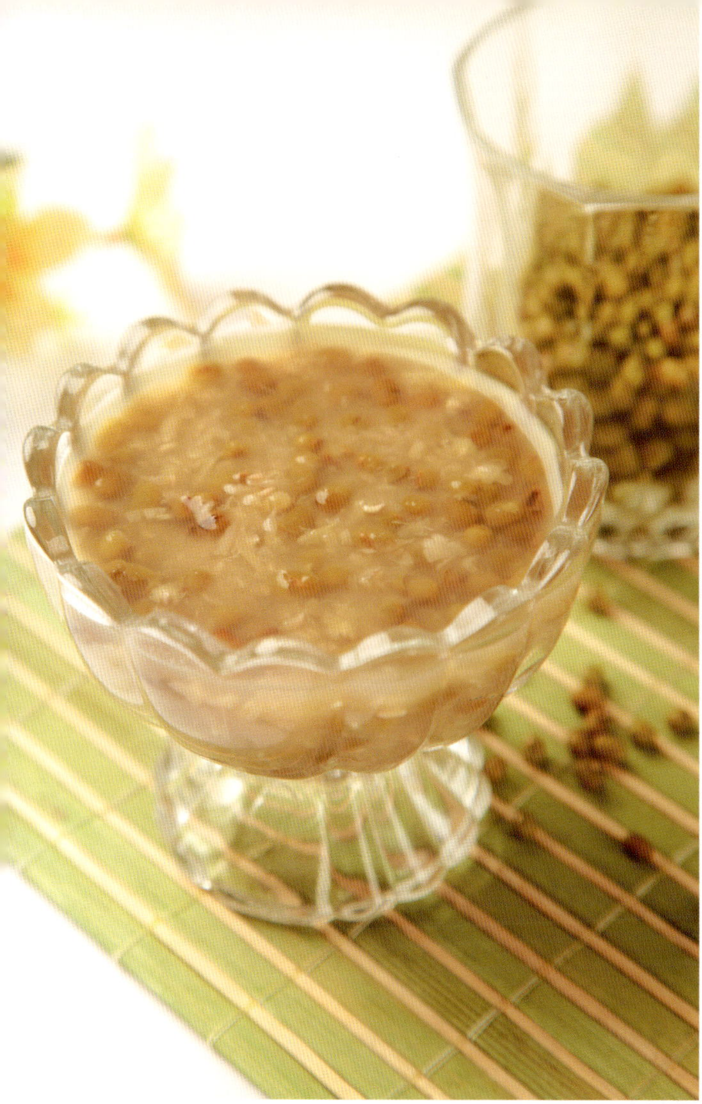

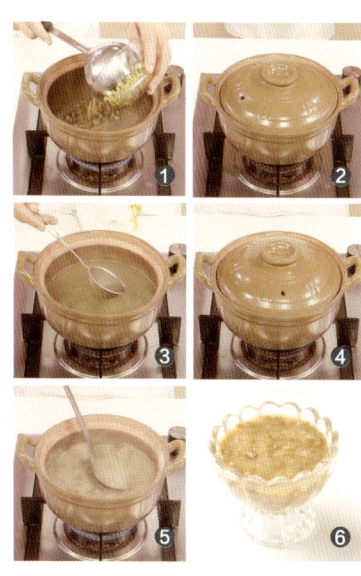

自制绿豆沙

原料 • READY

水发绿豆240克

做法 • HOW TO MAKE

1 将泡好的绿豆用手搓洗干净，砂锅中注入适量的清水，大火烧热，倒入洗净的绿豆，搅拌均匀。

2 盖上盖，用大火煮开后转小火煮约10分钟。

3 揭开盖，捞出浮沫。

4 再盖上盖，用小火续煮约40分钟至熟。

5 揭盖，捞出表面浮沫，继续搅拌片刻。

6 关火后盛出煮好的绿豆沙，稍凉后即可食用。

Analysis 专家解析

本品清热解毒功效强，“三高”患者适当食用，可有效缓解心烦、失眠、便秘等病症。

每日用量30克左右

黑豆

软化血管，降血糖

降"三高"功效

黑豆中含有亚油酸、卵磷脂、亚麻酸以及钙、镁等营养物质，能有效降低胆固醇和血压，软化血管；所含的大量的膳食纤维，可防治便秘，延缓餐后血糖的上升，有效地调节血糖。

食疗作用

黑豆有补肾益阴、健脾利湿、除热解毒等功效。对于体虚、脾虚水肿、"三高"、冠心病、小儿盗汗、自汗、小儿夜间遗尿、妊娠腰痛、白带频多、四肢麻痹等病症有较好的食疗作用。

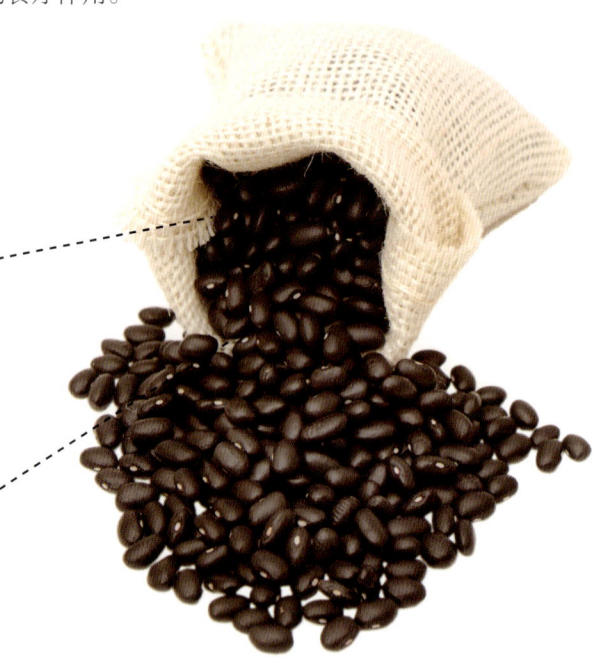

性味
性平，味甘。

归经
入脾、肾经。

营养成分
蛋白质、纤维素、维生素B_1、烟酸、镁、钙、锌、铜、锰、钾、磷、钠、硒等。

温馨提示
食用黑豆时不应去皮，因为黑豆皮含有花青素，是很好的抗氧化剂，能帮助清除人体内的自由基；儿童及肠胃功能不良者不宜多食，尿毒症和疔疮患者忌食。

Collocation 有益搭配

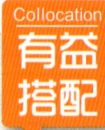 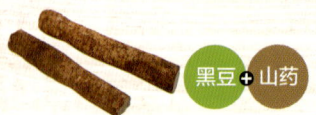

山药含有大量的黏液蛋白，能有效阻止血脂在血管壁的沉淀，与黑豆同食，可健脾胃、滋肾阴。

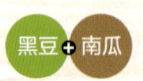 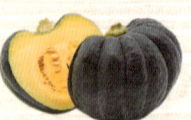

南瓜含有活性蛋白，可清热、通便，搭配黑豆食用，能缓解"三高"引起的身热、烦渴、便秘等病症。

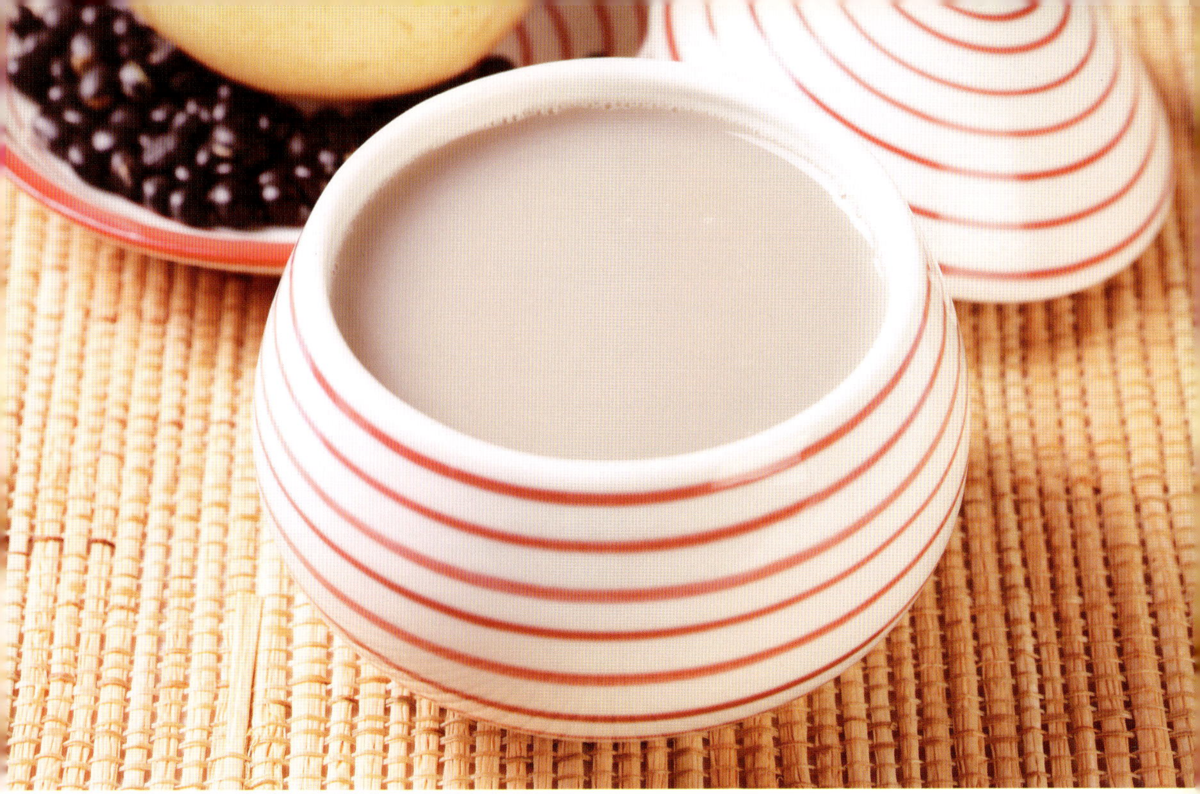

黑豆润肺豆浆

 原料 ● READY

水发黑豆50克,水发银耳20克

 做法 ● HOW TO MAKE

1. 将已浸泡8小时的黑豆倒入碗中,注入适量清水,用手搓洗干净后倒入滤网,沥干水分。
2. 将备好的黑豆、银耳倒入豆浆机中,注入适量清水,至水位线即可。
3. 盖上豆浆机机头,选择"五谷"程序,再选择"开始"键,开始打浆,待豆浆机运转约15分钟,即成豆浆。
4. 将豆浆机断电,取下机头,把煮好的豆浆倒入滤网,滤取豆浆,装入容器中,稍凉后即可饮用。

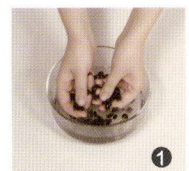 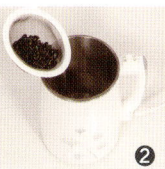 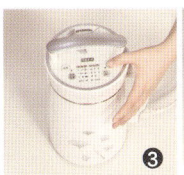 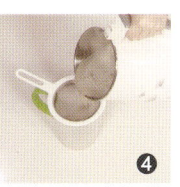

① ② ③ ④

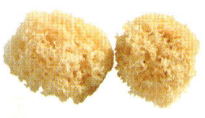

专家解析 Analysis

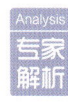

本品营养丰富,具有润肠和胃、补气和血、清热润肺等功效,能有效缓解"三高"及其引起的腹胀、身热、烦渴等病症。

每日用量 70克左右

黄豆

含有异黄酮的特殊食物

降"三高"功效

黄豆含有异黄酮及不饱和脂肪酸，能降低血压和胆固醇，可预防高血压及血管硬化。大量的可溶性膳食纤维，不仅有润肠通便的功效，还可增强胰岛素的敏感度，从而有效地调节血糖。

食疗作用

黄豆具有补脾益气、消热解毒等功效。对于动脉硬化、高血压、冠心病、糖尿病、气血不足、营养不良、癌症等患者具有很好的食疗作用。

性味
性平，味甘。

归经
入脾、大肠经。

营养成分
蛋白质、维生素、膳食纤维、胡萝卜素、烟酸、钾、磷、镁、钙、碘、铁、硒、锌、锰、钠、铜等。

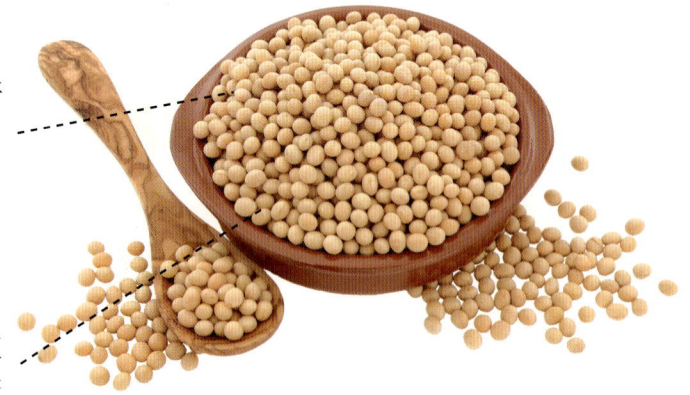

温馨提示
黄豆不宜生食，因为生黄豆中含有不利于健康的抗胰蛋白酶和凝血酶；肝病、肾病、痛风、消化功能不良、腹胀者应尽量少食。

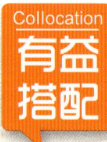
Collocation
有益搭配

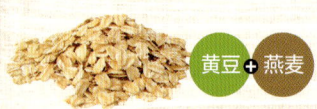 黄豆+燕麦　　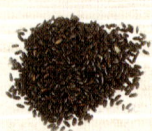 黄豆+黑米

黄豆加燕麦制成豆浆，含有大量的B族维生素，能降低胆固醇、健脾、消肿降脂，并且营养十分丰富。

黑米能预防血管破裂及动脉硬化，搭配黄豆食用，可防治心脑血管疾病、调控血糖。

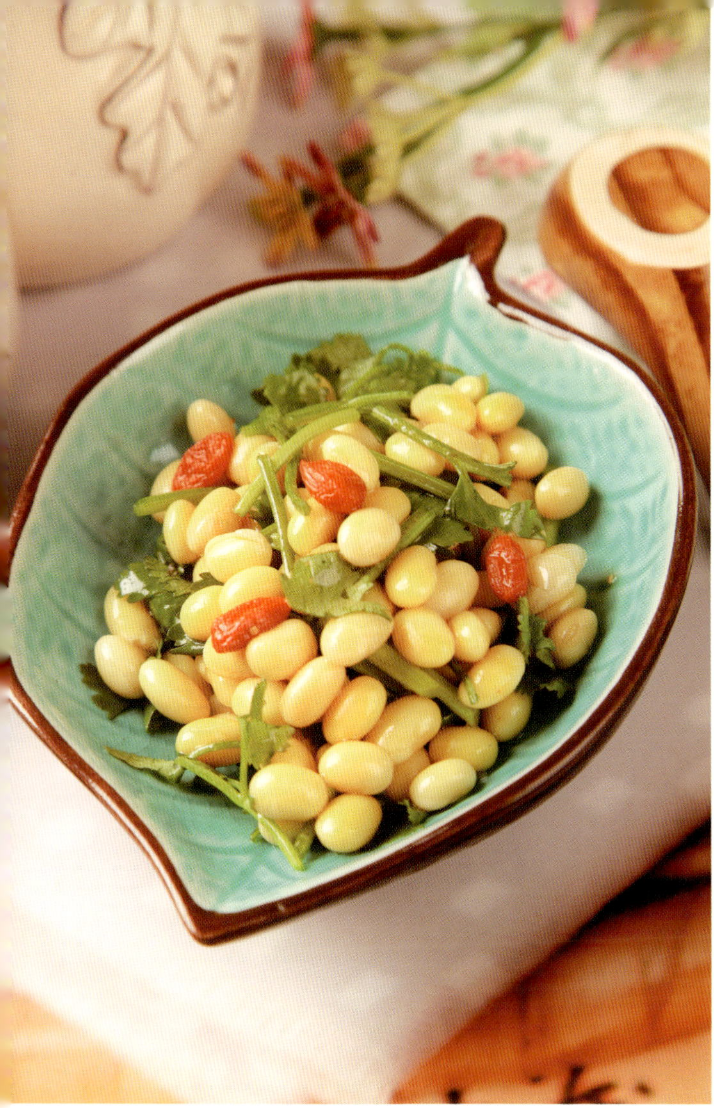

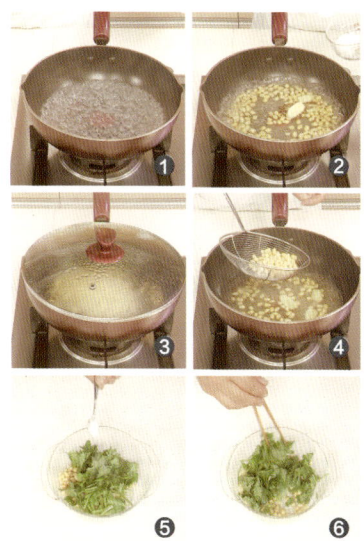

黄豆拌香菜

原料 ● READY

水发黄豆200克，香菜20克，姜片、花椒、枸杞各少许

调料
盐2克，芝麻油5毫升

做法 ● HOW TO MAKE

1. 锅中注入适量的清水，大火烧开。
2. 倒入备好的黄豆、姜片、花椒，加入1克盐。
3. 盖上盖，煮开后转小火煮20分钟至食材入味。
4. 掀开盖，将食材捞出装入碗中，拣去姜片、花椒。
5. 将香菜加入黄豆中，放入1克盐、芝麻油。
6. 持续搅拌片刻，使其入味，将拌好的食材装入盘中，撒上少许枸杞即可。

 本品可抑制人体对胆固醇的吸收，防止血管硬化，增强胰岛素的敏感度，有效缓解"三高"。

每日用量 70克

豆腐 清热生津佳品

降"三高"功效

豆腐中含有丰富的卵磷脂，可有效降低人体胆固醇及抑制体内脂肪发生过氧化现象，大豆蛋白经酶水解后产生的多肽，有降血压的功效。此外，它还富含钙、铁、磷、锌、硒等矿物元素及多种维生素，对糖尿病患者大有益处。

食疗作用

豆腐具有清火润肠、降脂降糖、化痰补虚、增强免疫力等功效。对于"三高"、冠心病、慢性支气管炎、便秘、动脉硬化等病症有一定的食疗作用。

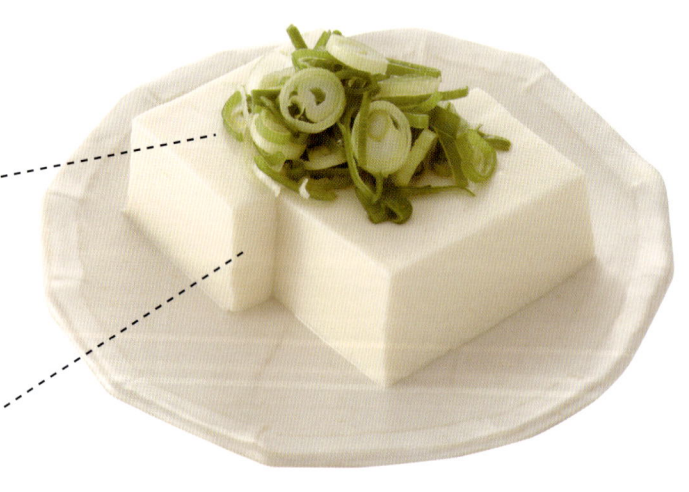

性味
性凉，味甘、淡。

归经
入脾、肺、大肠经。

营养成分
膳食纤维、维生素、蛋白质、烟酸、钙、钾、磷、镁、钠、硒、铁、锌、锰、铜等。

温馨提示
因豆腐中含嘌呤较多，嘌呤代谢失常的痛风患者和血尿酸浓度增高的患者忌食；其性偏凉，胃寒、腹泻、腹胀、脾虚者以及常出现遗精的肾亏者不宜多食。

Collocation 有益搭配

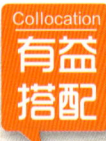  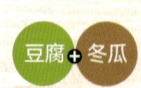 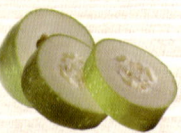

豆腐+海带　　　　　　　　豆腐+冬瓜

海带可降低人体对胆固醇的吸收、扩张外周血管、保护胰岛细胞、有效降"三高"，搭配豆腐食用，效果更佳。

冬瓜高钾低钠，能降压降脂，而且冬瓜所含的热量极低，适合"三高"患者食用，与豆腐同食，疗效更佳。

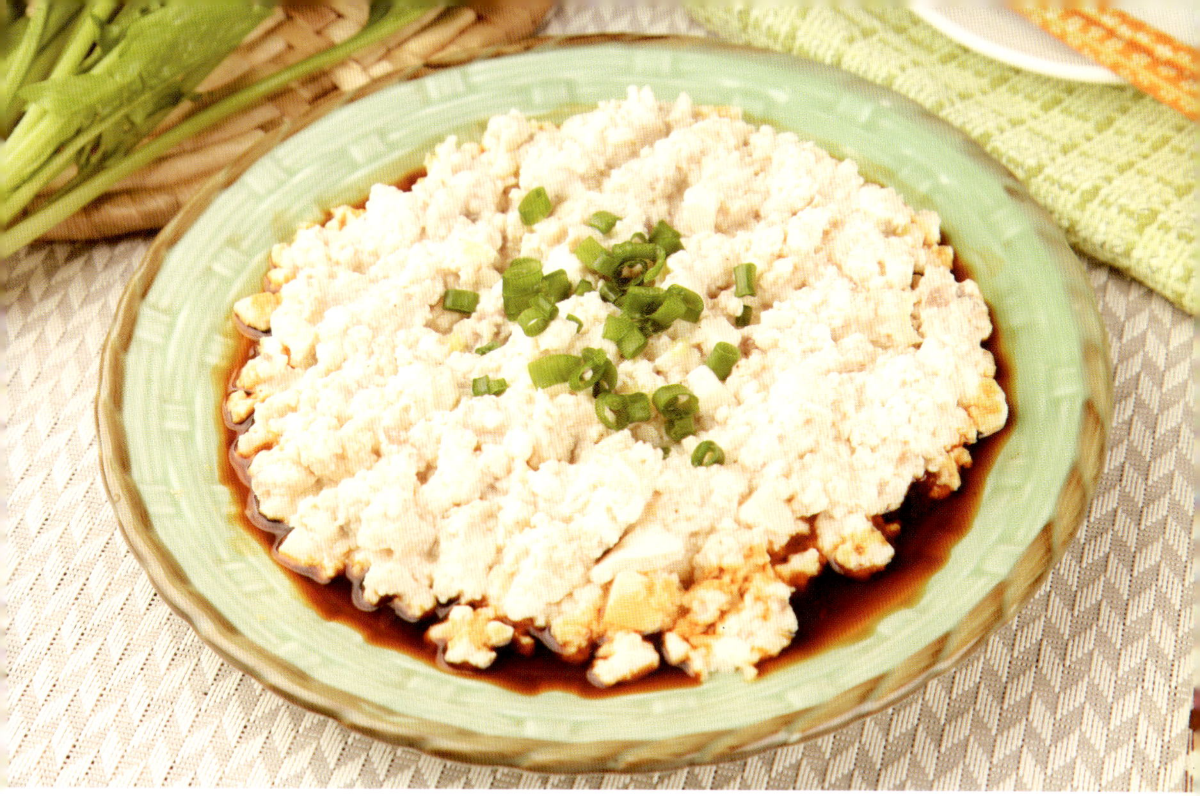

鱼蓉豆腐

 原料 ● READY

草鱼肉180克，老豆腐280克，葱花3克，姜蓉5克

调料

生抽8毫升，芝麻油2毫升，干淀粉10克，胡椒粉、盐各适量

 做法 ● HOW TO MAKE

1. 将备好的豆腐切成小块；鱼肉剁成蓉。
2. 将鱼蓉倒入豆腐内，加入盐、姜蓉、胡椒粉、干淀粉，淋入芝麻油，搅拌片刻，使食材充分混合均匀。
3. 将拌好的鱼蓉豆腐倒入蒸盘，用筷子铺平，蒸锅烧开，放入鱼蓉豆腐，盖上锅盖，蒸10分钟。
4. 掀开锅盖，将鱼蓉豆腐取出，淋上生抽，撒上葱花即可。

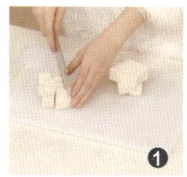 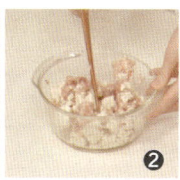 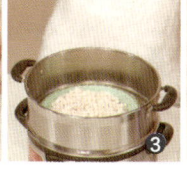 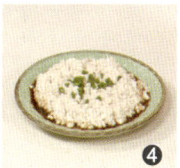

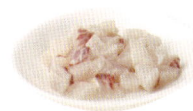

 专家解析 Analysis

草鱼含有丰富的不饱和脂肪酸以及微量元素硒，可促进血液循环；豆腐可清热润燥、清洁肠胃，并能降低血液中的胆固醇。草鱼与豆腐搭配，非常适合"三高"患者食用。

每日用量 30毫升

橄榄油

促进循环与代谢

性味
性平，味甘。

归经
入肝、肾、肺、脾经。

降"三高"功效

　　橄榄油含有丰富的不饱和脂肪酸及维生素E，经常食用橄榄油，可促进血液循环和新陈代谢，能起到降低收缩压和舒张压的作用，可有效控制血糖，改善糖尿病患者的脂质代谢和血糖升高，对"三高"患者有一定的食疗作用。

食疗作用

　　橄榄油具有润肠通便、降压、降脂、降糖等功效。对于"三高"、肾衰竭、脑出血、胃炎等病症有一定的食疗作用。

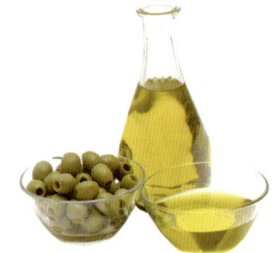

温馨提示　菌痢、急性肠胃炎、腹泻者，以及胃肠功能紊乱者不宜多食。

橄榄油蔬菜沙拉

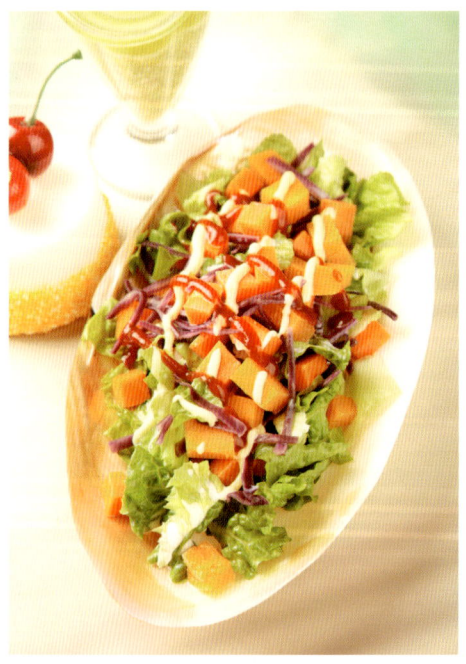

原料 • READY
生菜70克，胡萝卜、紫甘蓝各50克

调料
番茄酱适量，橄榄油3毫升

做法 • HOW TO MAKE

1 洗净去皮的胡萝卜切成丁；择洗好的生菜切成块；紫甘蓝切成丝。

2 锅中注入适量的清水烧开，倒入胡萝卜，焯至断生，倒入紫甘蓝，焯片刻，将食材捞出放入凉水中，冷却后捞出。

3 将食材装入碗中，放入生菜，加入橄榄油，搅匀。

4 取一个盘，倒入拌好的蔬菜，挤上适量的番茄酱即可。

芝麻油

不饱和脂肪酸降"三高"

每日用量 20~30毫升

降"三高"功效

芝麻油中富含不饱和脂肪酸，能有效降低胆固醇、防治动脉粥样硬化。糖尿病患者常食芝麻油，还能预防糖尿病性高脂血症、高血压，以及脑血管病变的发生。

食疗作用

芝麻油具有补虚、润肠通便、润嗓利咽、增强食欲的功效。对于"三高"、便秘、牙周炎、口臭、扁桃体炎、牙龈出血等病症有一定的食疗作用。

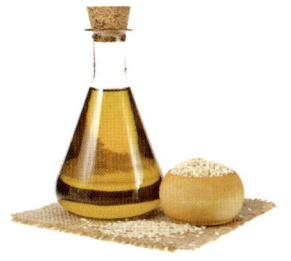

性味
性平，味甘。

归经
入肝、肾、大肠经。

温馨提示：用芝麻油调制凉拌菜肴，可去腥臊而生奇香；菌痢、急性胃肠炎、腹泻者不宜多食芝麻油。

▶ 芝麻油拌卤豆腐皮

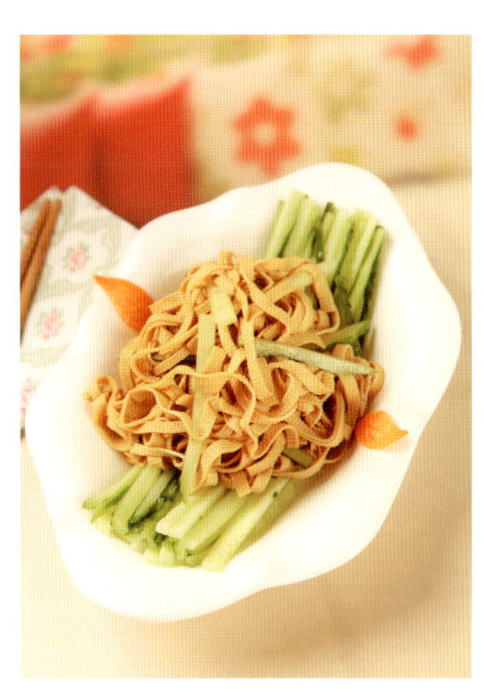

原料 • READY
豆腐皮230克，黄瓜60克

调料
卤水350毫升，芝麻油适量

做法 • HOW TO MAKE

1. 洗净的豆腐皮切细丝，黄瓜切片，改切成丝。
2. 锅烧热，倒入卤水，放入豆腐皮，加盖，大火烧开后转小火卤约20分钟至熟。
3. 揭盖，关火后将卤好的豆腐皮装入碗中，放凉后滤去卤水。
4. 将豆腐皮放入碗中，倒入黄瓜，淋上芝麻油，用筷子搅拌均匀后装入用黄瓜装饰的盘中即可。

第二节 蔬菜怎么吃

每日用量 80克左右

苦瓜
调节血管与胰岛素

降"三高"功效

苦瓜中维生素C的含量在瓜类中首屈一指，可以保持血管弹性，维持其正常生理功能，有效降低血压，减少体内低密度脂蛋白及三酰甘油的含量。苦瓜中的苦瓜皂苷还有快速降糖、调节胰岛素的功能，能修复β细胞、增加胰岛素的敏感性。

食疗作用

苦瓜具有消暑涤热、益气清心、除热解烦、解毒明目、益气壮阳、提高免疫力等功效。对于"三高"、风热头痛、心烦易怒、小便短赤、中暑下痢等病症有一定的食疗作用。

性味
性寒，味苦。

归经
入心、肝、脾、胃经。

营养成分
蛋白质、纤维素、苦瓜皂苷、维生素C、维生素E、钙、铁、锌、硒等。

温馨提示
苦瓜的苦味较重，在烹调前可将切好的苦瓜放入开水中焯一下；脾胃虚寒者不宜生食，食之容易引起吐泻、腹痛，孕妇不宜多食。

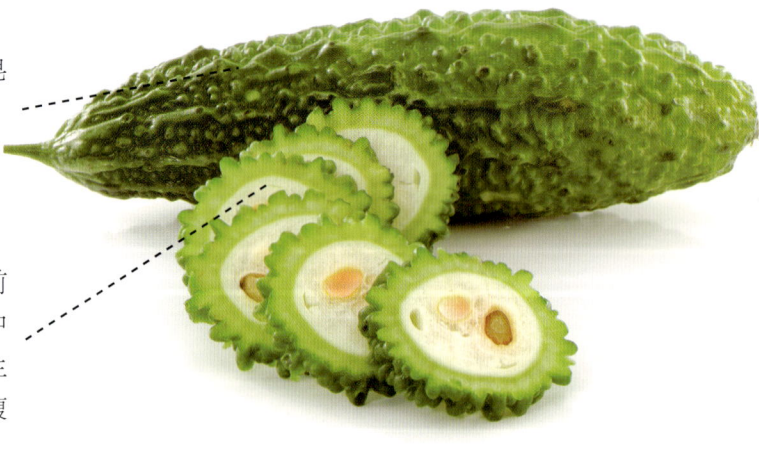

Collocation 有益搭配

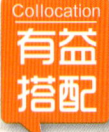 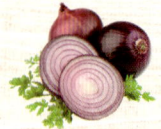

洋葱能够扩张血管、降低血液黏稠度、降压降脂，能在人体生成皮苦素，有效降糖，搭配苦瓜使用，疗效更佳。

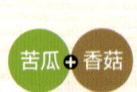 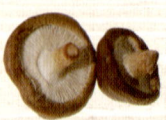

香菇中的天门冬素和天门冬氨酸，具有降低血脂、维护血管的作用，搭配苦瓜食用，对"三高"患者大有裨益。

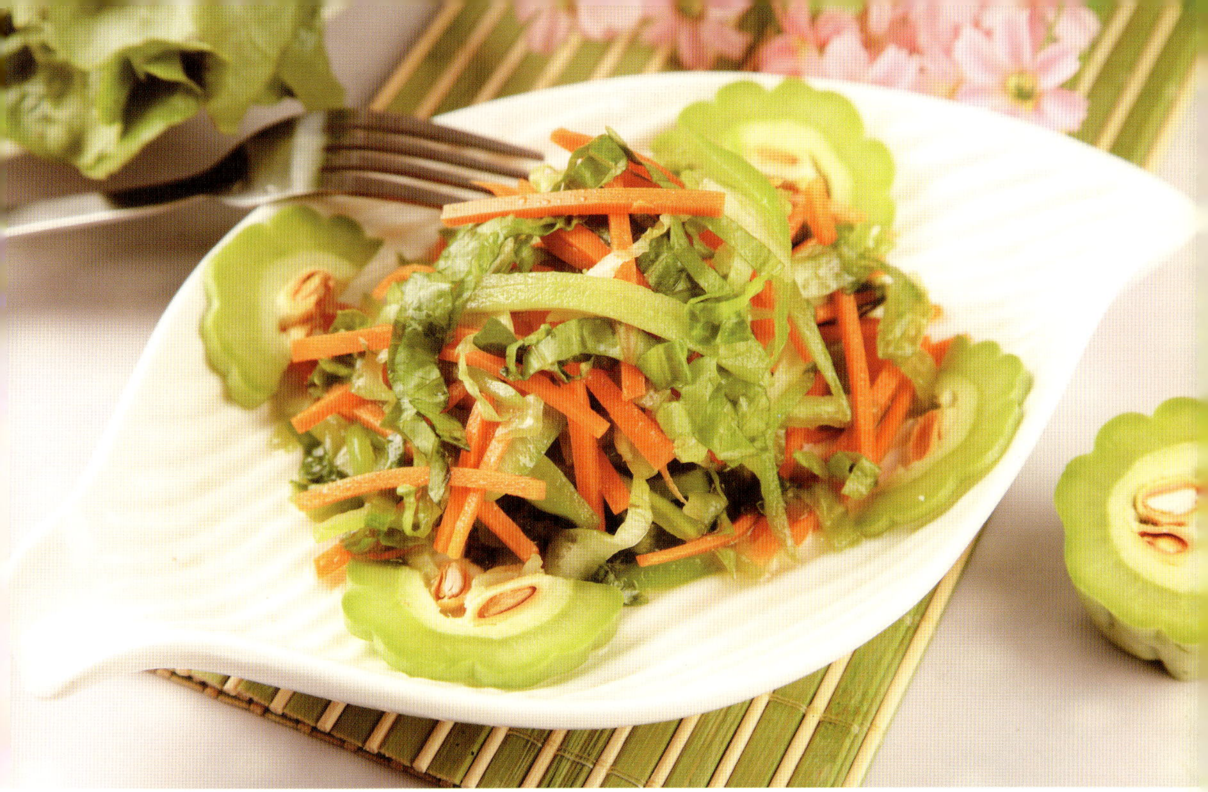

胡萝卜苦瓜沙拉

原料 ● READY

苦瓜、生菜各70克，胡萝卜80克，柠檬汁10毫升

调料

橄榄油10毫升，盐2克

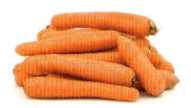

做法 ● HOW TO MAKE

1 洗净的苦瓜、生菜切成丝；胡萝卜去皮，切成丝，待用。

2 锅中注水烧开，加入1克盐，倒入苦瓜、胡萝卜，焯至断生后捞出，放入凉水中过凉，捞出，沥干水分，待用。

3 将食材装入碗中，放入备好的生菜。

4 放入1克盐、柠檬汁、橄榄油，搅拌匀，把拌好的食材装入盘中即可。

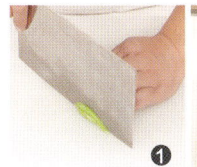

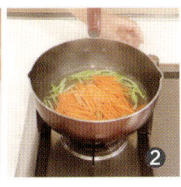

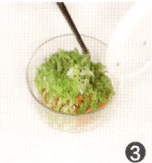

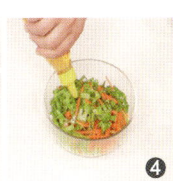

Analysis 专家解析

本品具有保护视力、增强免疫力、清心除烦的功效，能缓解“三高”及其引起的视神经损害、失眠、心烦等病症。

每日用量 100克左右

白菜

软化血管，调血糖

性味
性平，味甘。

归经
入肠、胃经。

营养成分
蛋白质、膳食纤维、维生素C、维生素E、钙、铁、锌、硒等。

温馨提示
脾胃气虚、大小便不利、维生素缺乏、心脑血管疾病的患者都可经常食用白菜；胃寒、腹泻、肺热咳嗽者不宜多食。

降"三高"功效

白菜的钠含量较低，且含有较多的维生素C，常食可软化血管、降低血压和血清胆固醇。白菜含糖量低且含有丰富的膳食纤维，不仅能促进胃肠蠕动功能，还具有降低血糖的作用，很适合糖尿病患者食用。

食疗作用

白菜具有养胃生津、除烦解渴、利尿通便、清热解毒、止咳化痰等功效。对于"三高"、伤口难愈、牙龈出血等病症有一定的食疗作用。

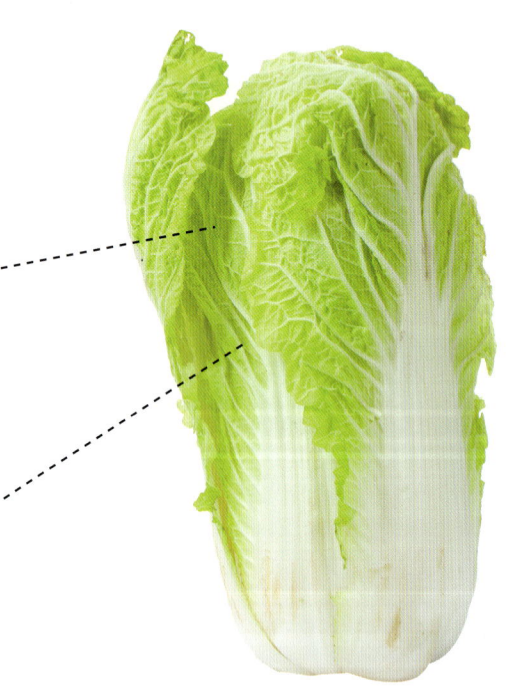

Collocation 有益搭配

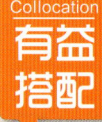 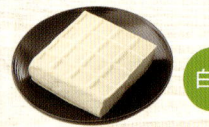

豆腐中丰富的卵磷脂可抑制人体对胆固醇的吸收，有效防治"三高"，搭配白菜食用，疗效尤佳。

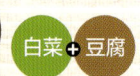 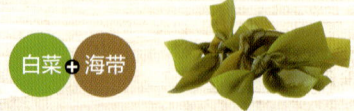

海带可改善糖尿病患者的糖耐量，降低血清胆固醇及血压，搭配白菜同食，还可促进排便。

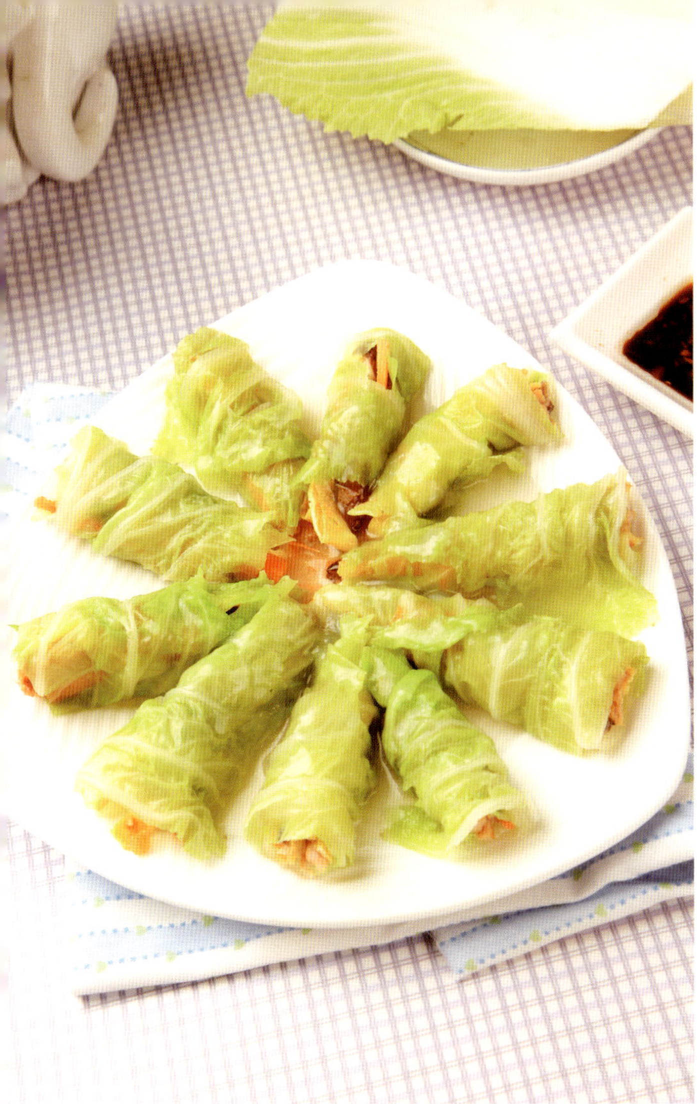

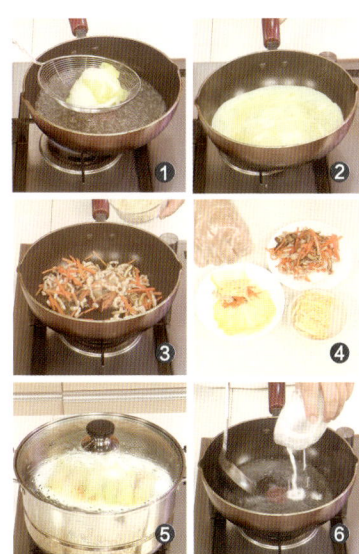

蒸白菜肉丝卷

原料 ● READY

白菜叶350克，鸡蛋80克，水发香菇50克，胡萝卜60克，瘦肉200克

调料

盐3克，料酒、水淀粉各5毫升，食用油适量

做法 ● HOW TO MAKE

1 洗净的瘦肉、胡萝卜、香菇切丝，白菜叶入开水锅中焯至断生后捞出，备用。

2 鸡蛋打入碗中，制成蛋液，入锅煎成蛋皮后切成丝，待用。

3 锅中注油烧热，倒入瘦肉、香菇、胡萝卜，加入料酒、1克盐，炒熟后盛出。

4 白菜叶铺平，放入炒好的食材、蛋丝后卷起，摆入盘中。

5 蒸锅上火烧开，放入白菜卷蒸6分钟至熟软后取出。

6 锅中放入清水、2克盐、水淀粉，制成芡汁浇在白菜卷上即可。

Analysis 专家解析

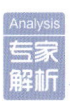

本品营养丰富，能促进肠壁蠕动、稀释肠道毒素、有效降“三高”，还能缓解“三高”引起的水肿、便秘等病症。

每日用量 100克左右

小白菜
防治『三高』的良蔬

降"三高"功效
小白菜的热量很低，糖尿病患者食用后不会引起血糖的大波动，而且其中还含有丰富的维生素C，有促进胆固醇排泄、清除血管粥样斑块的作用，是防治"三高"的良蔬。

食疗作用
小白菜具有清热除烦、行气祛瘀、消肿散结、通利胃肠等功效。对于"三高"、便秘、腹胀、消化不良、小便不利、水肿等病症有一定的食疗作用。

性味
性凉，味甘。

归经
入肺、胃、大肠经。

营养成分
蛋白质、膳食纤维、维生素C、维生素E、钙、铁、锌、硒等。

温馨提示
挑选叶色较青、新鲜、无虫害的小白菜为宜；小白菜不宜生食，用小白菜制作菜肴，炒、煮的时间不宜过长，以免损失营养。

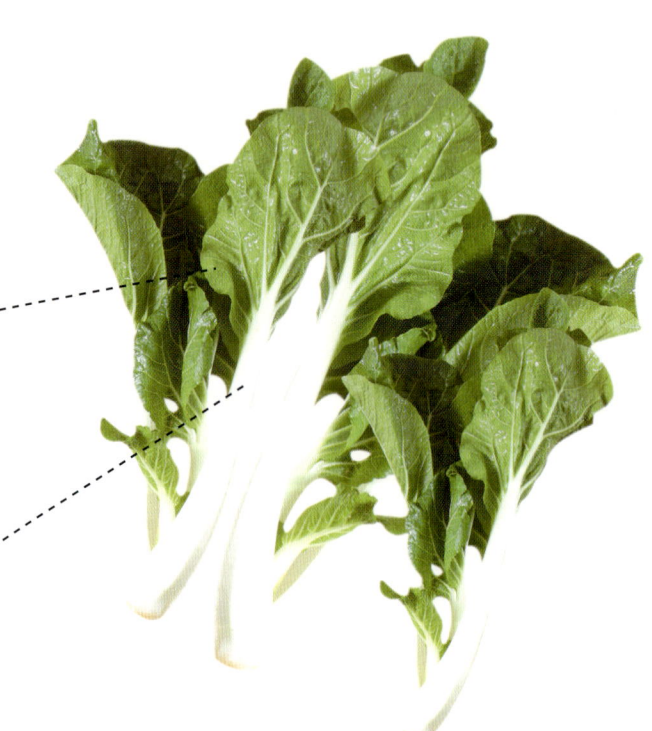

Collocation 有益搭配

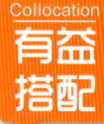 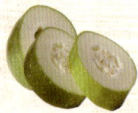 小白菜+冬瓜

冬瓜可清热除烦，热量极低，能抑制糖类转化为脂肪，搭配小白菜食用，尤其适合"三高"患者。

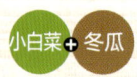 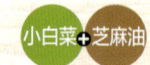 小白菜+芝麻油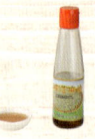

芝麻油能降低胆固醇、防治动脉粥样硬化，搭配热量低的小白菜食用，可防治"三高"及其引起的便秘。

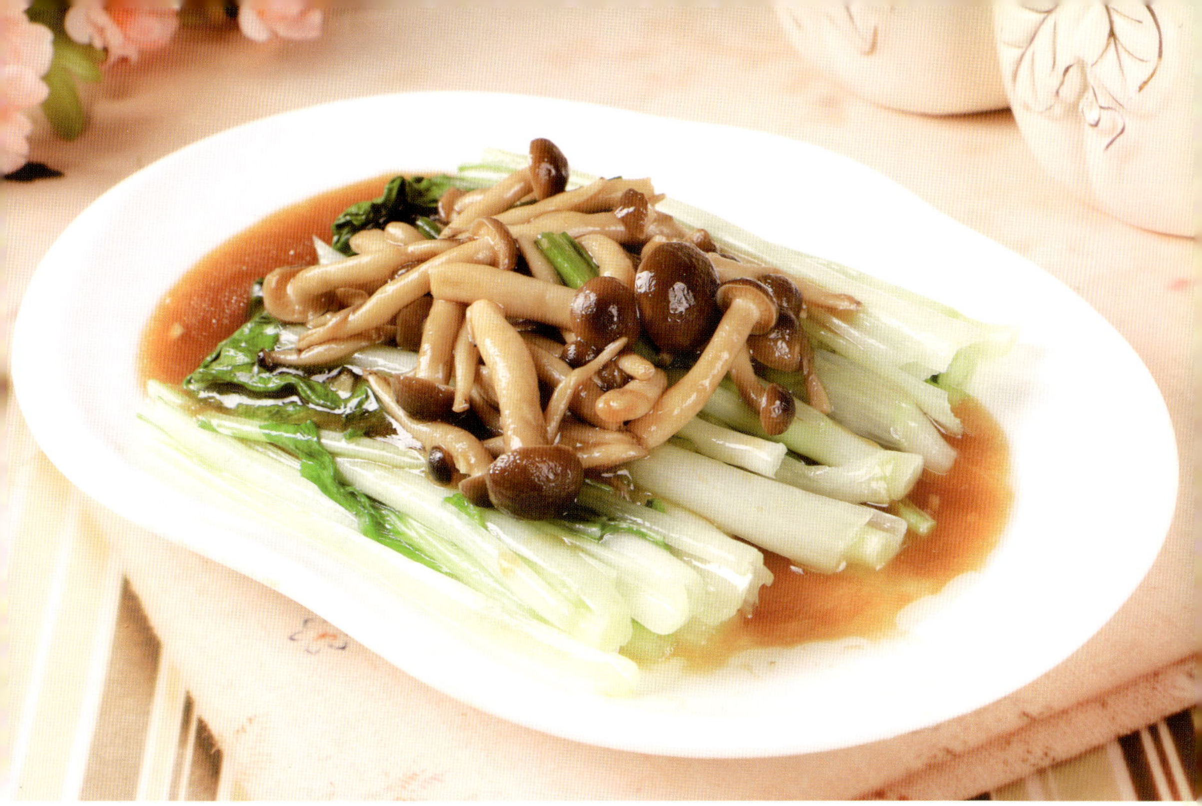

蟹味菇炒小白菜

原料 ● READY

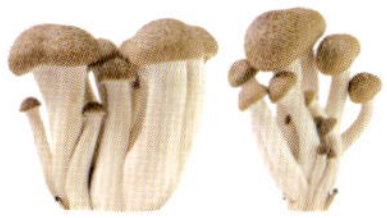

小白菜500克，蟹味菇250克，姜片、蒜末、葱段各少许

调料
生抽5毫升，盐、白胡椒粉各5克，食用油适量

做法 ● HOW TO MAKE

1. 洗净的小白菜切去根部，对半切开。
2. 锅中注水烧开，加入2克盐，倒入小白菜，焯片刻至断生后捞出，再将蟹味菇倒入锅中，焯片刻后捞出，待用。
3. 用油起锅，倒入姜片、蒜末、葱段，爆香，放入蟹味菇炒匀，加入生抽，注入适量清水，加入3克盐，放入白胡椒粉，炒匀。
4. 关火，盛出炒好的菜肴，装入摆放有小白菜的盘子中即可。

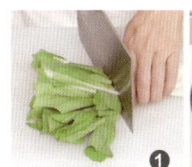 ❶
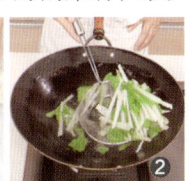 ❷
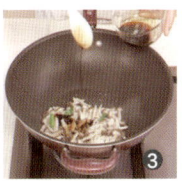 ❸
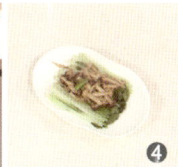 ❹

专家解析

蟹味菇含有丰富维生素和17种氨基酸，能抗癌、降低胆固醇，与小白菜搭配食用，膳食纤维丰富，适合"三高"伴便秘的患者。

每日用量 80克左右

菠菜

排毒，控『三高』

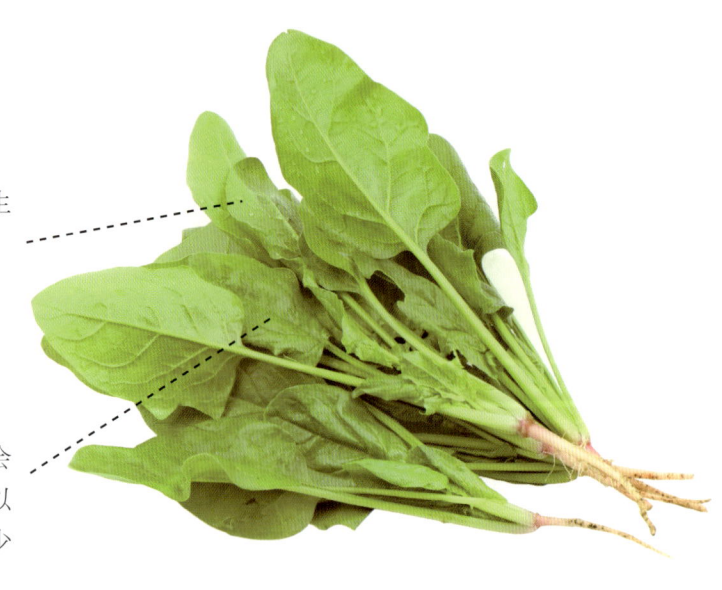

降"三高"功效

菠菜含钾丰富，可清除人体内多余的钠盐成分，有效降低血压；它还含有大量的高纤维及一种类似胰岛素的物质，可缓解血糖上升速率，刺激肠胃蠕动，帮助排便和排毒，清除胃肠道有害毒素，加快胆固醇的排出，有利于脂肪和糖分代谢，是控制"三高"的佳品。

食疗作用

菠菜具有敛阴润燥、养血止血、促进肠道蠕动等功效。对于"三高"、痔疮、慢性胰腺炎、便秘、肛裂等病症有一定的食疗作用。

性味
性凉，味甘。

归经
入大肠、胃经。

营养成分
膳食纤维、胡萝卜素、维生素、蛋白质、糖类、烟酸、钾、钠、钙、镁、磷、铁、硒、锌、锰、铜等。

温馨提示
菠菜中含有草酸，食用后会影响人体对钙的吸收，所以烹炒菠菜前，宜焯水，减少草酸含量；肾炎、肾结石、脾虚便溏者不宜食用菠菜。

Collocation 有益搭配

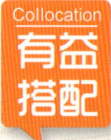 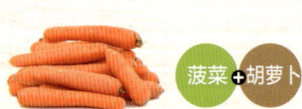

菠菜搭配胡萝卜食用，可促进血液循环、保护血管壁、帮助排除体内毒素，达到降"三高"的目的。

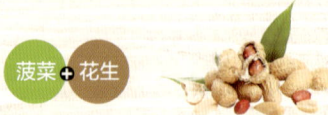

花生含有维生素E和锌，可降低胆固醇、防治高血压、调节血糖、延缓衰老，搭配菠菜食用，疗效更佳。

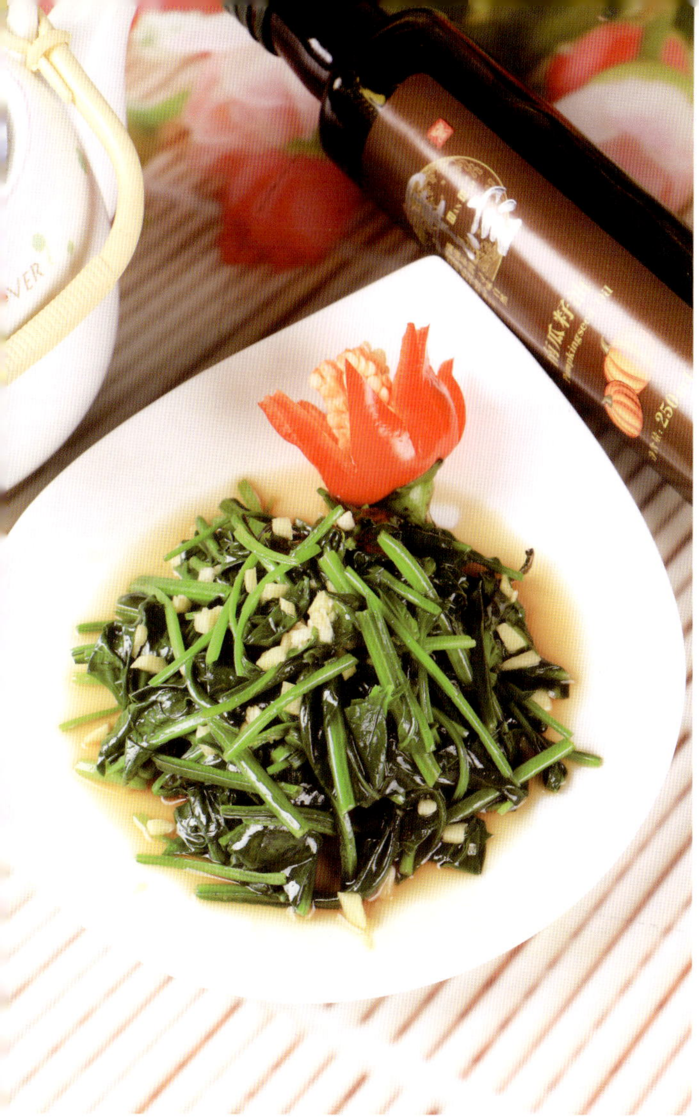

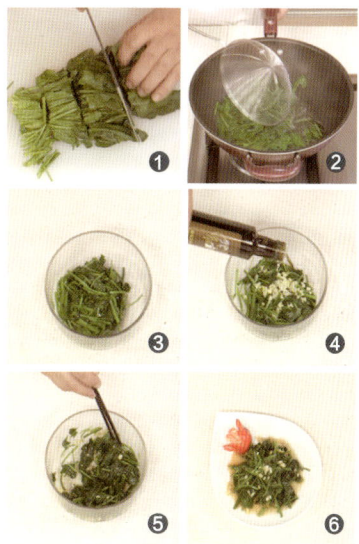

南瓜籽油拌菠菜

原料 • READY

菠菜300克，姜末、蒜末各少许

调料

南瓜籽油18毫升，盐2克

做法 • HOW TO MAKE

1 洗净的菠菜切成段，待用。
2 锅中注入适量的清水，大火烧开，加入1克盐，淋入8毫升南瓜籽油，倒入切好的菠菜，焯一会儿至断生。
3 捞出焯好的菠菜，沥干水分，装碗待用。
4 往焯好的菠菜中倒入姜末、蒜末，加入10毫升南瓜籽油及1克盐。
5 快速搅拌一会儿，至食材均匀入味。
6 将拌好的食材装入盘中即可。

Analysis 专家解析

本品含有锌、镁、钙、磷、氨基酸、维生素等成分，具有降低胆固醇、促进食欲、增强免疫力等功效。

每日用量 150克左右

上海青
低脂肪、低热量蔬菜

降"三高"功效

上海青为低脂肪、低热量蔬菜，而且其含有的膳食纤维，能与胆酸盐和食物中的胆固醇及三酰甘油相结合，并从粪便中排出，降脂降压，还可防治便秘，延缓餐后血糖的上升，有效地调节血糖。

食疗作用

上海青具有活血化瘀、消肿解毒、促进血液循环、润肠通便、美容养颜、强身健体等功效。对于"三高"、丹毒、手足疖肿、乳痈、习惯性便秘等病症有一定的食疗作用。

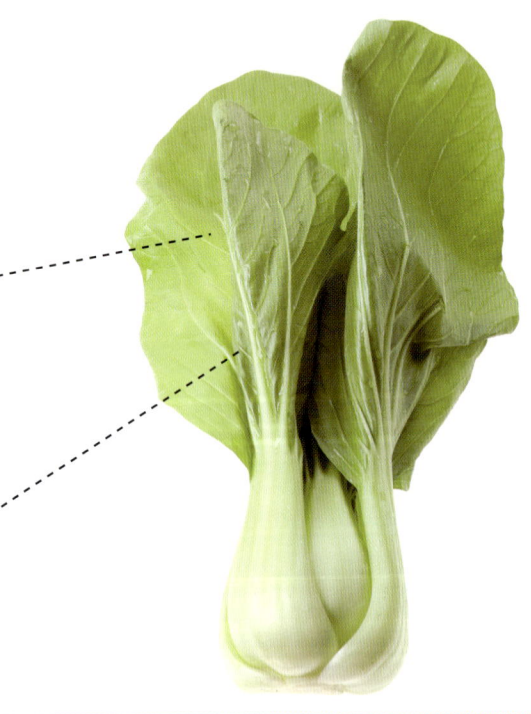

性味
性凉，味甘。

归经
入肝、脾、肺经。

营养成分
纤维素、维生素、糖类、蛋白质、烟酸、镁、钙、铁、锌、铜、锰、钾、磷、钠、硒等。

温馨提示
忌吃隔夜的熟上海青，因为其含有亚硝酸盐，易引发癌症；怀孕早期妇女、小儿麻疹后期、患有疥疮和狐臭的人不宜食用上海青。

Collocation 有益搭配

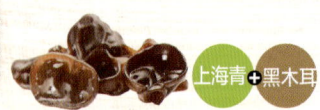 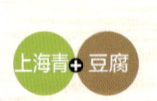 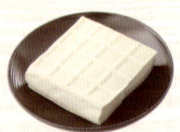

黑木耳中含有丰富的钾，对"三高"患者有很好的食疗作用，搭配上海青同食，疗效尤佳，还可防治便秘。

豆腐含有丰富的卵磷脂，搭配上海青食用，可降低血压、抑制人体对胆固醇的吸收、延缓餐后血糖升高。

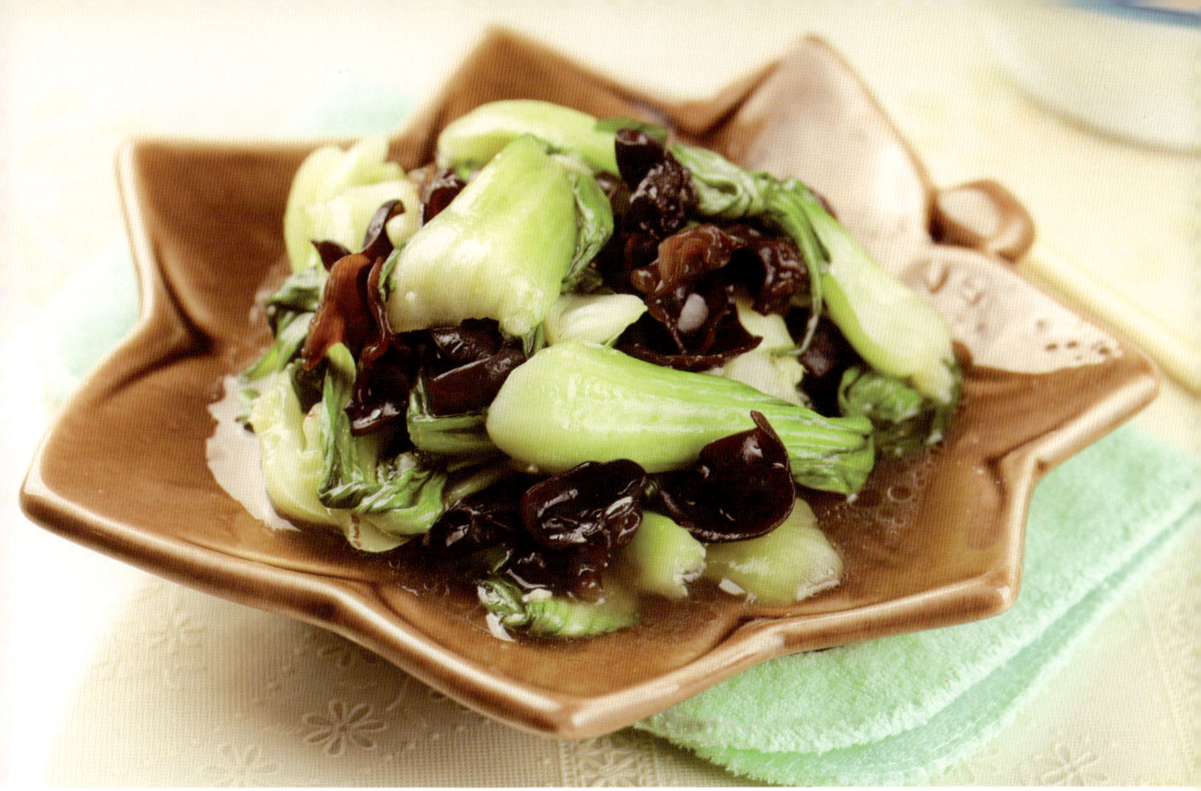

木耳炒上海青

原料 • READY

上海青150克，木耳40克，蒜末少许

调料

盐3克，食用油适量

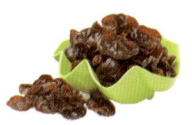

做法 • HOW TO MAKE

1 将洗净的木耳切成小块，放入盐水锅中焯至断生后捞出，待用。

2 用油起锅，放入蒜末，爆香，倒入洗净的上海青，翻炒至熟软，放入焯好的木耳，翻炒匀。

3 加入盐，炒匀调味。

4 将炒好的菜盛出，装入盘中即可。

Analysis 专家解析

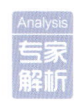

本品含有蛋白质、粗纤维、胡萝卜素、维生素、钙、磷、铁等成分，可以减少对脂类的吸收、保持血管弹性，可用来降压降脂，糖尿病患者可经常食用。

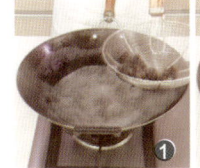

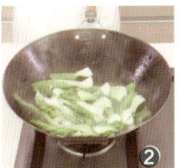

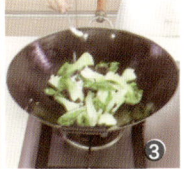

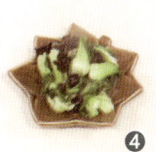

每日用量 60克左右

韭菜

理气，降逆，散瘀血

降"三高"功效

韭菜中的含硫化合物具有降低血脂、血压及扩张血管的作用，常食可对高血压、冠心病、高血脂等病症具有良好的疗效；其所含的大量的膳食纤维，能够促进肠道蠕动，有利于脂肪和糖分代谢，适宜"三高"患者食用。

食疗作用

韭菜具有活血散瘀、理气降逆、温肾壮阳等功效。对于"三高"、阳痿、遗精、遗尿、小便频数、腰膝酸软、白带过多等病症有一定的食疗作用。

性味
性温，味甘、辛。

归经
入肝、肾经。

营养成分
蛋白质、脂肪、糖类、维生素A、维生素C、镁、钙、钾、钠、硒等。

温馨提示
韭菜切开后，放于空气中，其味道会散发，所以，建议在烹调前才切；消化不良、肠胃功能较弱、胃病患者不宜常食韭菜。

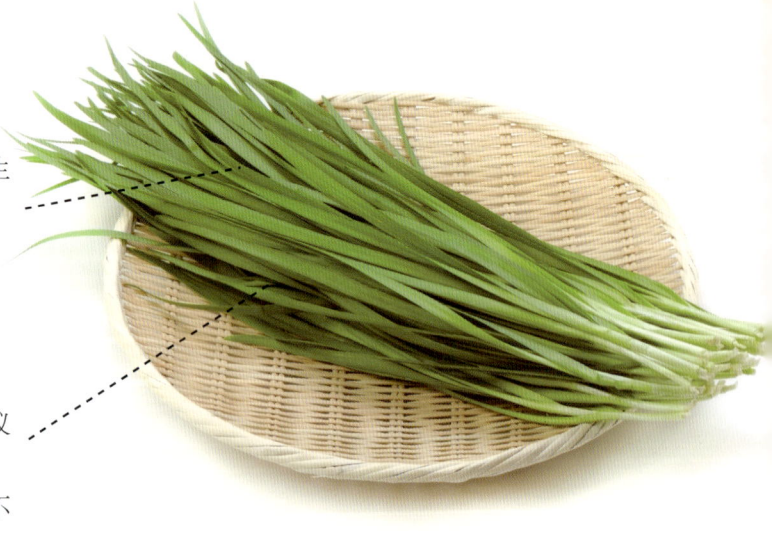

Collocation 有益搭配

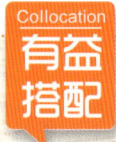 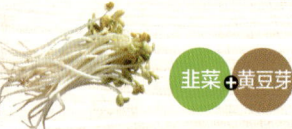 韭菜+黄豆芽

韭菜搭配黄豆芽同食，具有降糖降压、排毒瘦身、利尿通淋的功效，非常适合"三高"患者食用。

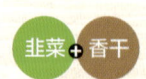 韭菜+香干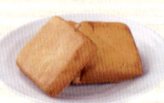

香干具有清除胆固醇、降低血压、预防心脑血管疾病的作用，搭配韭菜食用，可促进体内脂肪、糖类代谢。

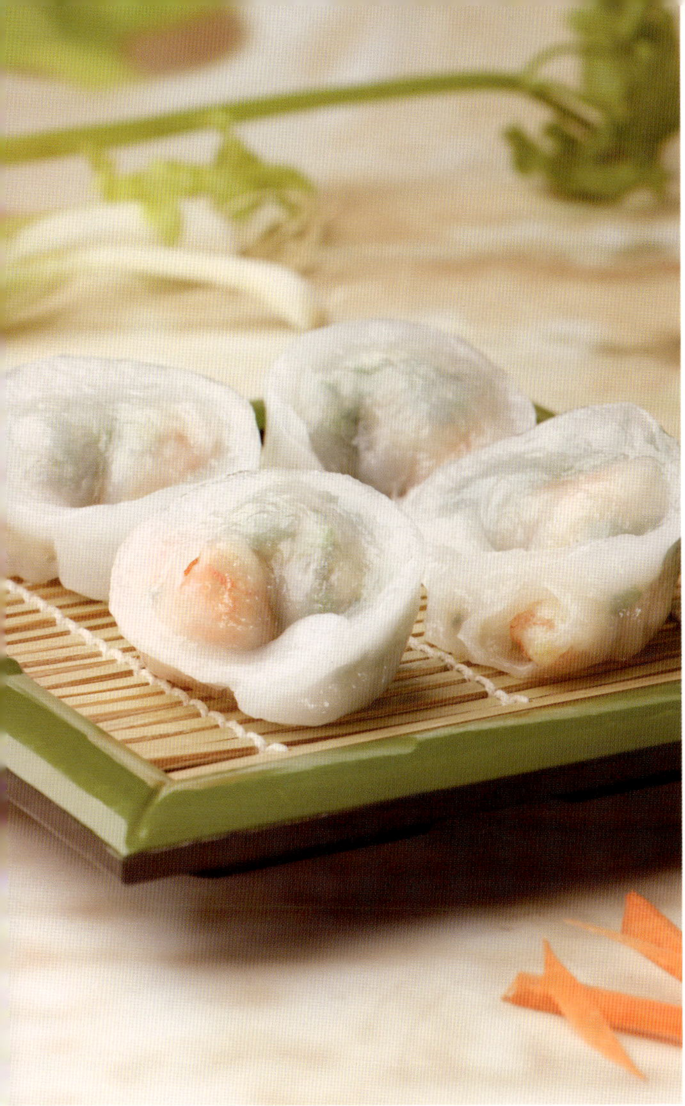

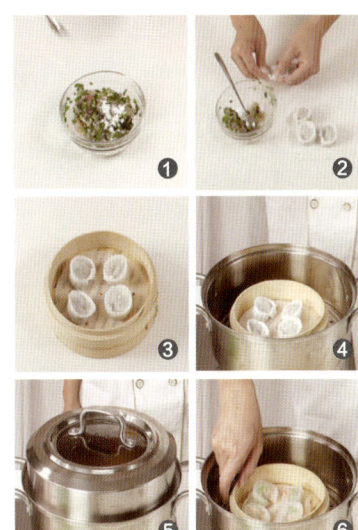

水晶韭菜饺

原料 ●READY

韭菜末40克，瘦肉末20克，水晶饺子皮适量

调料
盐3克，生粉适量

做法 ●HOW TO MAKE

1. 将瘦肉末、韭菜末倒入碗中，加入盐、生粉，搅拌均匀，制成馅料，备用。
2. 取一张饺子皮，放入适量的馅料，包好，捏紧，制成韭菜饺生坯。
3. 将韭菜饺生坯放入铺有油纸的蒸笼中。
4. 蒸锅中注入适量的清水，大火烧开，放入蒸笼。
5. 盖上盖，用大火蒸约4分钟至饺子熟透。
6. 揭盖，将蒸好的韭菜饺取出，装入盘中即可。

本品含有丰富蛋白质及粗纤维，具有保肝护肾、健脾暖胃、润肠通便等功效，可缓解"三高"引起的便秘、体虚等病症。

每日用量 100克左右

生菜
增加饱腹感，降"三高"

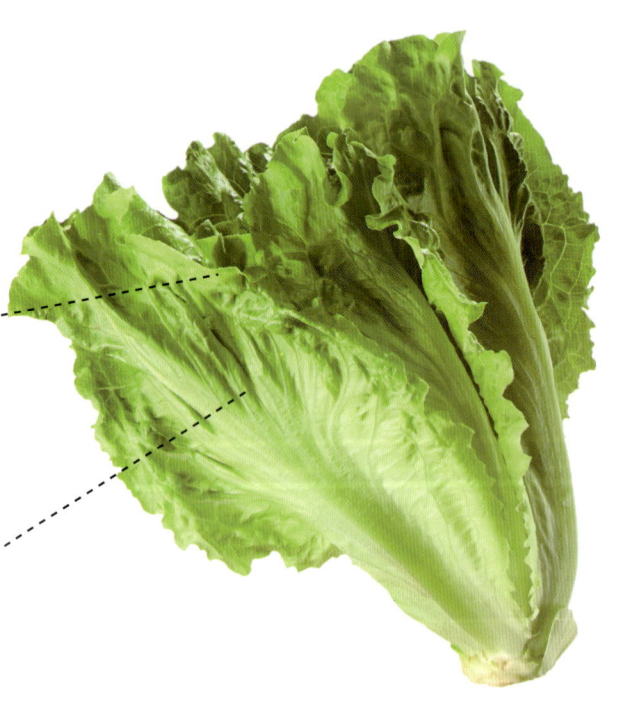

降"三高"功效
生菜中富含的膳食纤维，能够增加饱腹感、促进脂肪代谢、延缓葡萄糖的吸收、调节血糖，它还含有钾、钙、铁等矿物质，可降低血压，对"三高"患者大有裨益。

食疗作用
生菜具有清热安神、清肝利胆、养胃等功效。对于高血压、高血脂、糖尿病、便秘、胸胁胀痛、胃痛等病症有一定的食疗功效。

性味
性凉，味甘。

归经
入心、肝、胃经。

营养成分
蛋白质、膳食纤维、维生素C、胡萝卜素、钙、铁、锌、钾等。

温馨提示
茎色带白的生菜才是新鲜的，因生菜可能含有农药化肥的残留物，生吃前一定要清洗干净；生菜性凉，故尿频、胃寒之人应慎食。

Collocation 有益搭配

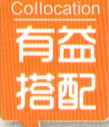 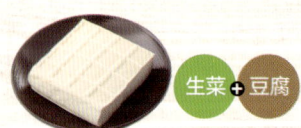

生菜与豆腐搭配食用，具有低脂肪、低热量的特点，能清热除烦，缓解"三高"及其引起的失眠、心烦。

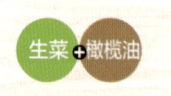 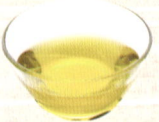

橄榄油含有丰富的不饱和脂肪酸及维生素E，搭配生菜食用，可促进血液循环和新陈代谢，有效降低"三高"。

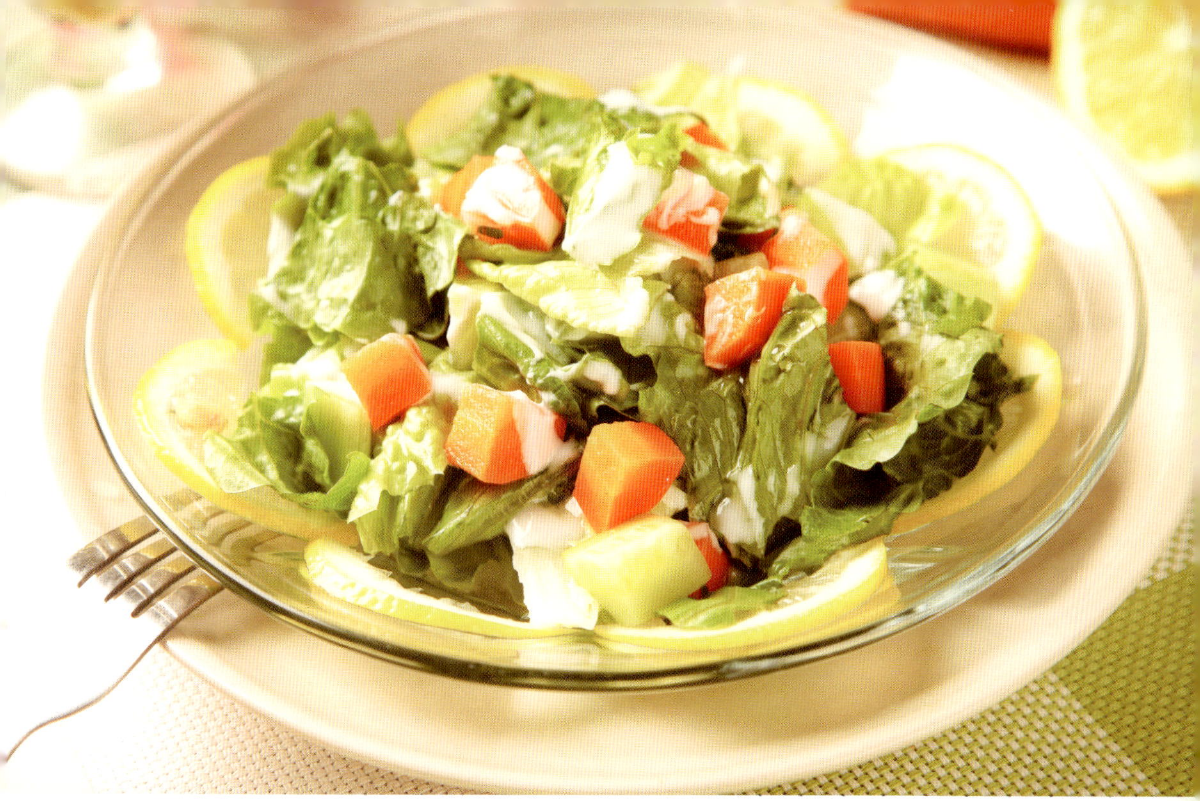

柠檬生菜沙拉

 原料 ● READY

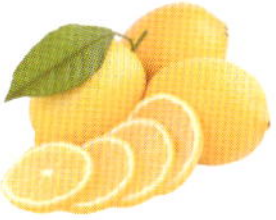

生菜60克，柠檬20克，黄瓜、胡萝卜、无糖酸奶各50克

调料
橄榄油适量

 做法 ● HOW TO MAKE

1. 择洗好的生菜用手撕成小段，放入碗中；胡萝卜、黄瓜去皮、切丁；柠檬切薄片。
2. 锅中注入适量的清水大火烧开，倒入胡萝卜丁，焯至断生后捞出，沥干水分待用。
3. 将黄瓜丁、胡萝卜丁倒入生菜碗中，加入适量橄榄油，搅拌匀。
4. 取一个盘子，摆上柠檬片，倒入拌好的食材，浇上酸奶即可。

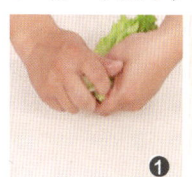 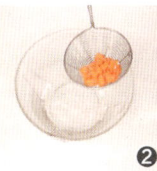 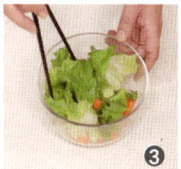 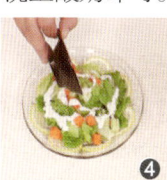

① ② ③ ④

专家解析 本品具有清热安神、通便润肠、增强免疫力等功效，"三高"患者食用可缓解失眠、身热、口渴、便秘等病症。

每日用量
100克左右

芹菜

富含维生素P

降"三高"功效

芹菜富含维生素P，可以增强血管壁的弹性、韧度和致密性，降低毛细血管通透性，对抗肾上腺素的升压作用，可降低血压、血脂；所含的丰富的膳食纤维，能防止餐后血糖上升过快，还能促进胃肠蠕动、预防便秘。

食疗作用

芹菜具有清热健胃、凉血止血、润肺止咳等功效。对于"三高"、水肿、小便不利、月经不调、血管硬化等病症有一定的食疗作用。

性味
性凉，味甘、辛。

归经
入肺、胃经。

营养成分
膳食纤维、维生素、胡萝卜素、蛋白质、糖类、烟酸、钾、钠、磷、钙、镁、铁、硒、锌、锰、铜等。

温馨提示
芹菜叶中含的胡萝卜素和维生素C比茎多，嫩叶不要扔掉；脾胃虚寒、肠滑不固、血压偏低者应慎食。

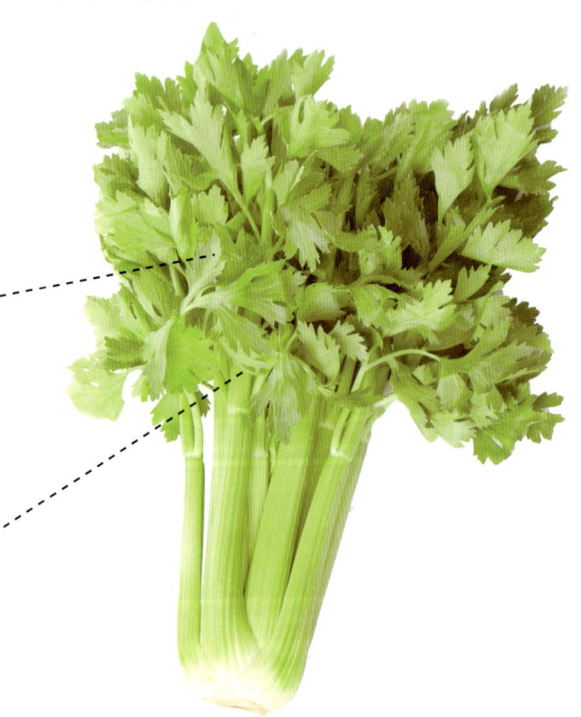

Collocation 有益搭配

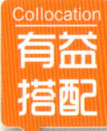 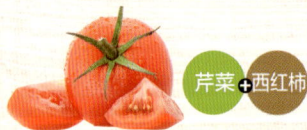 芹菜+西红柿

西红柿低热量、低脂肪，能有效降低血糖、血浆胆固醇浓度及血压，搭配芹菜食用，还能防治便秘。

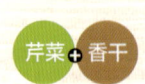 芹菜+香干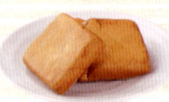

芹菜与香干搭配食用，具有清除胆固醇、降低血压的作用，可促进体内脂肪、糖类代谢，预防心脑血管疾病。

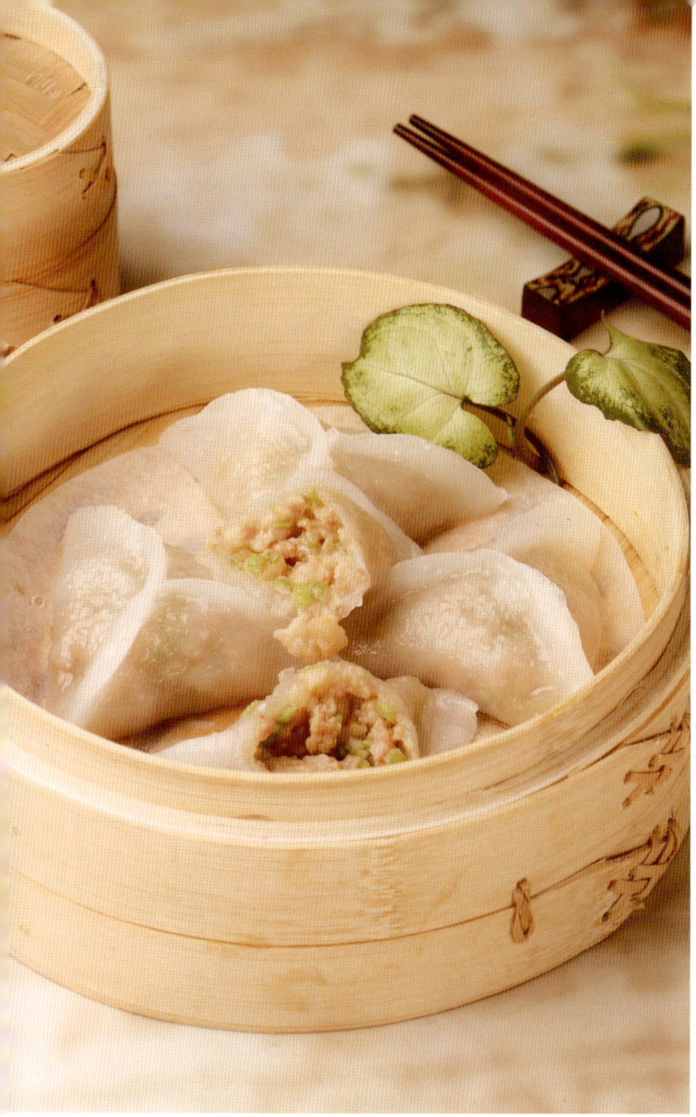

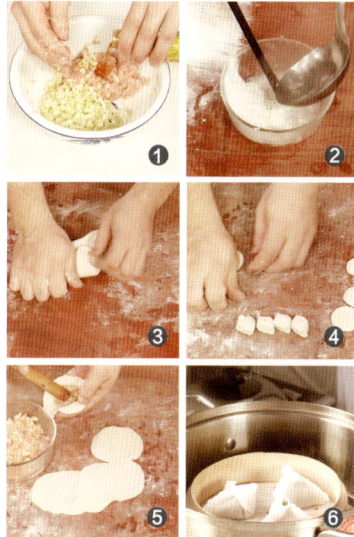

芹菜猪肉饺

原料 ● READY

高筋面粉50克，低筋面粉、瘦肉末各200克，芹菜粒100克

调料

盐5克，芝麻油适量

做法 ● HOW TO MAKE

1 取一大碗，放入瘦肉末、芹菜粒、盐、芝麻油，拌成肉馅。
2 将高筋面粉、低筋面粉倒在案板上拌匀，取50克混合面粉，加入开水，搅匀烫面。
3 将烫好的面放在案板上，混入面粉中，加入清水和面，把面粉揉搓成光滑的面团。
4 将面团搓成长条，切成大小相同的小剂子，把小剂子压扁，擀成薄厚均匀的饺子皮。
5 取适量肉馅，放入饺子皮中，收口捏紧，制成饺子生坯。
6 将饺子生坯放入蒸笼，放入蒸锅，加盖，大火蒸熟即可。

Analysis 专家解析

本品属于高纤维食物，能促进体内脂肪、糖类代谢，降低血液中的胆固醇、血压，还含有果胶，能缓解“三高”引起的便秘。

每日用量100克左右

黄瓜

"三高"患者理想蔬菜

降"三高"功效

黄瓜的含水量高、热量很低，含有的维生素P有保护心血管、降低血压的作用，丙醇二酸能抑制身体中的糖类物质转化成脂肪，对于高血压、高血脂以及合并肥胖症的糖尿病患者是一种理想的食疗良蔬。

食疗作用

黄瓜具有清热、解渴、利水、消肿、镇痛、促消化等功效。对于身热烦渴、咽喉肿痛、风热眼疾、湿热黄疸、小便不利等病症有一定的食疗作用。

性味
性凉，味甘。

归经
入肺、胃、大肠经。

营养成分
胡萝卜素、维生素、糖类、蛋白质、膳食纤维、钾、钙、磷、镁、钠、铁、硒等。

温馨提示
黄瓜尾部含有较多的苦味素，有抗癌作用，所以不宜把黄瓜尾部全部丢掉；脾胃虚弱、腹痛、腹泻、肺寒咳嗽者不宜常食。

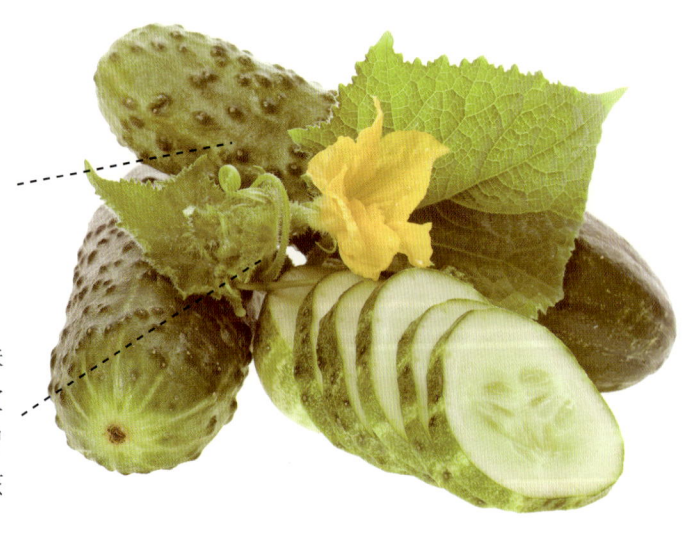

Collocation 有益搭配

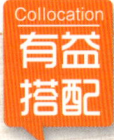 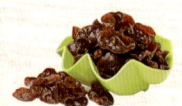 黄瓜+黑木耳

黑木耳是优质的高钾食物，还能调节血糖，搭配黄瓜食用，对"三高"患者有很好的食疗作用。

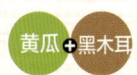 黄瓜+大蒜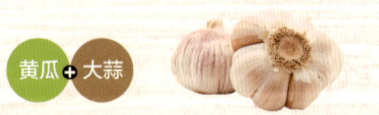

大蒜含有的大蒜素具有辅助降血糖的作用，蒜精可以降低血液中的三酰甘油，搭配黄瓜食用，疗效更佳。

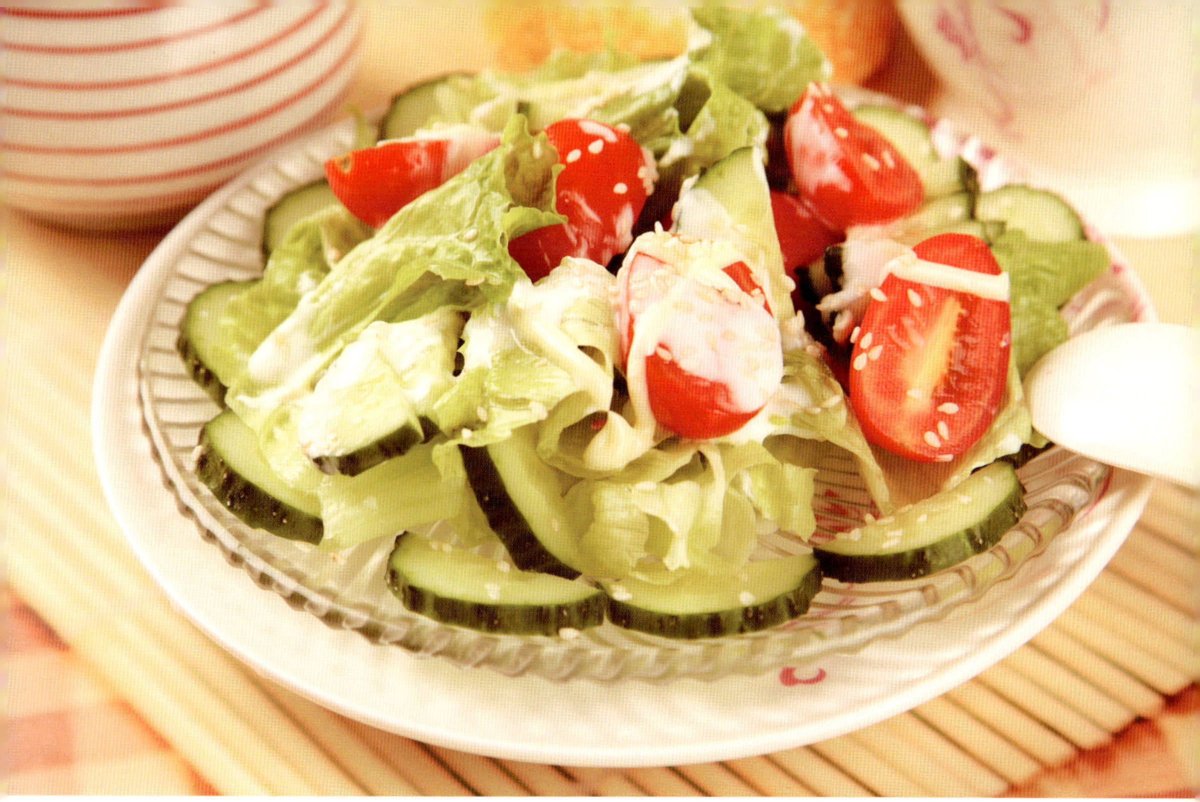

芝麻黄瓜沙拉

原料 ● READY

黄瓜60克，生菜、圣女果各40克，熟白芝麻10克，无糖酸奶15克

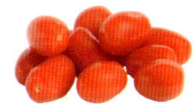

调料

咸沙拉酱少许

做法 ● HOW TO MAKE

1. 洗净的黄瓜对半切开，切成片；圣女果对半切开；生菜撕成小块，待用。
2. 把生菜装入碗中，加入黄瓜、圣女果、生菜，搅拌匀。
3. 取一个盘子，摆上黄瓜片，倒入拌好的食材。
4. 淋上备好的酸奶，挤上少许沙拉酱，撒上芝麻即可。

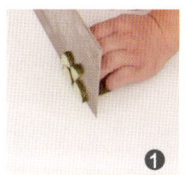 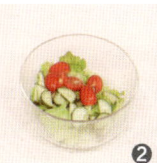 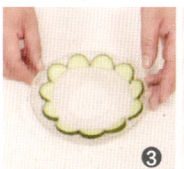 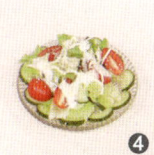

① ② ③ ④

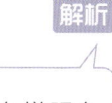

本品具有增强免疫力、润肠通便等功效，能防治"三高"及其引起的便秘，还能滋润皮肤、美容养颜。

每日用量 50克左右

洋葱
含有前列腺素A的蔬菜

降"三高"功效

洋葱是极少数含有前列腺素A的蔬菜，富含钾、钙等元素，能减少外周血管和心脏冠状动脉的阻力，降低血液黏稠度和血脂，促进钠盐的排泄，从而使血压下降，能在人体内生成有强力利尿作用的皮苦素，起到良好的降糖效果。

食疗作用

洋葱具有提神、散寒、健胃、发汗、祛痰、杀菌、降血压血糖、预防血栓、防癌抗衰老等功效。对于流行性感冒、高血压、高血脂、高血糖、便秘等病症有一定的食疗作用。

性味
性温，味甘、微辛。

归经
入肝、脾、胃经。

营养成分
蛋白质、膳食纤维、维生素C、镁、钙、锌、磷、硒等。

温馨提示
洋葱不可过量食用，因为它易产生挥发性气体，过量食用会产生胀气和排气过多，给人造成不快；皮肤瘙痒、眼疾、胃病、肺炎、热病患者不宜食用。

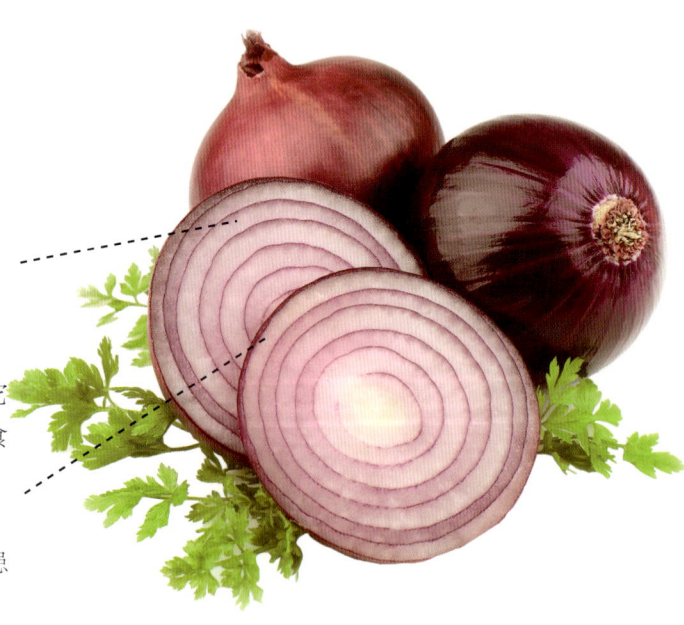

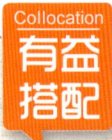
Collocation 有益搭配

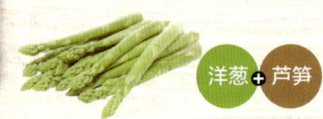
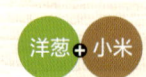 洋葱+芦笋
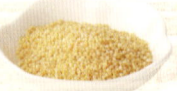 洋葱+小米

洋葱搭配芦笋食用，具有降糖、降压、降脂、滋阴利尿等功效，可防治"三高"，还能清热润肠、缓解便秘。

洋葱搭配小米食用，能抑制血管收缩，防治动脉硬化，有效降脂降压，对糖尿病患者的手、足神经有保护作用。

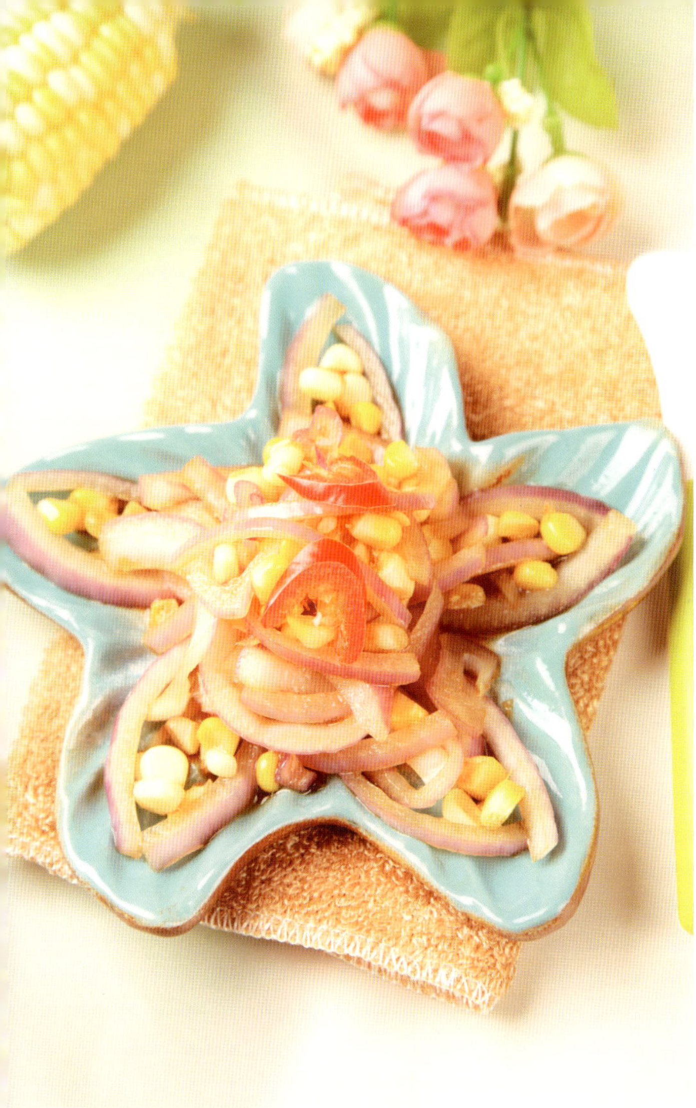

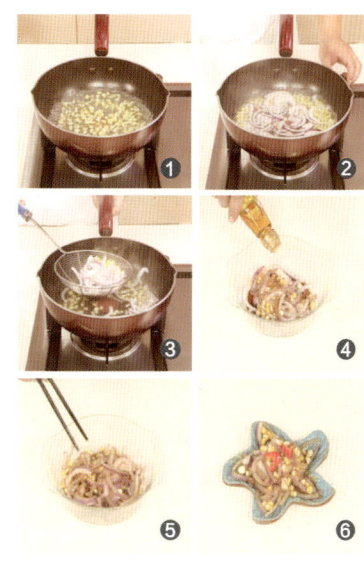

洋葱拌玉米

原料 ●READY

洋葱条90克,玉米粒75克

调料

盐2克,凉拌汁25毫升,芝麻油适量

做法 ●HOW TO MAKE

1. 锅中注入适量的清水,大火烧开,倒入洗净的玉米粒。
2. 略焯一会儿,放入洋葱条,搅拌均匀。
3. 再煮一小会儿,至食材断生后捞出,沥干水分,待用。
4. 取一大碗,倒入焯过水的食材,放入凉拌汁,加入盐,淋入适量芝麻油。
5. 快速搅拌一会儿,至食材均匀入味。
6. 将拌好的菜肴盛入盘中,摆好盘即成。

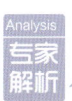
本品含有钙、磷、铁、维生素B₁、维生素C、胡萝卜素等成分,具有降低血脂、血压、血糖,预防癌症、抗感冒等作用。

每日用量 70克左右

花菜

类黄酮较多的食物之一

性味
性凉,味甘。

归经
入肝、肺经。

营养成分
蛋白质、膳食纤维、维生素C、胡萝卜素、镁、钙、铁、硒等。

温馨提示
先将花菜用沸水焯一下,可减少维生素C和抗癌化合物的损失;经常吃花菜且每次吃得很多,可能会使人患上皮炎、皮肤瘙痒等病症。

降"三高"功效

花菜是含有类黄酮较多的食物之一,可以阻止胆固醇氧化、防止血小板凝结成块;所含的丰富的矿物质铬,能有效调节血糖、降低糖尿病患者对胰岛素的需求量、防止餐后血糖上升过快;富含的膳食纤维,有利于脂肪代谢,能促进胃肠蠕动、预防"三高"引起的便秘。

食疗作用

花菜具有清热润肺、止咳、降脂、降压、降糖等功效。对于高血压、高血脂、糖尿病、支气管炎、肺炎、咳嗽痰多等病症有一定的食疗作用。

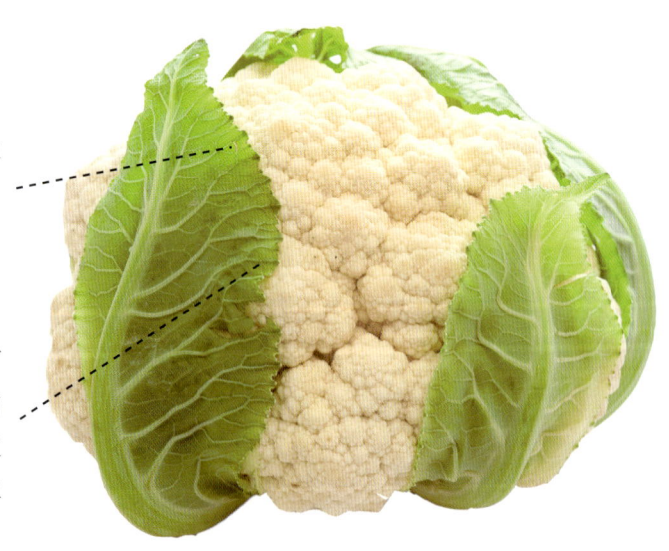

Collocation 有益搭配

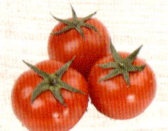 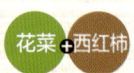 花菜+西红柿

花菜搭配西红柿食用,具有降血糖、降脂、降压、防癌抗癌的功效,可有效缓解"三高"引起的不适。

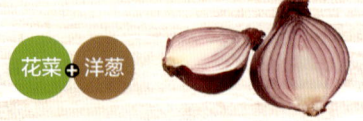 花菜+洋葱

洋葱含有前列腺素A,能降脂降糖、促进钠盐的排泄,从而使血压下降,搭配花菜食用,疗效更佳。

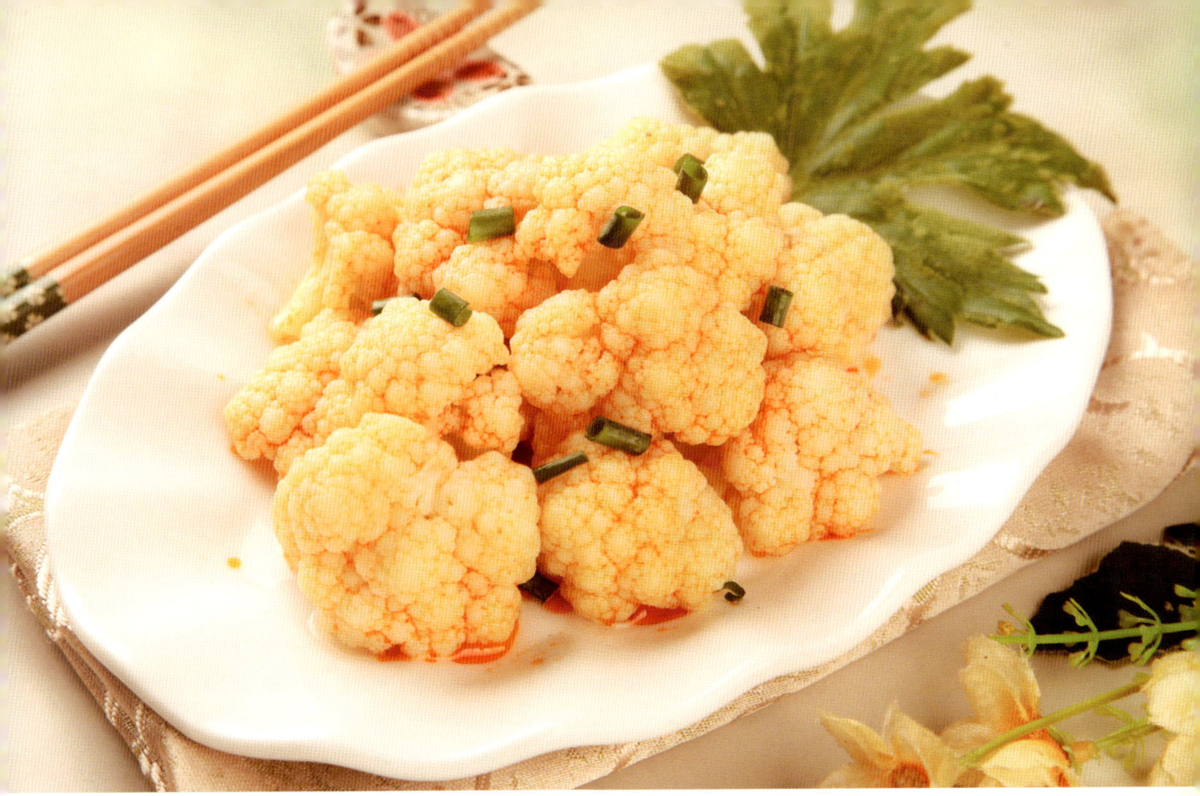

凉拌花菜

原料 ● READY

花菜300克，蒜末、葱花各少许

调料

盐2克，辣椒油适量

做法 ● HOW TO MAKE

1 锅中注入适量清水烧开，倒入处理好的花菜，焯约1分钟至其断生后捞出，装入碗中。

2 倒入适量清水，待其冷却后，倒出凉水。

3 加入蒜末、葱花，放入盐、辣椒油，用筷子拌匀。

4 倒入备好的盘中即可。

Analysis 专家解析

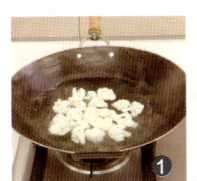

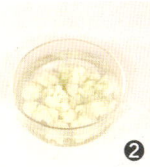

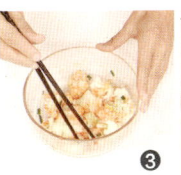

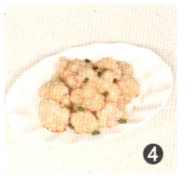

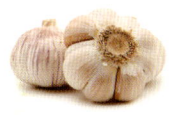

本品含有蛋白质、胡萝卜素、维生素C、钙、钾等营养成分，能降“三高”、减轻其引起的视神经损害，还能增强免疫力、补脾和胃。

每日用量 50克左右

冬瓜

高钾低钠，降"三高"

降"三高"功效

冬瓜热量极低，钾盐含量高，钠盐含量低，对于需要低钠食物的高血压、肾病、水肿等患者，尤为适合，含有的丙醇二酸能抑制糖类转化为脂肪，抑制人体内的脂肪堆积，具有减肥、降脂、降糖的功效。

食疗作用

冬瓜具有清热解毒、利水消肿、减肥美容等功效。对于高血压、高血脂、高血糖、慢性支气管炎、肠炎、肺炎等病症有一定的食疗作用。

性味
性凉，味甘。

归经
入肺、大肠、小肠、膀胱经。

营养成分
蛋白质、膳食纤维、维生素A、维生素C、胡萝卜素、镁、钙、硒等。

温馨提示
挑选时用手指掐一下，皮较硬、肉质密、种子成熟变成黄褐色的冬瓜口感较好；脾胃虚弱、肾脏虚寒、久病滑泄、阳虚肢冷者不宜常食。

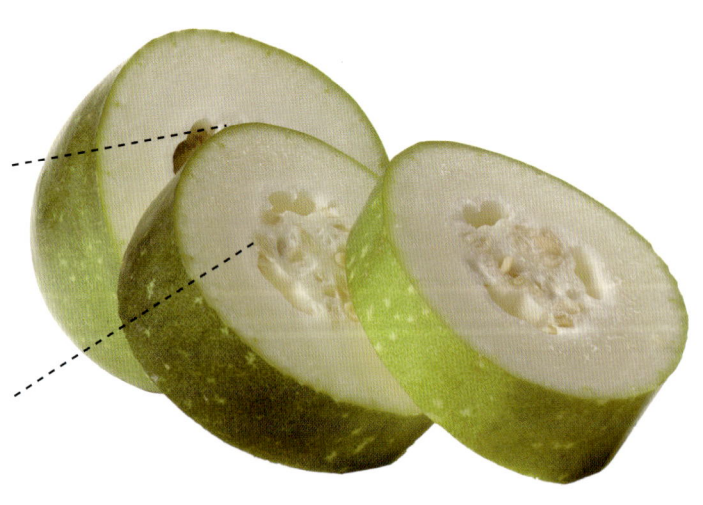

Collocation 有益搭配

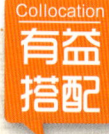

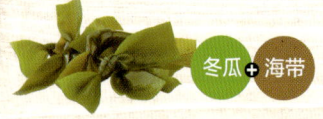 冬瓜+海带

海带能够保护胰岛细胞，降糖作用明显，还可降低血清总胆固醇含量、利尿降压，搭配冬瓜食用，效果更佳。

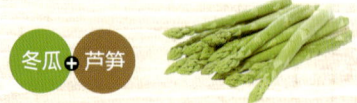 冬瓜+芦笋

冬瓜搭配芦笋食用，清热除烦、生津止渴作用强，可缓解"三高"及其引起的失眠、心烦、身热、便秘等病症。

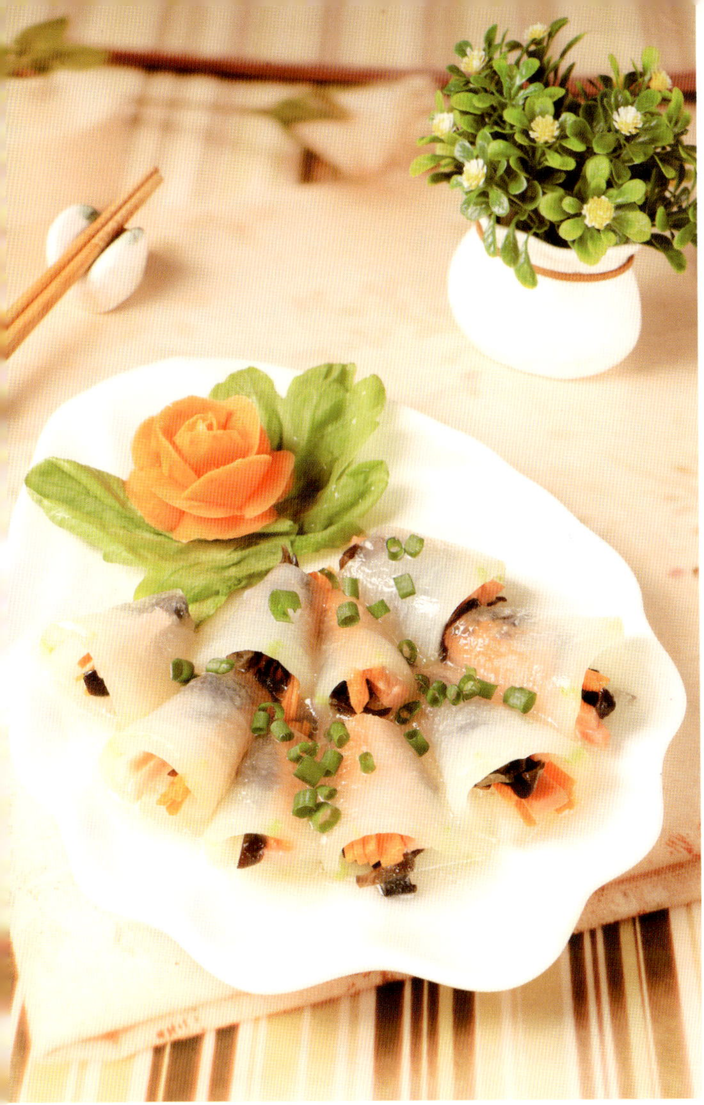

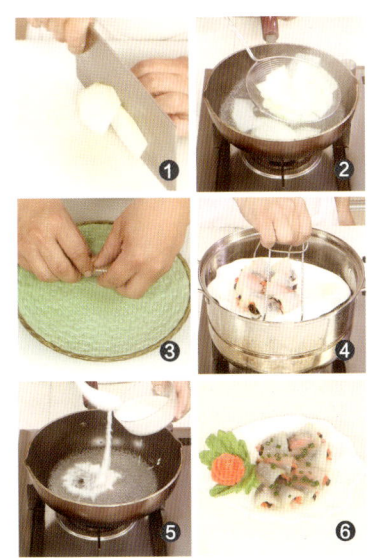

蒸冬瓜卷

原料 • READY

冬瓜400克，水发木耳90克，胡萝卜200克，葱花少许

调料

水淀粉4毫升，盐适量

做法 • HOW TO MAKE

1 将洗净的冬瓜去皮，切薄片；木耳、胡萝卜切丝。

2 锅中注入适量清水，大火烧开，倒入冬瓜片，焯至断生后捞出，沥干水分待用。

3 将木耳、胡萝卜放在冬瓜片上后卷起，定型制成冬瓜卷。

4 蒸锅烧开，放入冬瓜卷，大火蒸10分钟至熟后取出待用。

5 热水锅中加盐、水淀粉，拌匀制成酱汁。

6 将酱汁淋在冬瓜卷上，撒上葱花即可。

Analysis 专家解析

本品营养丰富，清热利尿功效强，可降低“三高”，缓解其引起的身热、口渴、水肿等病症。

每日用量 60克左右

莴笋

低脂肪，高纤维

降"三高"功效

莴笋的脂肪含量很低，含有大量的膳食纤维和维生素，能够促进肠胃蠕动、延缓肠道对脂肪和胆固醇的吸收。莴笋中所含钾离子是钠离子的数倍，这种高钾低钠的比例，有助于保持体内的水盐代谢平衡，具有强心、利尿、降血压的作用。莴笋还含有较丰富的烟酸，烟酸是胰岛素的激活剂，可降低血糖。

食疗作用

莴笋具有开通疏利、消积下气、利尿通乳、强壮人体、宽肠通便、防癌抗癌等功效。对于高血压、高血糖、高血脂、血管硬化、便秘等病症有一定的食疗作用。

性味
性凉，味甘、苦。

归经
入胃、膀胱经。

营养成分
蛋白质、膳食纤维、维生素C、胡萝卜素、镁、钙、磷、硒等。

温馨提示
莴笋应选茎粗大、肉质细嫩、多汁新鲜、无枯叶、无空心、中下部稍粗或成棒状、叶片不弯曲、无黄叶的；多动症儿童及痛风、腹泻者不宜常食。

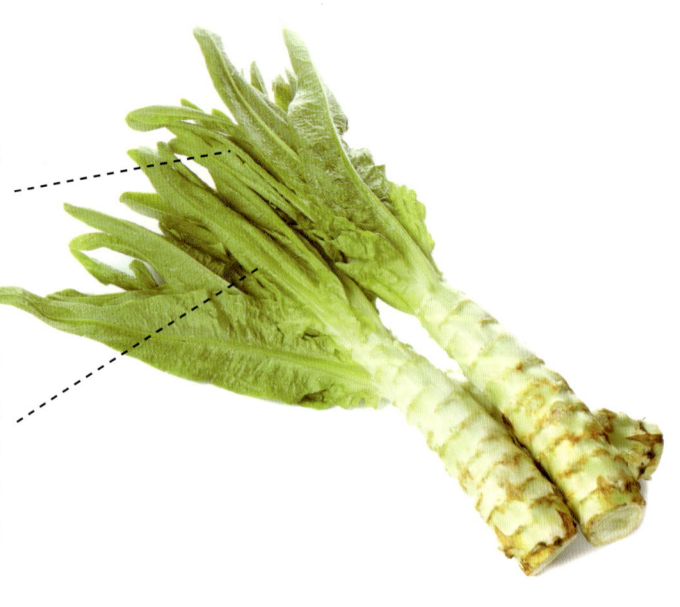

Collocation 有益搭配

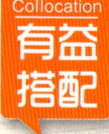 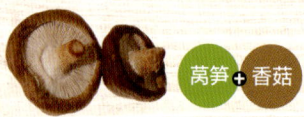

香菇是优质的高钾食物，可降"三高"、防癌抗癌，搭配莴笋食用，还可清热利尿、通便、缓解身热、便秘。

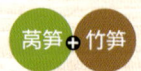 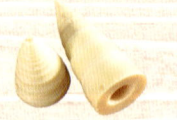

竹笋是高蛋白、低糖、低脂肪、多纤维的食物，莴笋搭配竹笋食用，可缓解"三高"及其引起的便秘、口渴。

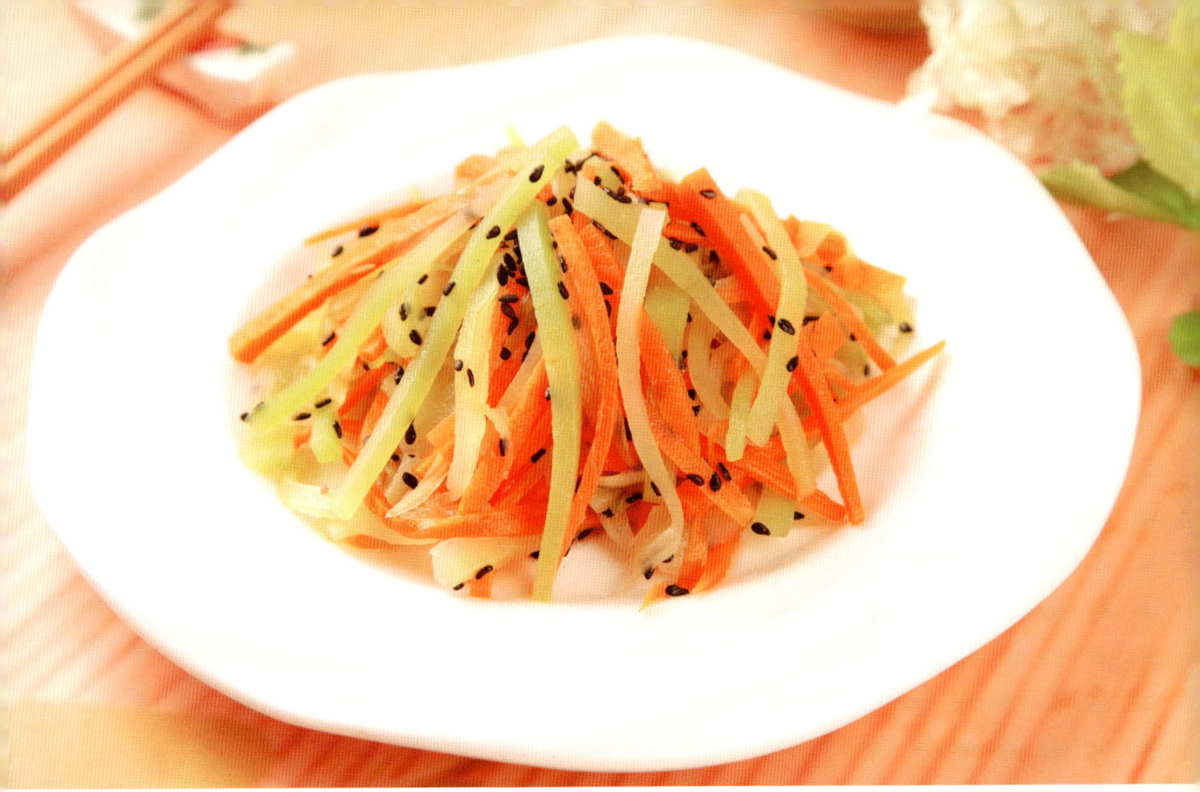

黑芝麻拌莴笋丝

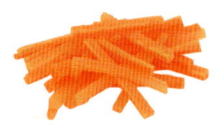

 原料 ● READY

去皮莴笋200克，去皮胡萝卜80克，黑芝麻25克

调料
盐2克，醋10毫升，芝麻油少许

 做法 ● HOW TO MAKE

1. 洗好的莴笋、胡萝卜切丝。
2. 锅中注入适量的清水，大火烧开，放入切好的莴笋丝和胡萝卜丝，焯至断生后捞出，装碗待用。
3. 加入部分黑芝麻，放入盐、醋、芝麻油，拌匀。
4. 将拌好的菜肴装在盘中，撒上剩余的黑芝麻点缀即可。

专家解析

本品含有蛋白质、维生素A、卵磷脂等营养成分，具有滋补肝肾、养血润燥、补血通便、美容护肤等功效。

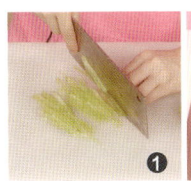 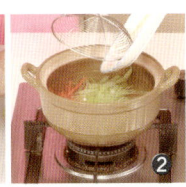 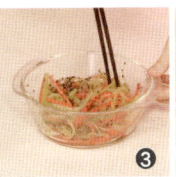 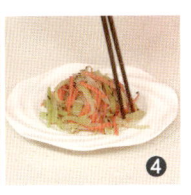

白萝卜

降压，促代谢

每日用量 60克左右

性味
性凉，味辛、甘。

归经
入肺、胃经。

营养成分
钾、钠、钙、磷、镁、硒、维生素、胡萝卜素、叶酸、糖类、膳食纤维、蛋白质等。

温馨提示
阴盛偏寒体质、脾胃虚寒、胃及十二指肠溃疡、慢性胃炎、先兆流产、子宫脱垂者不宜多食。

降"三高"功效

白萝卜含有丰富的钾元素，可促进体内钠盐代谢，常吃可软化血管、降低血脂、稳定血压；富含的香豆酸能够降低血糖、胆固醇，促进脂肪及糖类代谢，适合高血压性糖尿病、高血脂、肥胖症等患者食用。

食疗作用

白萝卜具有镇咳化痰、消食化积、降压调脂、杀菌抗癌、通便利尿、缓解头痛等功效。对"三高"、咳痰失音、吐血、消渴、痢疾、头痛、排尿不利等病症有一定的食疗作用。

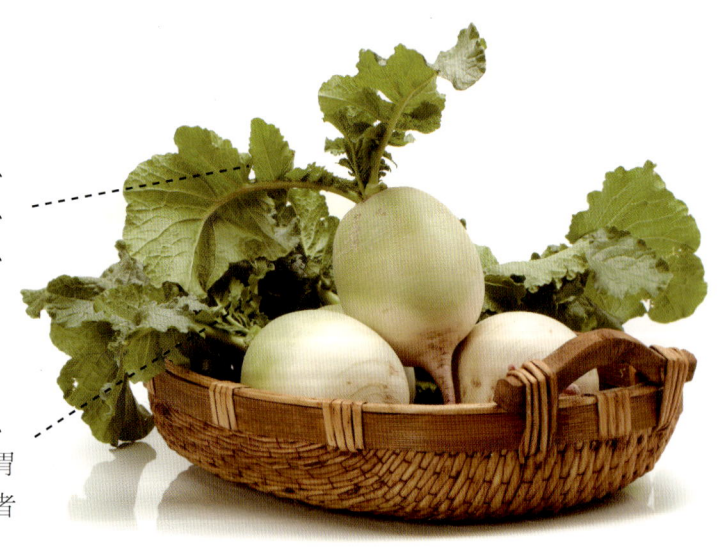

Collocation 有益搭配

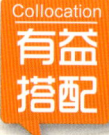 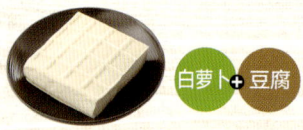

白萝卜+豆腐

白萝卜搭配豆腐食用，具有低脂肪、低热量的特点，可生津止渴、增加饱腹感、预防便秘，对"三高"患者有益。

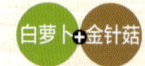 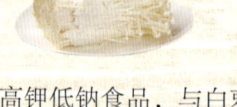

白萝卜+金针菇

金针菇是高钾低钠食品，与白萝卜同食，可防治高血压，丰富的膳食纤维可促进人体脂肪及糖类的代谢。

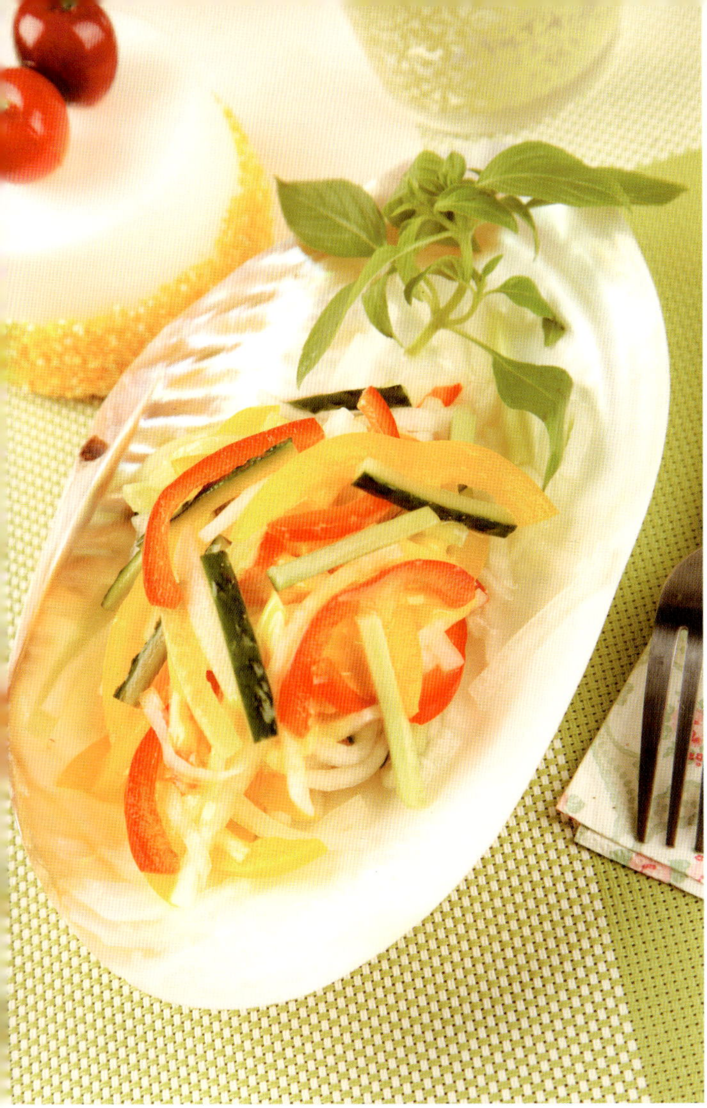

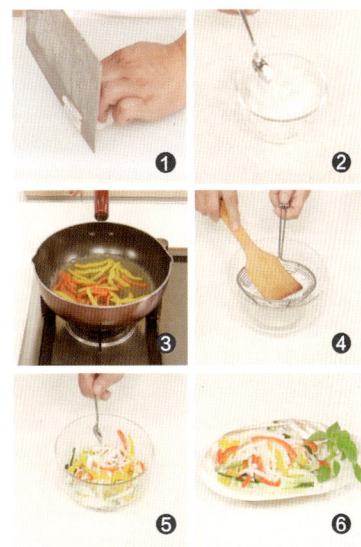

白萝卜甜椒沙拉

原料 ● READY

白萝卜80克，黄瓜40克，彩椒60克

调料

盐2克，橄榄油适量

做法 ● HOW TO MAKE

1 将洗净的白萝卜、黄瓜切成丝；彩椒去籽，切成丝，待用。

2 将白萝卜丝装入碗中，加入1克盐，腌渍10分钟。

3 锅中注入适量清水，大火烧开，倒入彩椒丝，焯一会儿后捞出，放入凉水中过凉，沥干水分，备用。

4 将萝卜丝压去多余水分，装入碗中。

5 放入黄瓜丝、彩椒丝，搅匀，加入1克盐、橄榄油，拌匀。

6 将拌好的食材装入盘中即可。

Analysis 专家解析

本品富含维生素A、叶酸、钾等营养成分，具有健胃消食、利尿消肿、增强免疫力等功效，能促进体内钠盐、脂肪、糖类代谢。

每日用量
100克左右

丝瓜

清暑，解毒，活气血

降"三高"功效

丝瓜含皂苷类物质，能把肠内的胆固醇结合成不易吸收的混合物，排出体外，从而降低胆固醇；丝瓜还能扩张血管、营养心脏，有利于降压；丝瓜中所含的瓜氨酸是一种α-氨基酸，可平衡正常的血糖水平、提高免疫系统功能、维护关节运动。

食疗作用

丝瓜具有清暑凉血、解毒通便、祛风化痰、通经活血、通乳散结等功效。对于热病烦渴、咳嗽、痔疮、崩漏、带下、血淋、疮痈、妇女乳汁不下等病症有一定的食疗作用。

性味
性凉，味甘。

归经
入肝、胃经。

营养成分
蛋白质、膳食纤维、维生素、胡萝卜素、镁、钙、锌、硒等。

温馨提示
一般来说，很硬的丝瓜就会苦，丝瓜过熟不能食用，保存丝瓜可放阴凉通风处或放入冰箱冷藏；体虚内寒、腹泻者不宜多食。

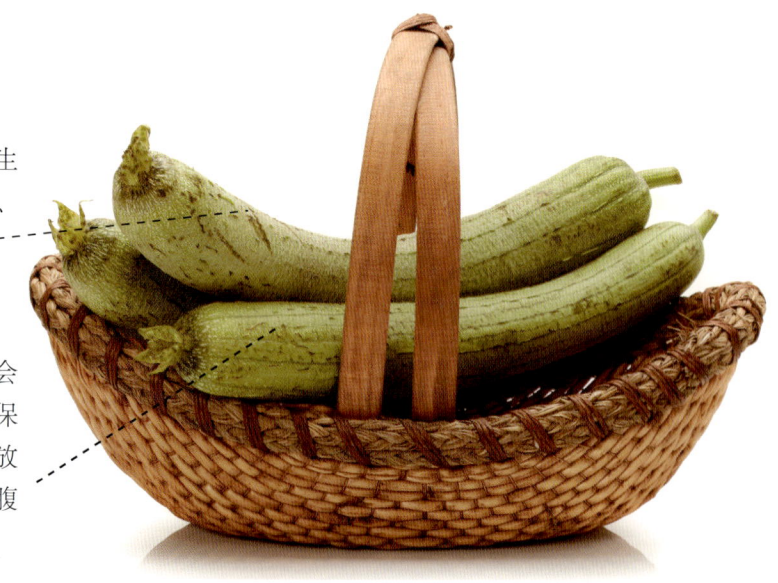

Collocation 有益搭配

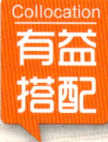 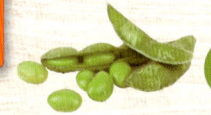

丝瓜搭配毛豆食用，可降低胆固醇、增强免疫力、降脂降压、平衡人体血糖水平，对"三高"患者大有裨益。

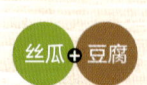 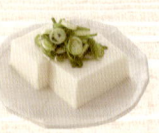

丝瓜搭配豆腐食用，热量低、脂肪低，有清热生津的作用，可有效缓解"三高"及其引起的便秘、口干。

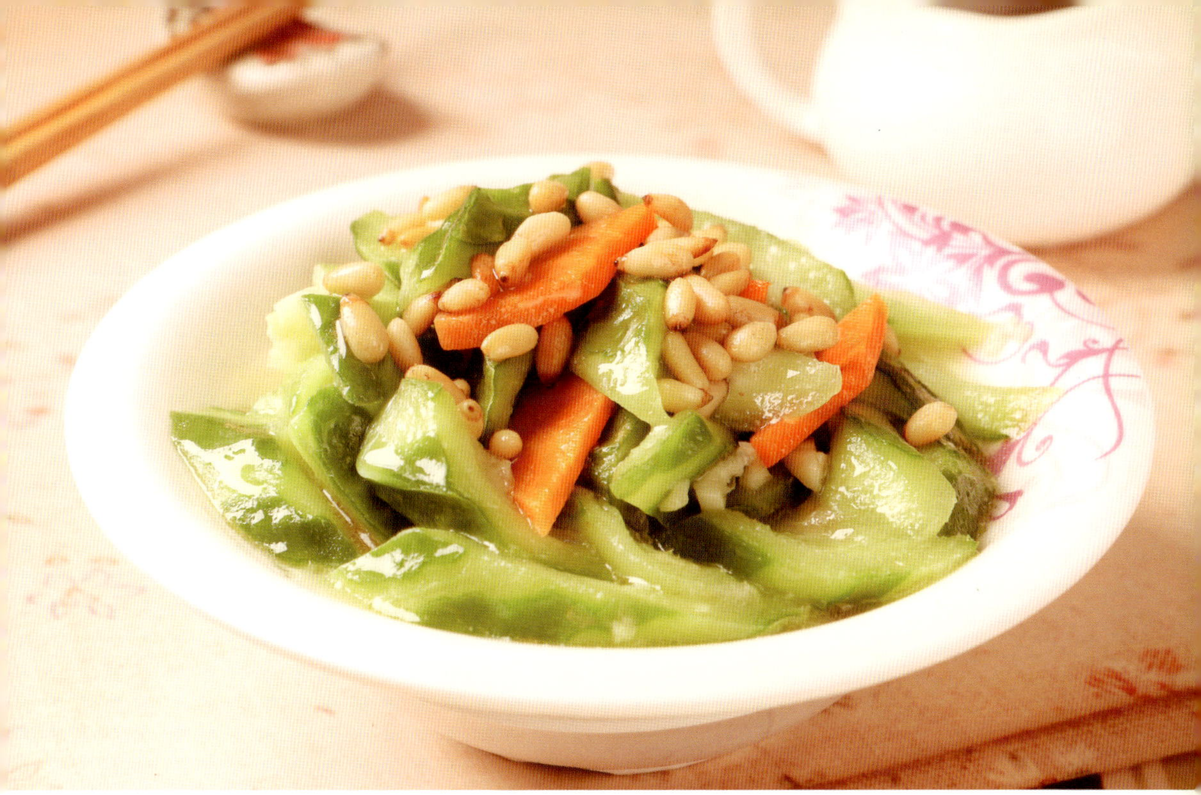

松仁丝瓜

原料 ● READY

丝瓜块90克，松仁20克，胡萝卜片30克，姜末、蒜末各少许

调料

盐3克，水淀粉10毫升，食用油5毫升

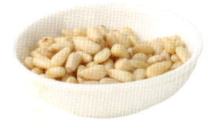

做法 ● HOW TO MAKE

1 砂锅中注入适量清水烧开，加入食用油，倒入洗净的胡萝卜片、丝瓜块，焯至断生捞出，沥干水分，备用。
2 用油起锅，倒入松仁，滑油翻炒片刻后捞出，沥干油，待用。
3 锅底留油，放入姜末、蒜末，倒入胡萝卜片、丝瓜块，炒匀。
4 加入盐，翻炒片刻至入味，倒入水淀粉，炒匀后盛入盘中，撒上松仁即可。

Analysis
专家解析

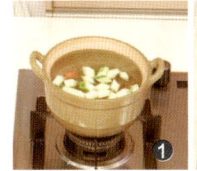

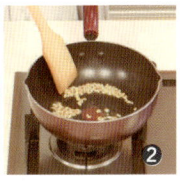

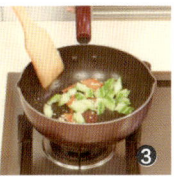

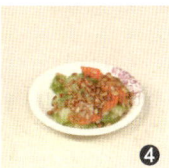

本品蛋白质、脂肪、膳食纤维含量丰富，具有清热除烦、生津止渴、润肠等功效，尤其适合"三高"伴便秘、口渴、心烦患者食用。

每日用量
50克左右

胡萝卜

改善循环，护视力

性味
性平，味甘、辛。

归经
入心、肺、脾、胃经。

营养成分
蛋白质、膳食纤维、维生素A、维生素C、胡萝卜素、镁、钙、硒等。

温馨提示
由于胡萝卜素和维生素A是脂溶性物质，所以胡萝卜应当用油炒熟或和肉类一起炖煮后再食用，以利于吸收；脾胃虚寒者不宜食用。

降"三高"功效

胡萝卜中的胡萝卜素含有琥珀酸钾盐等成分，能降低血压；其中富含的槲皮素、山萘酚能有效改善微血管循环，降低血脂，增加冠状动脉流量，有降压、强心、降血糖等作用。胡萝卜经人体吸收后可转化为维生素A，维生素A是构成视网膜的感光物质，因此胡萝卜适合糖尿病合并视网膜疾病的患者食用。

食疗作用

胡萝卜具有健脾和胃、补肝明目、下气止咳、清热解毒等功效。对于小儿营养不良、水痘、胃痛、便秘、高血压、高血脂、夜盲症、糖尿病等病症有一定的食疗作用。

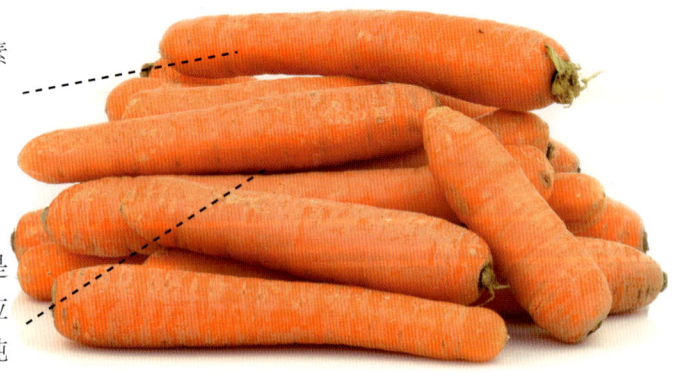

有益搭配 Collocation

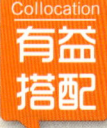 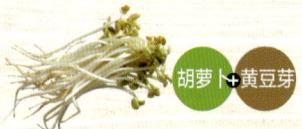 　　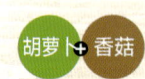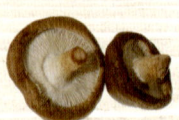

胡萝卜搭配黄豆芽食用，具有降糖降压、排毒瘦身、利尿通淋的功效，还可有效地疏通血管、降低血脂。

香菇能保护血管、预防便秘，胡萝卜能够降低胆固醇、保护视力，二者搭配，适合"三高"患者食用。

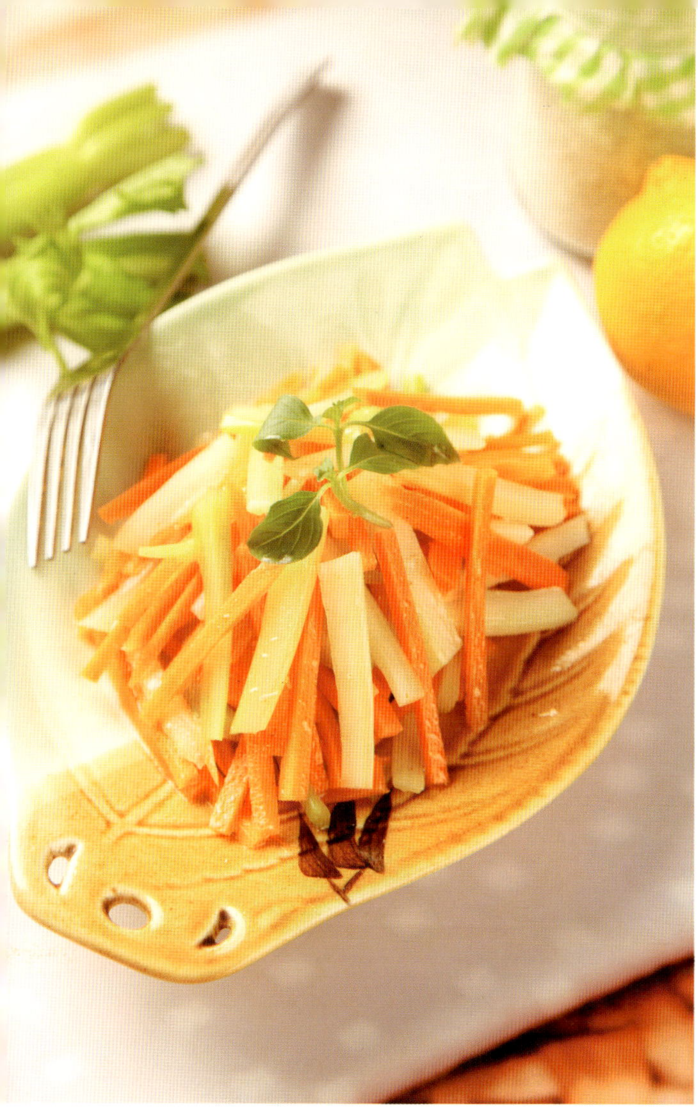

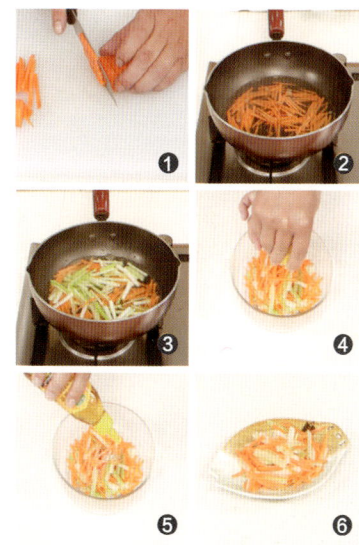

胡萝卜西芹沙拉

原料 ● READY

胡萝卜80克，西芹70克，柠檬20克

调料
白醋5毫升，胡椒粉少许，橄榄油适量

做法 ● HOW TO MAKE

1. 洗净去皮的胡萝卜切片，再切丝；西芹切段。
2. 锅中注入适量的清水，大火烧开，倒入胡萝卜丝，焯片刻。
3. 再倒入西芹段，搅匀，焯至断生后捞出，放入凉水中冷却后捞出，待用。
4. 取一个碗，将食材装入，挤上柠檬汁。
5. 加入白醋、胡椒粉、橄榄油，搅拌均匀。
6. 将拌好的食材装入盘中即可食用。

本品膳食纤维丰富，具有生津止渴、排毒瘦身、增强免疫力、润肠通便等功效，"三高"患者食用，可降脂降压、缓解便秘、改善视力。

每日用量 50克左右

芦笋

调节血液浓度

降"三高"功效

芦笋中的铬元素能够调节血液中脂肪与糖分的浓度、促进循环与代谢,从而防止脂肪与糖分在体内的堆积、降低血压;所含的丰富的胡萝卜素、维生素、膳食纤维等,都能够防治"三高"以及其带来的脏腑损害。

食疗作用

芦笋具有暖胃、宽肠、润肺、止咳、利尿等功效。对于高血压、高血脂、血管硬化、心脏病、糖尿病、膀胱炎、急慢性肝炎、肝硬化等病症有一定的食疗作用。

性味
性凉,味苦、甘。

归经
入肺经。

营养成分
蛋白质、膳食纤维、叶酸、维生素C、镁、钙、铁、锌、硒、铬等。

温馨提示
芦笋中的叶酸很容易被破坏,所以如果想通过使用芦笋补充叶酸的人,应该避免高温烹煮,最好用微波炉小功率热熟;痛风患者忌食。

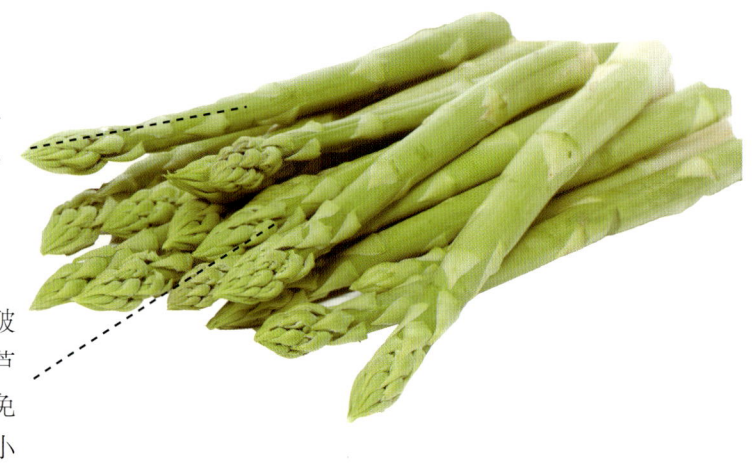

Collocation 有益搭配

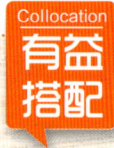 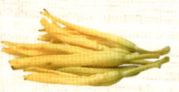

黄花菜能清除动脉内的沉积物,预防多种心脑血管疾病,搭配芦笋食用,可清热、生津、除烦、降低"三高"。

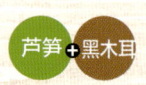 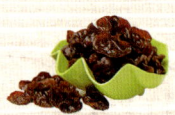

黑木耳是优质的高钾食物,可降压降脂、促消化,能调节血糖,搭配芦笋食用,可缓解"三高"及其引起的便秘。

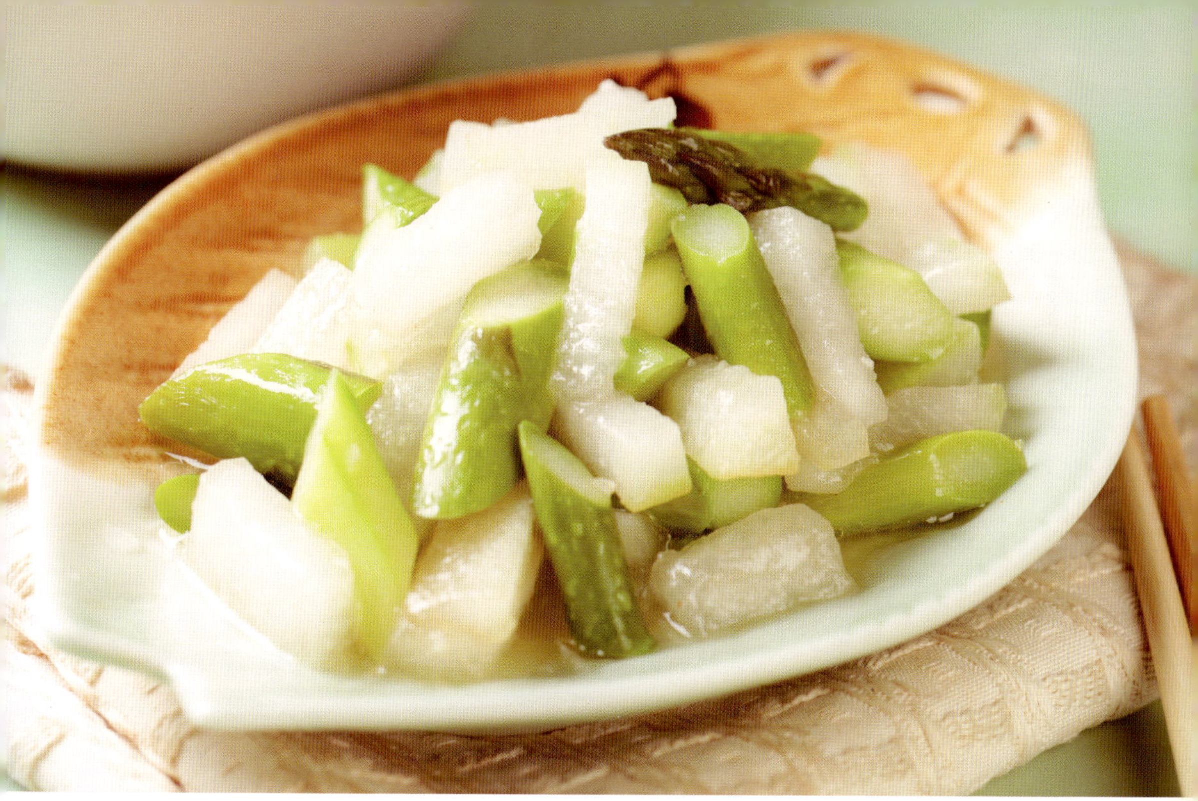

芦笋烧冬瓜

原料 ● READY

冬瓜230克，芦笋130克，蒜末少许

调料

盐1克，芝麻油、食用油各适量

做法 ● HOW TO MAKE

1 洗净的芦笋斜刀切段；洗好去皮的冬瓜切开，去瓤，切成小块。

2 锅中注入适量清水烧开，加入少许食用油，倒入冬瓜块、芦笋段，焯至食材断生后捞出，沥干水分，待用。

3 用油起锅，放入蒜末，爆香，倒入焯过水的食材，加入盐、清水，炒匀，用大火煮约半分钟，至食材熟软。

4 淋入芝麻油，拌炒至食材入味后盛出即可。

Analysis 专家解析

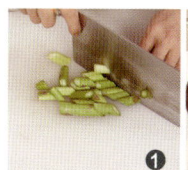

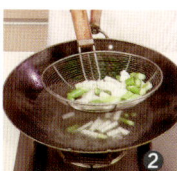

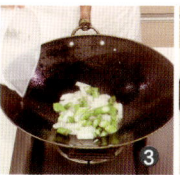

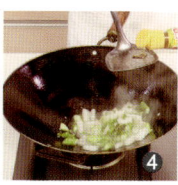

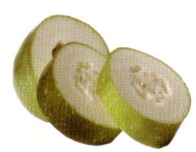

本品营养丰富、口味清淡，具有清热生津、利水除烦等功效，“三高”患者食用，可有效缓解目赤肿痛、便秘等病症。

西红柿

低热量的『三高』良蔬

每日用量100克左右

性味
性凉,味甘、酸。

归经
入肺、肝、胃经。

营养成分
膳食纤维、胡萝卜素、维生素、钾、磷、钙、镁、钠、叶酸、蛋白质、烟酸等。

温馨提示
青色的西红柿含有大量的有毒番茄碱,食用后会出现恶心、呕吐、全身乏力等中毒症状,对身体有害;急性肠炎、细菌性痢疾患者及溃疡活动期病人不宜食用。

降"三高"功效

西红柿中的番茄红素具有类似胡萝卜素的强力抗氧化作用,可清除自由基、防止低密度脂蛋白受到氧化,还能降低血浆胆固醇浓度,从而有效降脂降压;富含的番茄碱、谷胱甘肽、红浆果素、葫芦巴碱等成分,能有效降低血糖,而且西红柿所含的脂肪、糖分、热量都很低,适合"三高"患者食用。

食疗作用

西红柿具有降压、止血、利尿、清热解毒、生津止渴、养阴凉血、健胃消食等功效。对于烦热口渴、食欲不振、胃热口苦、牙龈出血、"三高"、冠心病等病症有一定的食疗作用。

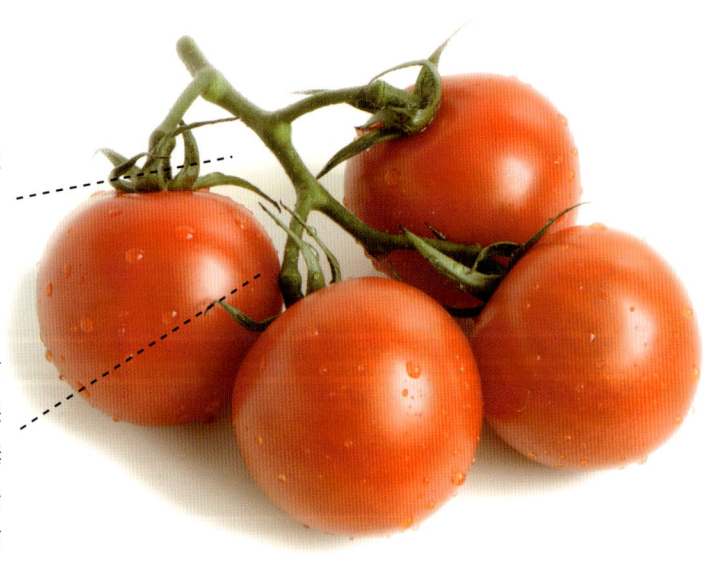

Collocation 有益搭配

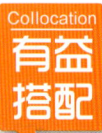 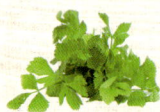 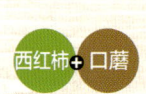 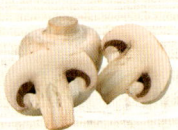

芹菜可以增强血管壁的弹性、致密性,丰富的膳食纤维能防止餐后血糖上升过快,搭配西红柿同食,效果更佳。

西红柿和口蘑均有降低血液中胆固醇、软化血管的功效,能降脂降压,还能促进糖类代谢、清热生津。

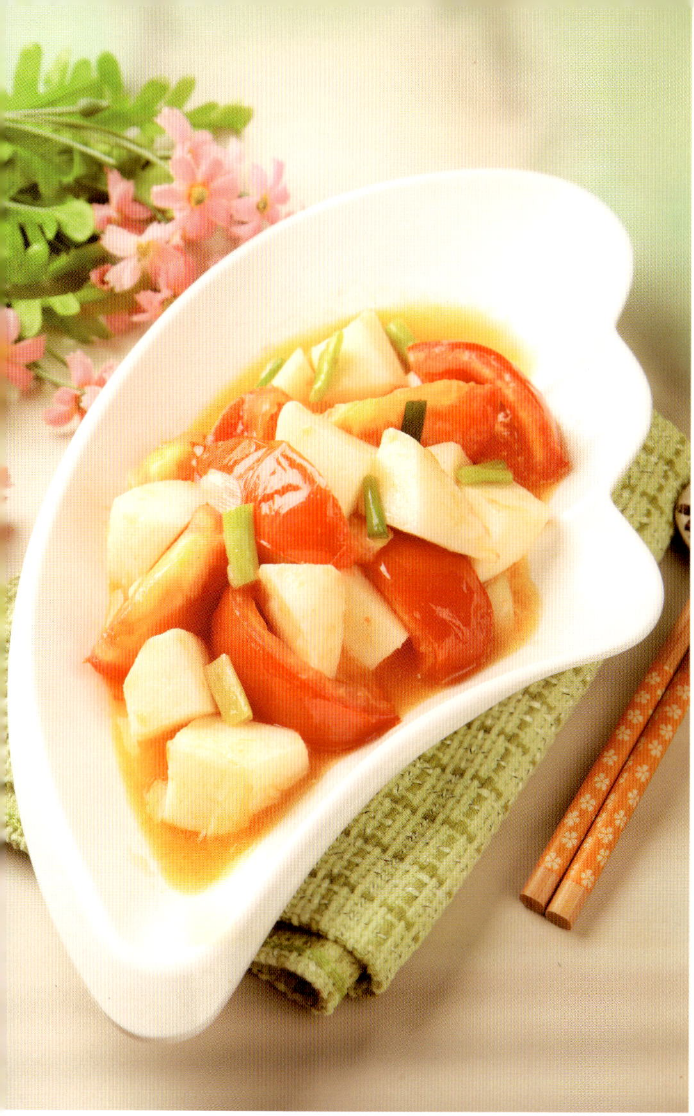

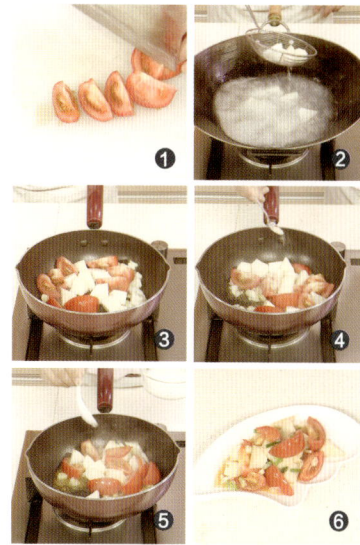

西红柿炒山药

原料 ● READY

西红柿150克，去皮山药200克，大葱10克，大蒜、葱段各5克

调料

盐2克，水淀粉、食用油各适量

做法 ● HOW TO MAKE

1 洗净的西红柿切成小瓣；山药切块；处理好的大蒜切片；大葱切段。

2 锅中注入适量清水烧开，加入1克盐、食用油，倒入山药，焯片刻至断生后捞出，装盘备用。

3 用油起锅，倒入大蒜、大葱、西红柿、山药，炒匀。

4 加入1克盐，炒匀。

5 倒入水淀粉，炒匀，加入葱段，翻炒约2分钟至熟。

6 关火，将炒好的菜肴盛出，装入盘中即可。

Analysis 专家解析

本品富含有机酸，能促进胃肠蠕动，有助脂肪、糖类代谢，还能降低血压、缓解便秘。山药虽好，但是含淀粉较多，糖尿病患者应适量食用。

每日用量 20克左右

银耳
保护血管，调血糖

降"三高"功效

银耳富含维生素D，能防止钙的流失，对防治高血压大有益处；所含的大量的膳食纤维，可以刺激胃肠蠕动、帮助胆固醇排出体外、有效地延缓血糖上升；含有的多糖体可抑制血小板聚集、预防血栓、保护血管、避免胆固醇附着。

食疗作用

银耳具有强精补肾、润肠益胃、补气和血、强心、壮身、补脑提神、嫩肤、延年益寿等功效。对于肺热咳嗽、肺燥干咳、月经不调、胃炎、大便秘结等病症有一定的食疗作用。

性味
性平，味甘。

归经
入肺、胃、肾经。

营养成分
蛋白质、膳食纤维、镁、钙、铁、锌、磷、硒等。

温馨提示
一般人群皆可食用，尤其适合虚劳咳嗽、肺痈、肺结核、痰中带血、心悸失眠、盗汗、遗精、阴虚火旺者食用；便清泄泻及平素体弱者不宜常食。

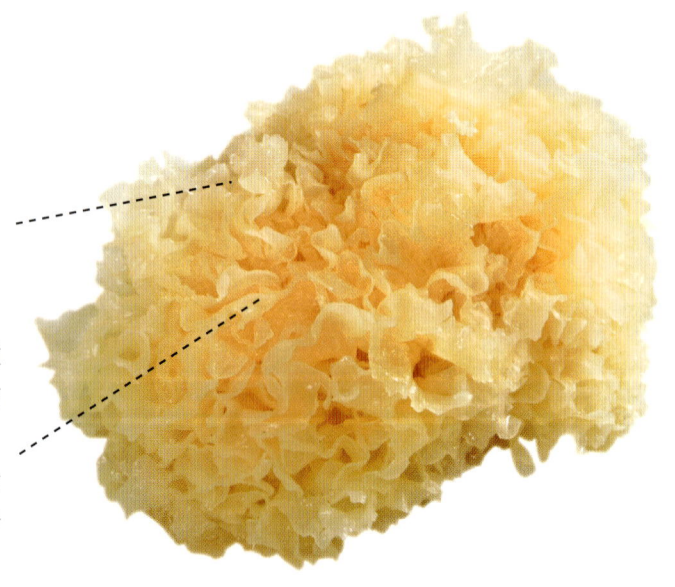

Collocation 有益搭配

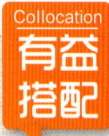 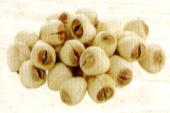

莲子可益气补虚、养心安神，搭配可滋阴润肺的银耳同食，可降低血压、血脂，对消渴属上消的患者大有裨益。

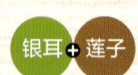 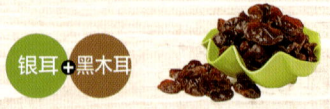

银耳可滋阴润燥，还能降压降脂，黑木耳可益气补虚、软化血管，两者搭配同食，对"三高"患者有益。

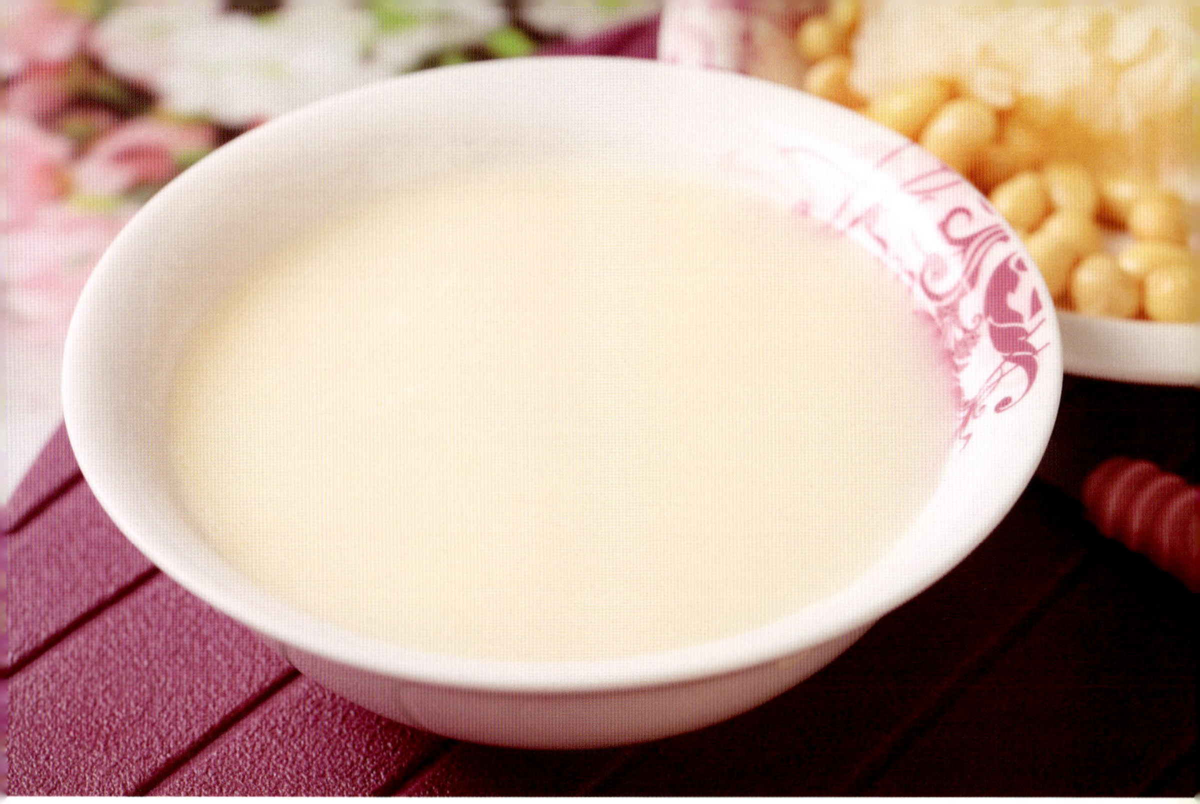

银耳豆浆

原料 ● READY

水发银耳55克，水发黄豆50克

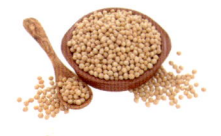

做法 ● HOW TO MAKE

1 将已浸泡8小时的黄豆倒入碗中，加入适量清水，用手搓洗干净后倒入滤网，沥干水分。

2 碗中放入少许清水，将银耳撕成小块，清除杂质。

3 把洗好的黄豆、银耳倒入豆浆机中，注入适量清水，至水位线即可。

4 盖上豆浆机机头，选择“五谷”程序，再选择“开始”键，15分钟后用滤网滤取豆浆，用汤匙撇去浮沫即可。

Analysis
专家解析

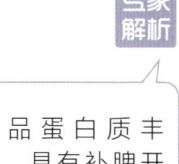

本品蛋白质丰富，具有补脾开胃、益气清肠、健胃、润燥等功效，适合“三高”伴便秘、口渴者食用。

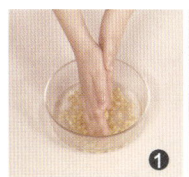

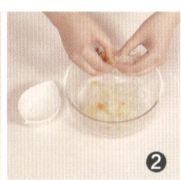

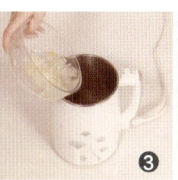

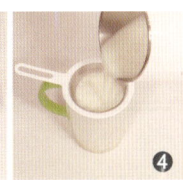

每日用量 15克左右

黑木耳

均衡营养,降『三高』

降"三高"功效

黑木耳含丰富的钾,是优质的高钾食物,可有效降低血压;富含的卵磷脂可使体内脂肪呈液质状态,有利于脂肪在体内完全消耗,防止胆固醇在体内沉积,降低血脂。此外,黑木耳中所含的多糖成分具有调节血糖、降低血糖的功效。

食疗作用

黑木耳具有滋润强壮、润肺补脑、轻身强志、补血活血、镇静止痛等功效。对于"三高"、气虚或血热所致的腹泻、崩漏、尿血、齿龈疼痛、脱肛等有一定的食疗作用。

性味
性平,味甘。

归经
入肺、胃、肝经。

营养成分
蛋白质、膳食纤维、维生素E、镁、钙、铁、锌、硒等。

温馨提示
如果黑木耳的颜色呈棕黑或褐色、体质沉重、身湿肉薄、朵形碎小、吸水膨胀性小,说明是劣质黑木耳;有出血性疾病、腹泻者应不食或少食,孕妇不宜多食。

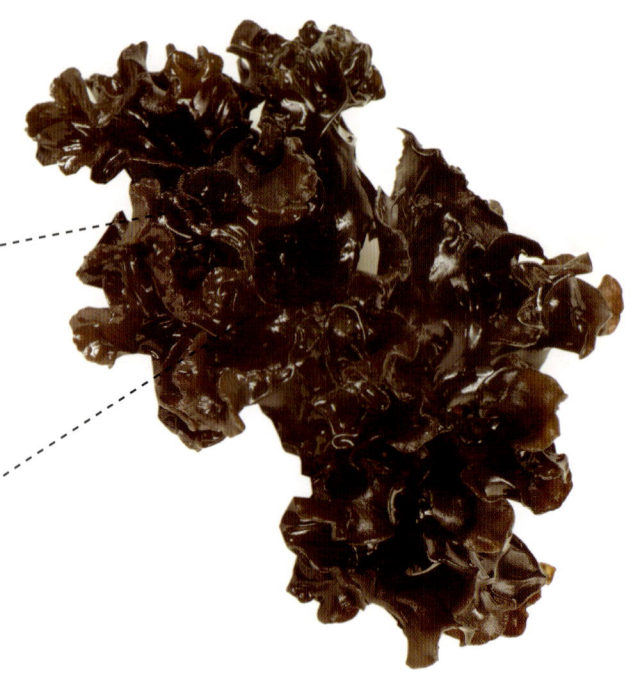

Collocation 有益搭配

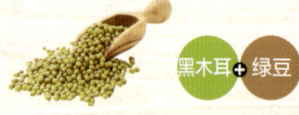
黑木耳 + 绿豆

黑木耳与绿豆均是典型的高钾食品,可以软化血管,降低血压、血糖,使已升高的血脂迅速下降。

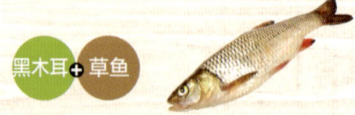
黑木耳 + 草鱼

草鱼含有丰富的不饱和脂肪酸,能加速血液循环,搭配黑木耳食用,可利尿、保护心脑血管、防治"三高"。

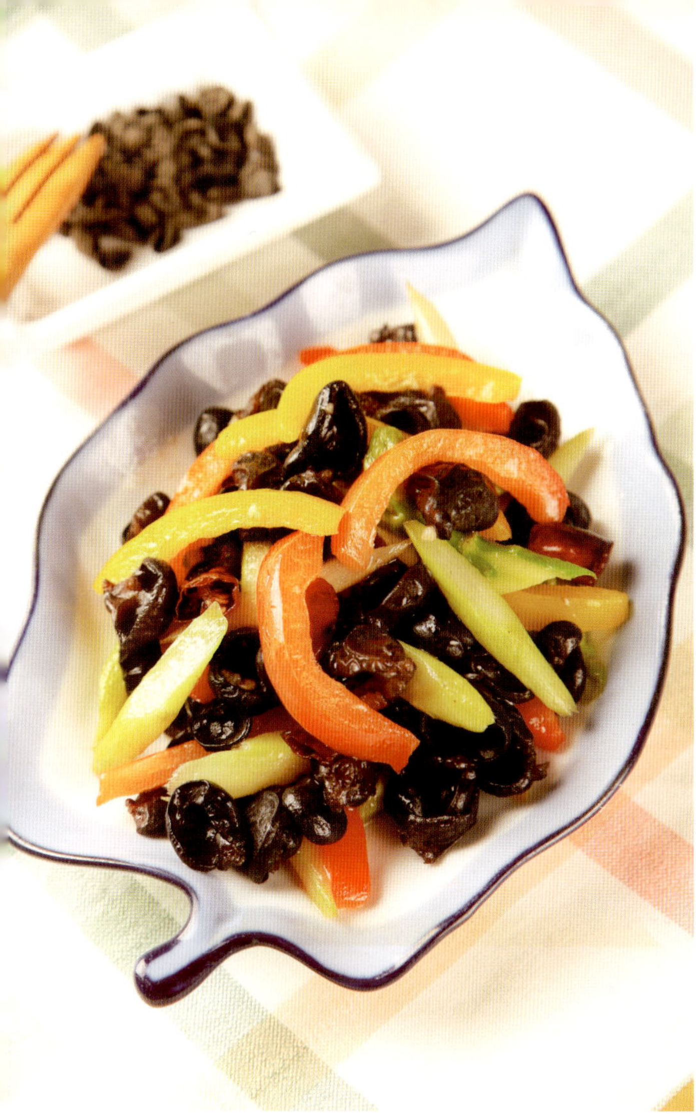

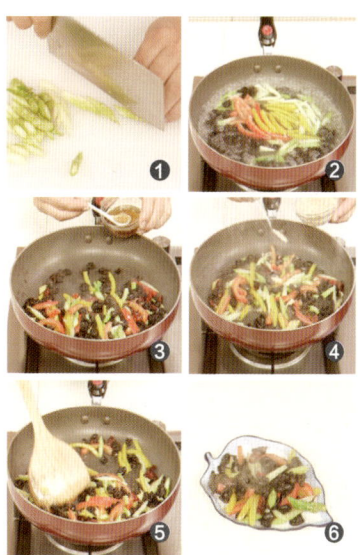

黑木耳彩椒炒芦笋

原料 • READY

水发黑木耳110克，去皮芦笋75克，彩椒50克，姜片、蒜末各少许

调料

盐2克，料酒5毫升，水淀粉、食用油各适量

做法 • HOW TO MAKE

1 洗净的芦笋切段；彩椒切粗条，备用。

2 锅中注入适量的清水烧开，倒入洗净的黑木耳、芦笋段、彩椒条，焯片刻后捞出，沥干水分，装盘待用。

3 用油起锅，放入姜片、蒜末，爆香，倒入焯好的食材，淋入料酒，炒匀。

4 注入适量清水，加入盐、水淀粉，炒匀。

5 继续翻炒约3分钟至熟。

6 关火后盛出炒好的菜肴，装入盘中即可。

Analysis 专家解析

本品营养丰富，具有清热生津、增强免疫力的功效，能缓解“三高”及其引起的口渴、便秘、身热、心烦等病症，还能促进大脑发育。

每日用量
4~8朵

香菇 高钾『植物皇后』

降"三高"功效

香菇是优质的高钾食物，每100克干香菇含钾量高达464毫克，具有"植物皇后"的美称，可预防血管硬化、降低人体血压；所含的香菇嘌呤可防止脂质在动脉壁沉积，能够有效降低胆固醇、三酰甘油。香菇还有降血糖、抗癌防癌的作用，适合"三高"患者食用。

食疗作用

香菇具有化痰理气、益胃合中、透疹解毒等功效。对于"三高"、食欲不振、身体虚弱、小便失禁、大便秘结等病症有一定的食疗作用。

性味
性平，味甘。

归经
入脾、胃经。

营养成分
糖类、膳食纤维、蛋白质、烟酸、维生素、钙、锌、铁、磷、钾、镁、硒、钠等。

温馨提示
泡发香菇的水不要倒掉，很多营养物质都溶在水中；慢性虚寒性胃炎患者、痘疹已透发之人不宜食用香菇。

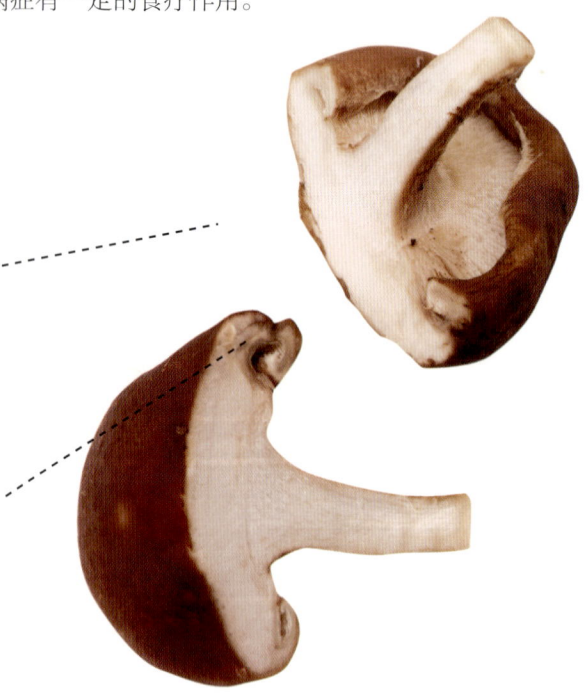

Collocation 有益搭配

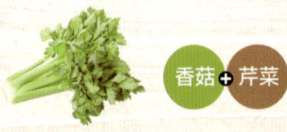

香菇+芹菜

芹菜膳食纤维丰富，可以增强血管壁的弹性，香菇可预防血管硬化，二者搭配食用，可有效防治"三高"。

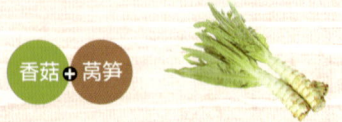

香菇+莴笋

香菇搭配莴笋食用，能够延缓肠道对胆固醇的吸收，高钾低钠的比例，有助于保持体内的水盐代谢平衡。

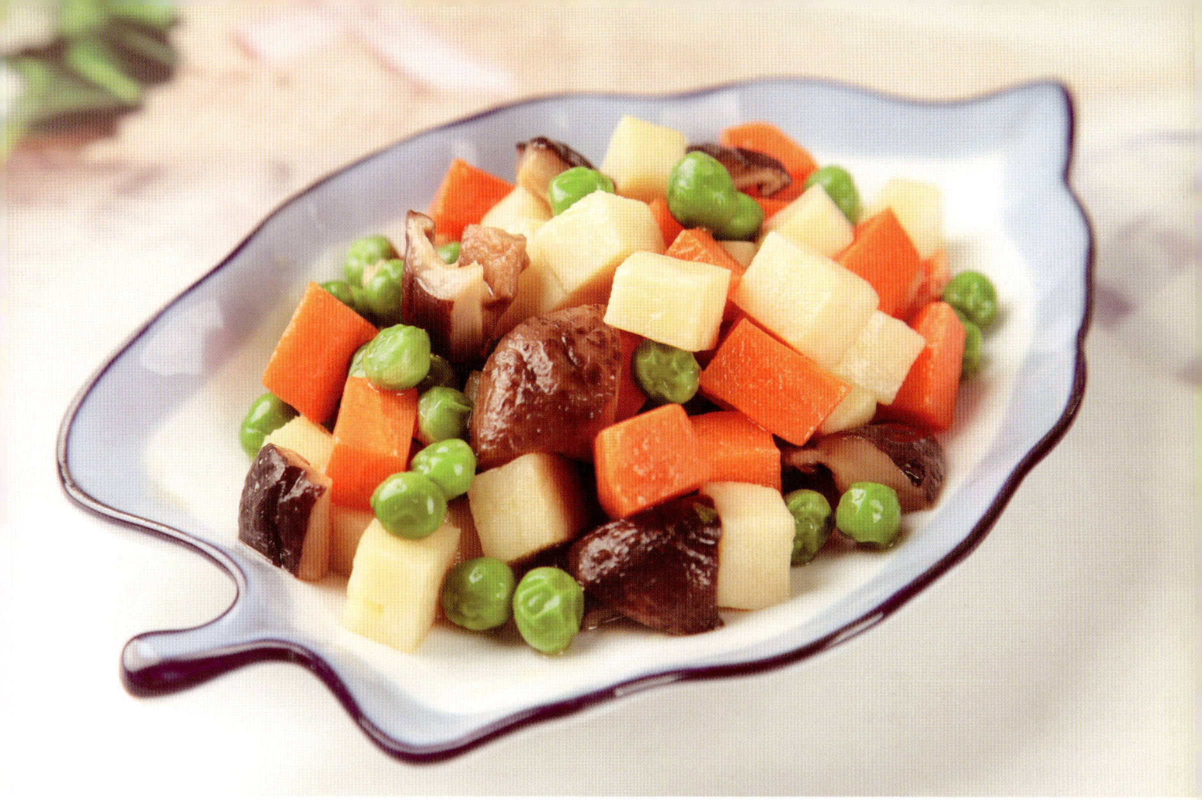

香菇豌豆炒笋丁

原料 ● READY

水发香菇65克，竹笋85克，胡萝卜70克，彩椒15克，豌豆50克

调料

盐2克，食用油适量

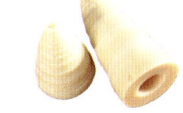

做法 ● HOW TO MAKE

1 将洗好的香菇、彩椒切成小块；竹笋、胡萝卜切成丁。

2 锅中注入适量清水烧开，放入竹笋焯1分钟后，放入香菇、豌豆、胡萝卜、彩椒，加入少许食用油，焯好后捞出，沥干水分，待用。

3 用油起锅，倒入焯过水的食材，加入盐，炒匀调味。

4 关火后盛出炒好的食材即可。

Analysis 专家解析

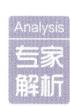

本品营养丰富，具有清热化痰、瘦身排毒的功效，可保护血管、促进人体脂肪及糖类的代谢，对“三高”患者大有裨益。

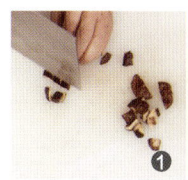

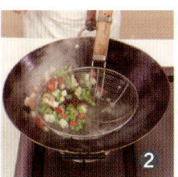

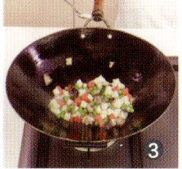

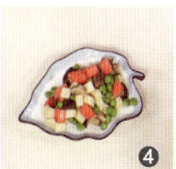

> 每日用量
> 50克左右

金针菇

含有八种氨基酸

性味
性凉，味甘。

归经
入脾、大肠经。

营养成分
蛋白质、膳食纤维、镁、铁、锌、铜、磷、硒等。

温馨提示
金针菇一定要煮熟再吃，否则容易引起中毒；脾胃虚寒、慢性腹泻的人应少食，关节炎、红斑狼疮患者应慎食，以免加重病情。

降"三高"功效

金针菇含有丰富的锌元素，可降低胆固醇，维护血管功能，增加对胰岛素的敏感性，降低血脂、血压及糖尿病并发症的发病率。金针菇中还含有人体所必需的八种氨基酸，可为"三高"患者提供丰富的营养成分。

食疗作用

金针菇具有补肝、益肠胃、抗癌等功效。对于高血压、高血脂、高血糖、肝病、胃肠道炎症、前列腺炎、消化道溃疡、肿瘤等病症有一定的食疗作用。

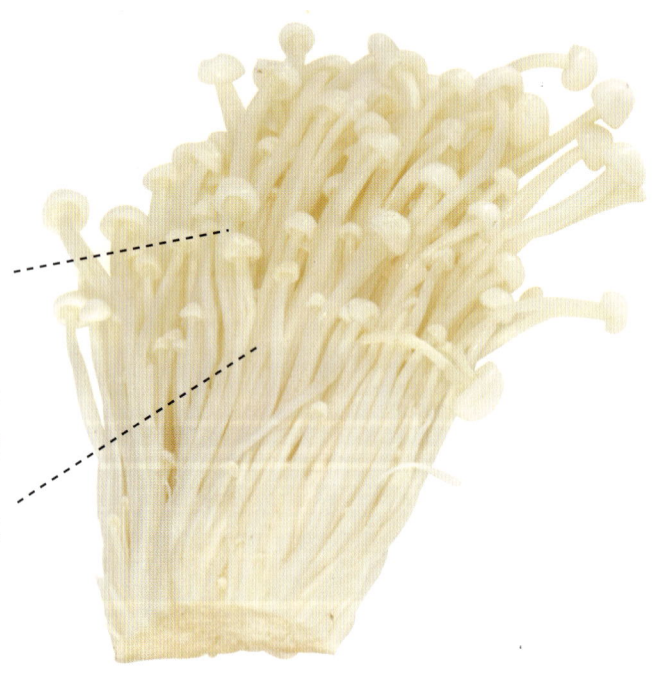

Collocation 有益搭配

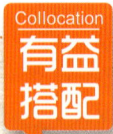  金针菇+白萝卜

白萝卜可促进钠盐代谢，富含的香豆酸能够降低血糖、血脂，搭配金针菇食用，防治"三高"之余，还可缓解便秘。

 金针菇+黄豆芽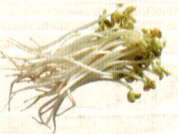

黄豆芽具有降压、利尿、软化血管、预防动脉硬化等功效，搭配金针菇食用，可缓解便秘、防治"三高"。

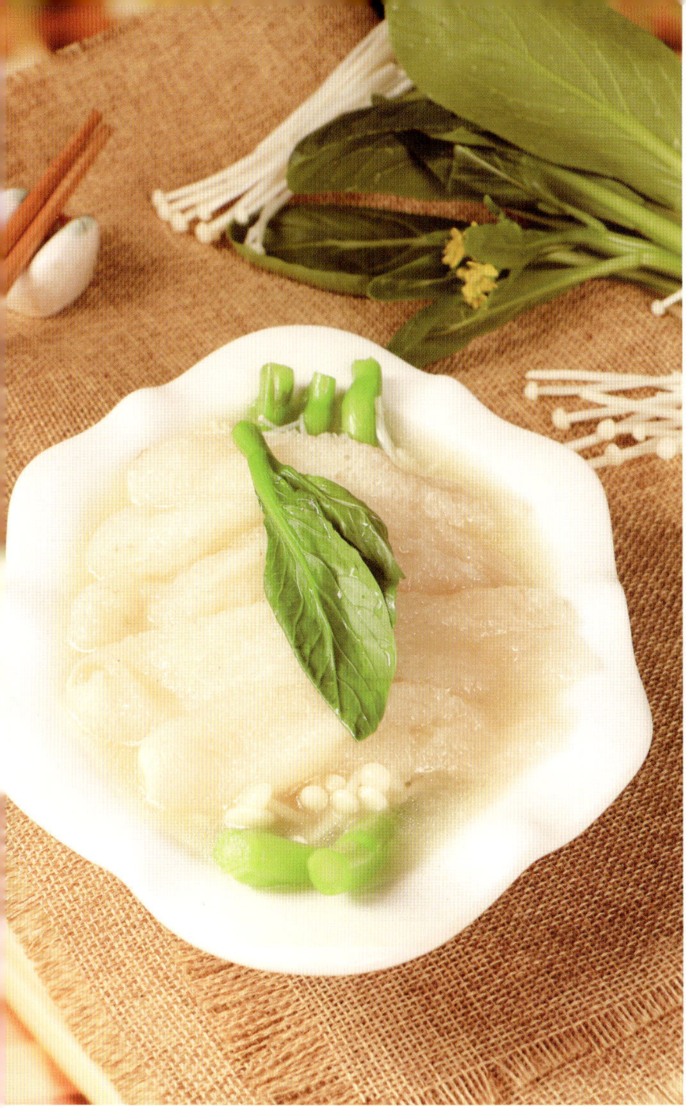

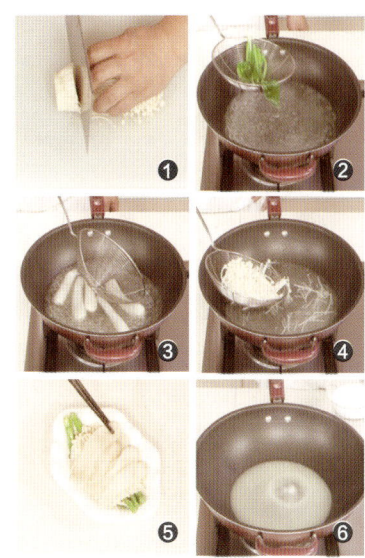

浓汤竹荪扒金针菇

原料 • READY

水发竹荪20克，金针菇230克，菜心180克，浓汤200毫升

调料

盐2克，食用油适量

做法 • HOW TO MAKE

1 洗净的金针菇、菜心切去根部，待用。

2 锅中注入适量清水，大火烧开，放入1克盐、食用油，倒入菜心，搅匀焯片刻后捞出，沥干水分，待用。

3 接着将竹荪倒入，焯片刻后捞出，沥干水分，待用。

4 再倒入金针菇，焯片刻至软后捞出，沥干水分，待用。

5 取一个盘，摆上菜心、金针菇、竹荪待用。

6 热锅中倒入浓汤，加入1克盐，搅匀制成酱汁，浇在竹荪上即可。

Analysis 专家解析

本品膳食纤维丰富，可促进人体新陈代谢，增强抵抗力，有效防治“三高”，缓解便秘、肥胖等病症。

每日用量
50克左右

黄豆芽

减缓糖类与胆固醇吸收

降"三高"功效

黄豆芽中含有的膳食纤维有润肠通便的作用，从而减缓葡萄糖与胆固醇的吸收、降脂降糖、缓解便秘；黄豆芽中还含有维生素E，能保护皮肤和毛细血管、防止动脉硬化、降低并稳定血压。

食疗作用

黄豆芽具有清热明目、补气养血、消肿除痹、濡润肌肤等功效。对于"三高"、脾胃湿热、大便秘结、血管硬化等病症有一定的食疗作用。

性味
性凉，味甘。

归经
入脾、大肠经。

营养成分
蛋白质、膳食纤维、维生素E、镁、钙、铁、锌、磷、硒等。

温馨提示
炒黄豆芽时，先在锅中放少量黄酒，然后放盐，可以去除黄豆芽的豆腥味，也可放少量醋，能防止营养成分的流失；慢性腹泻、脾胃虚寒者不宜食用。

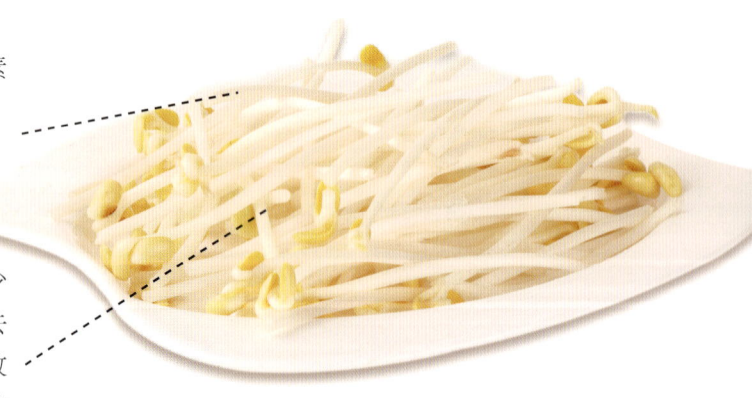

Collocation 有益搭配

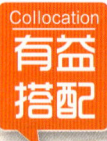 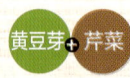

芹菜含有大量膳食纤维，能促进人体脂肪及糖类的代谢，搭配黄豆芽食用，能缓解"三高"及其引起的便秘。

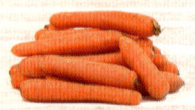 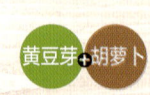

胡萝卜富含胡萝卜素，可降脂降压、防治"三高"引起的视神经损害，搭配黄豆芽食用，效果更佳。

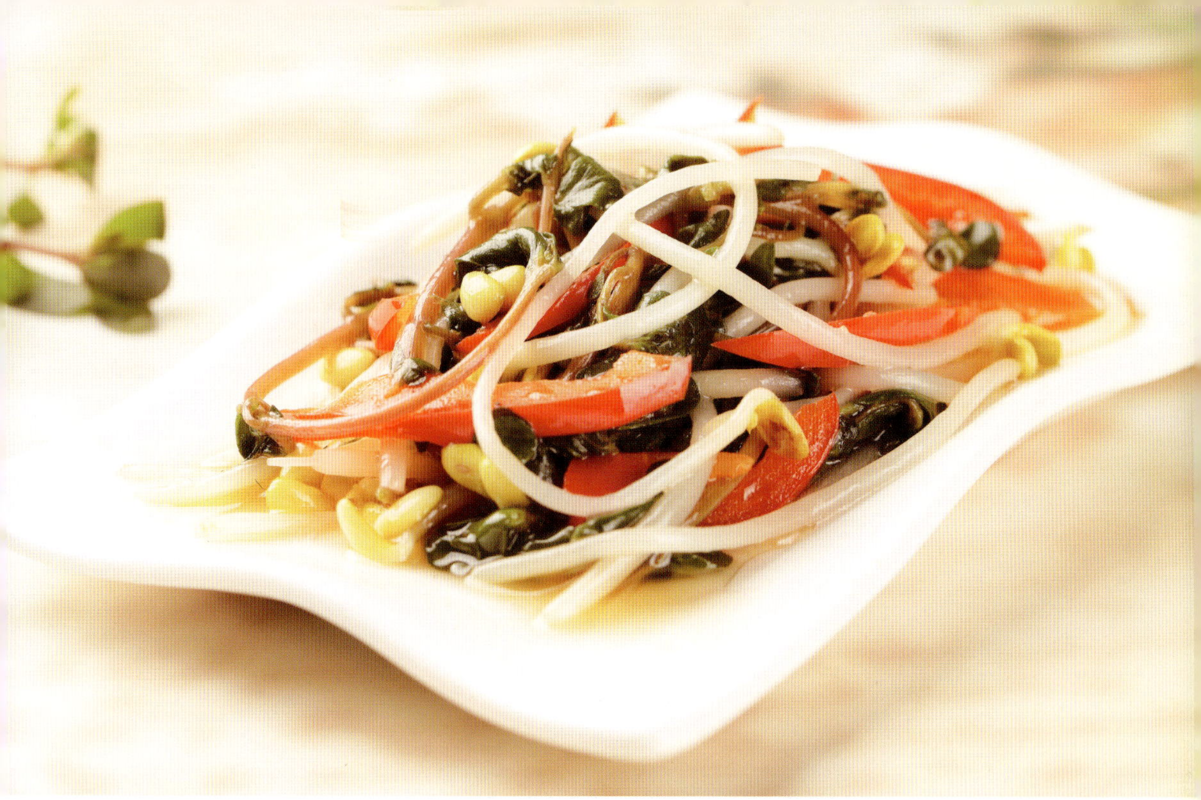

马齿苋炒黄豆芽

原料 ● READY

黄豆芽、马齿苋各100克，彩椒50克

调料

盐2克，食用油适量

做法 ● HOW TO MAKE

1 洗净的彩椒切成条，备用。

2 锅中注水烧开，放入少许食用油，倒入洗净的黄豆芽、彩椒，焯半分钟，至其断生后捞出，沥干水分，装盘待用。

3 用油起锅，倒入洗好的马齿苋，放入焯过水的黄豆芽、彩椒，加入盐，炒匀调味。

4 关火后将炒好的食材盛出，装入盘中即可。

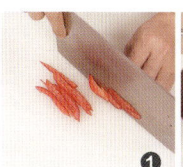

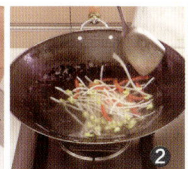

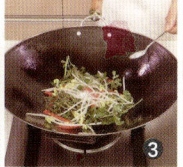

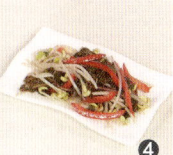

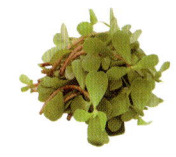

Analysis 专家解析

本品富含维生素E，可维护血管正常功能，还有利水消肿的作用，常食对“三高”伴便秘、心烦、身热者有益。

茭白 富含有机氮素

每日用量100克左右

降"三高"功效

茭白富含有机氮素，并以氨基酸状态存在，能提供硫元素，可有效降低血清胆固醇及血压、血脂，含有的膳食纤维、维生素E、胡萝卜素可促进人体糖类代谢、防治视神经损害，常食对"三高"患者有较好的食疗效果。

食疗作用

茭白具有利水消肿、退黄疸、清热解暑、解烦止渴、补虚健体、减肥美容、解酒毒等功效。对于"三高"、四肢水肿、小便不利、黄疸型肝炎等病症有一定的食疗作用。

性味
性寒，味甘。

归经
入肝、脾、肺经。

营养成分
膳食纤维、蛋白质、胡萝卜素、糖类、维生素、烟酸、钙、锰、钾、磷、镁、钠等。

温馨提示
宜选购新鲜脆嫩、水分足、无黑点的茭白；患肾脏疾病、尿路结石或尿中草酸盐类结晶较多者不宜食用。

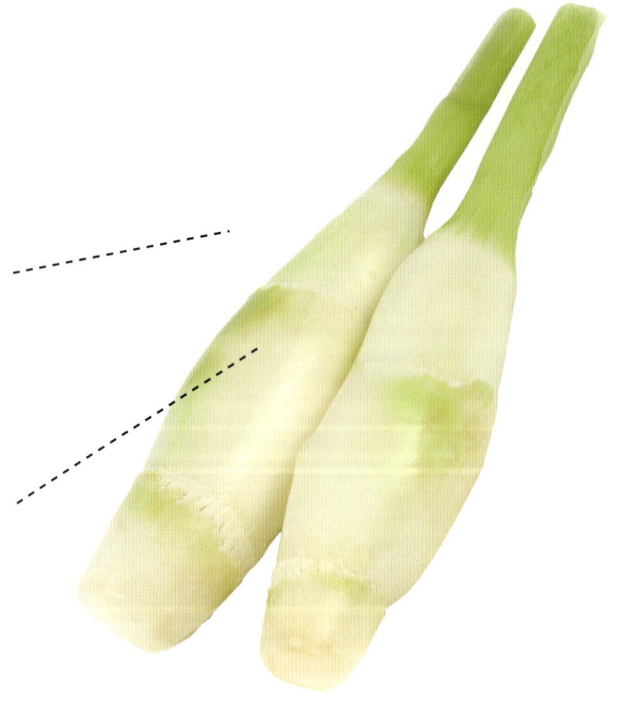

Collocation 有益搭配

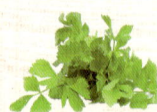 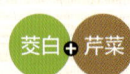 茭白 + 芹菜

茭白搭配芹菜食用，可清热除烦、生津止渴，丰富的膳食纤维还可促进新陈代谢，适合"三高"患者食用。

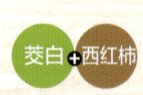 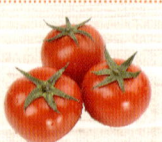 茭白 + 西红柿

西红柿所含的脂肪、糖分、热量都很低，可有效降脂、降压、降糖，搭配茭白食用，效果更佳，还能止渴生津。

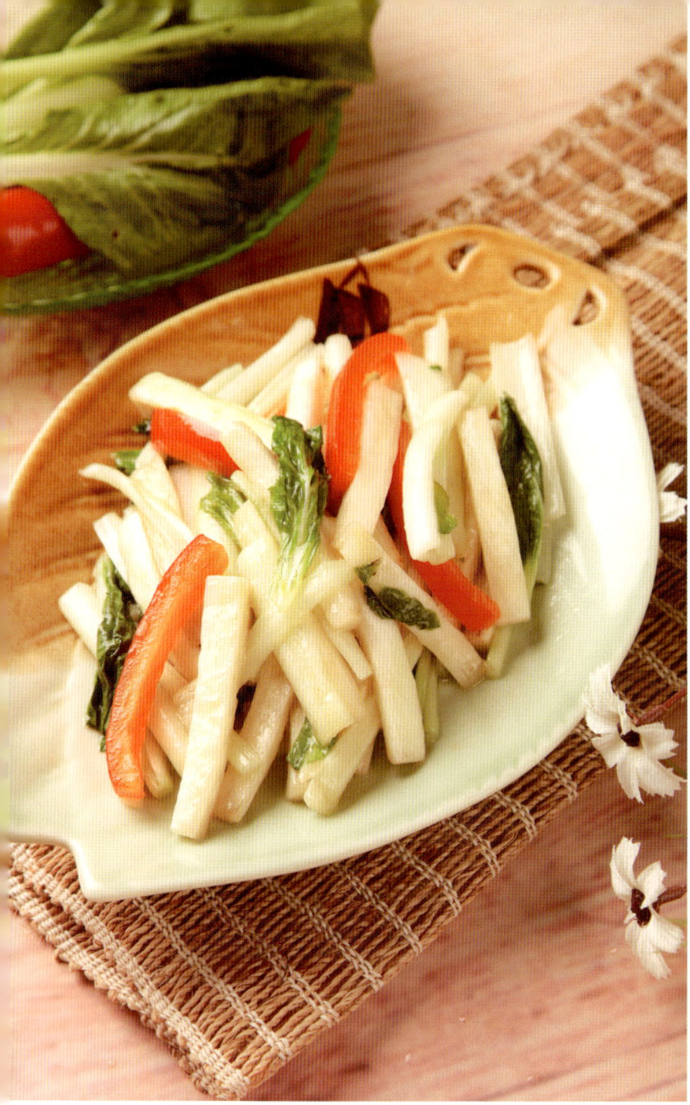

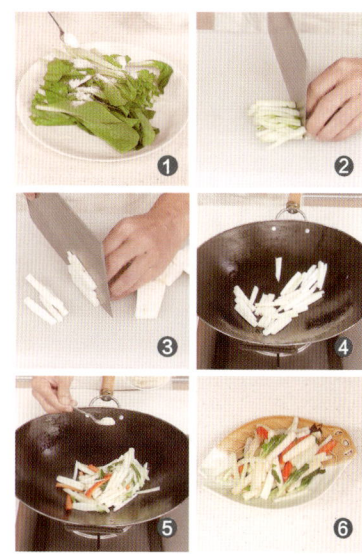

小白菜炒茭白

原料 ● READY

小白菜120克，茭白85克，彩椒少许

调料
盐3克，食用油适量

做法 ● HOW TO MAKE

1. 洗净的小白菜放入盘中，撒上1克盐，搅拌至盐分溶化，再腌渍约2小时，至其变软，过水清除多余盐分，待用。
2. 将腌好的小白菜切长段。
3. 洗净的茭白、彩椒切粗丝，备用。
4. 用油起锅，倒入茭白，炒出水分。
5. 放入彩椒丝，倒入切好的小白菜，用大火翻炒至食材变软，加入2克盐，炒匀调味。
6. 关火后盛出炒好的菜肴，装入盘中即可。

本品含有蛋白质、膳食纤维、维生素A、B族维生素等营养成分，具有保持血管弹性、美白皮肤、健脾胃、促进新陈代谢等功效。

每日用量 20克左右

黄花菜

疏肝解郁，降"三高"

降"三高"功效

黄花菜能显著降低血清胆固醇的含量，还能清除动脉内的沉积物，可预防多种心脑血管疾病，可作为高血压及高血脂、冠心病等患者的保健蔬菜，丰富的胡萝卜素还可缓解糖尿病带来的视神经损害。

食疗作用

黄花菜具有止血、消肿、镇痛、通乳、健胃、安神等功效。对于"三高"、肝炎、黄疸、大便下血、感冒、痢疾等病症有一定的食疗作用。

性味
性微寒，味甘。

归经
入心、肝经。

营养成分
胡萝卜素、蛋白质、膳食纤维、维生素A、维生素E、镁、钙、钾、钠、硒等。

温馨提示
应选黄中带褐黑色的，色泽金黄或白色的有毒，品尝时，以甘甜的为优，有浓酸味的有毒；皮肤瘙痒症、支气管哮喘患者应忌食。

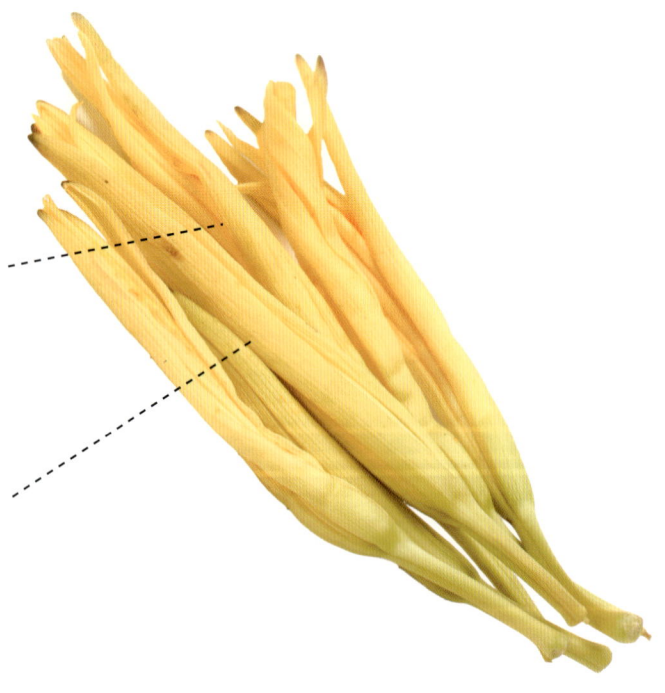

Collocation 有益搭配

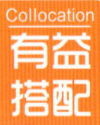 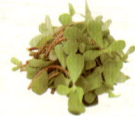 黄花菜+马齿苋

马齿苋可清热解毒、祛暑除烦，使血管壁扩张，阻止动脉管壁增厚，搭配黄花菜食用，还能疏肝解郁。

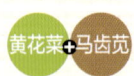 黄花菜+黑木耳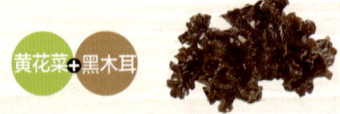

黑木耳是优质的高钾食物，可降脂降压，多糖成分还可调节血糖，搭配黄花菜食用，还能缓解心烦、失眠。

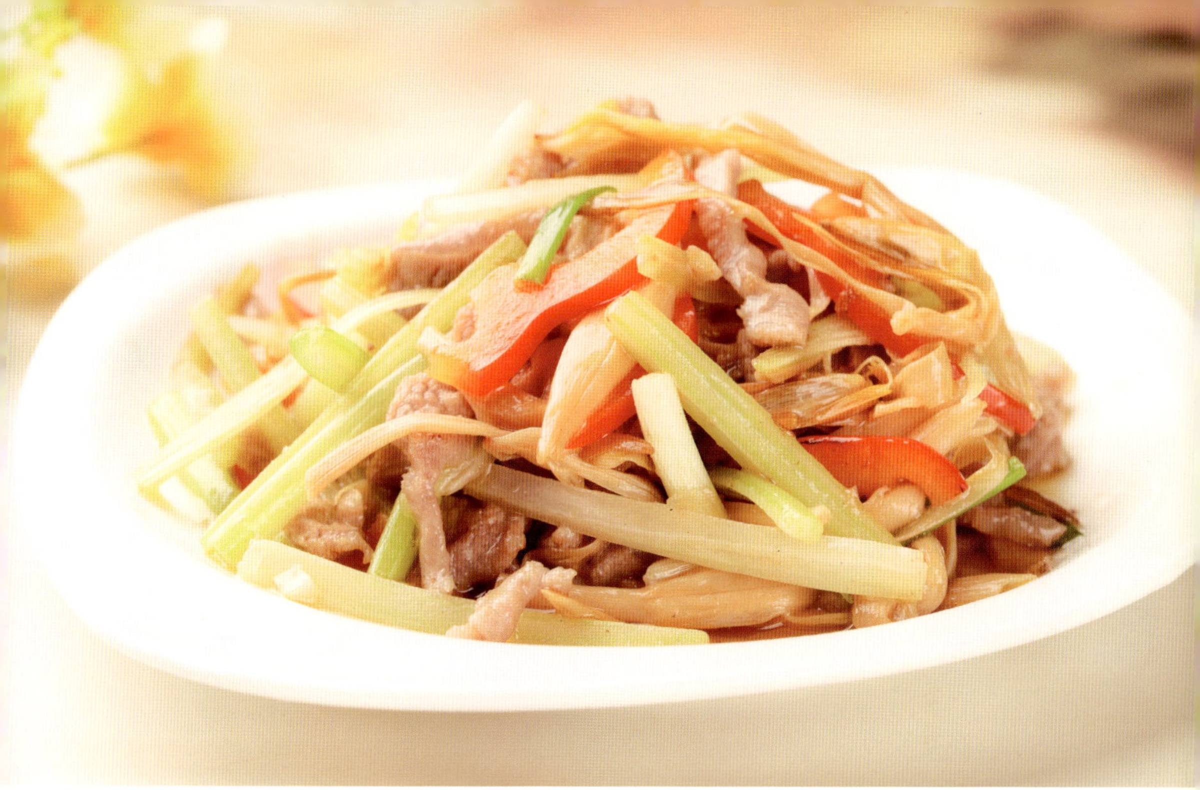

西芹黄花菜炒肉丝

原料 ● READY

水发黄花菜、西芹各80克，彩椒60克，瘦肉100克，蒜末、葱段各少许

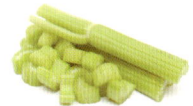

调料

盐3克，食用油适量

做法 ● HOW TO MAKE

1 泡好的黄花菜切去蒂；彩椒、西芹、瘦肉切丝，备用。

2 锅中注水烧开，放入黄花菜，焯半分钟后捞出，待用。

3 用油起锅，放入蒜末，倒入肉丝，翻炒至肉丝变色。

4 放入西芹、黄花菜、彩椒，加入盐，炒匀调味，放入葱段，炒至断生，关火后盛出炒好的菜肴，装盘即可。

Analysis 专家解析

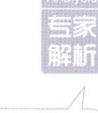

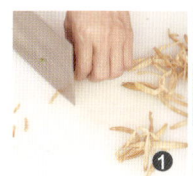

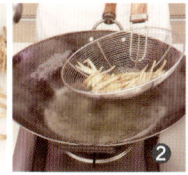

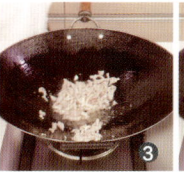

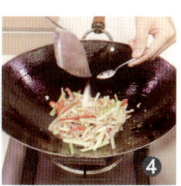

本品有清肠利便、解毒消肿、促进血液循环等功效，适合“三高”患者食用，还可疏肝解郁、改善睡眠。

玉米 延缓人体衰退

每日用量 100克左右

降"三高"功效

玉米富含不饱和脂肪酸和膳食纤维，有利于降低餐后血糖水平；所含的丰富的钙、硒和卵磷脂、维生素E等，可降低血清胆固醇，减轻动脉硬化和脑功能衰退的程度，预防高血压、高血脂、冠心病、老年痴呆症的发生。

食疗作用

玉米具有开胃益智、宁心活血、调理中气、延缓衰老、增强记忆力等功效。对于水肿、脚气病、小便不利、高血压、糖尿病、高血脂、冠心病、动脉粥样硬化、腹泻、习惯性流产等病症有一定的食疗作用。

性味
性平，味甘。

归经
入脾、肺经。

营养成分
膳食纤维、胡萝卜素、维生素、糖类、蛋白质、烟酸、硒、钠、钙、钾、镁等。

温馨提示
玉米以整齐、饱满、色泽金黄、表面光亮者为佳；玉米发霉后会产生致癌物质，发霉的玉米绝对不能食用；遗尿者忌吃玉米。

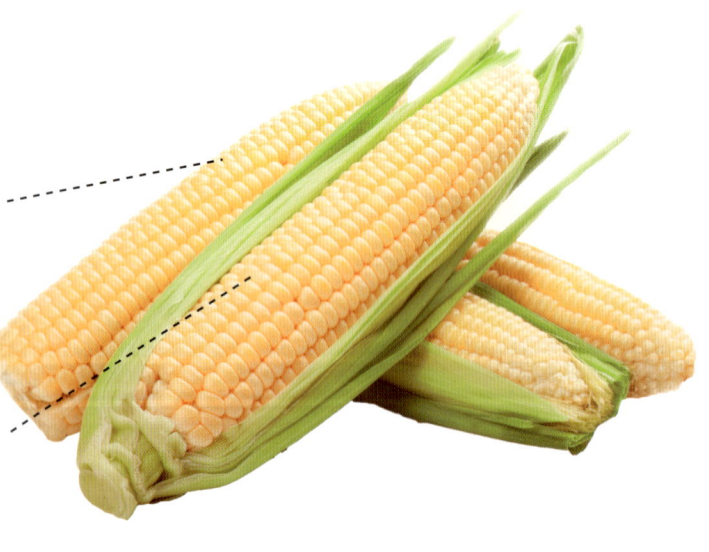

Collocation 有益搭配

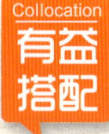 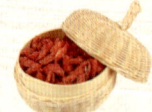 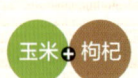 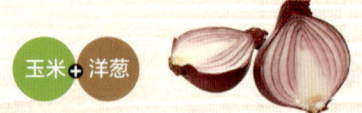

枸杞具有滋阴补血、明目的功效，与玉米同食，可有效预防"三高"及其并发症的发生，还能补血养颜。

洋葱含有前列腺素A，能维护血管正常功能，还能调节血糖，搭配玉米食用，对"三高"患者有益。

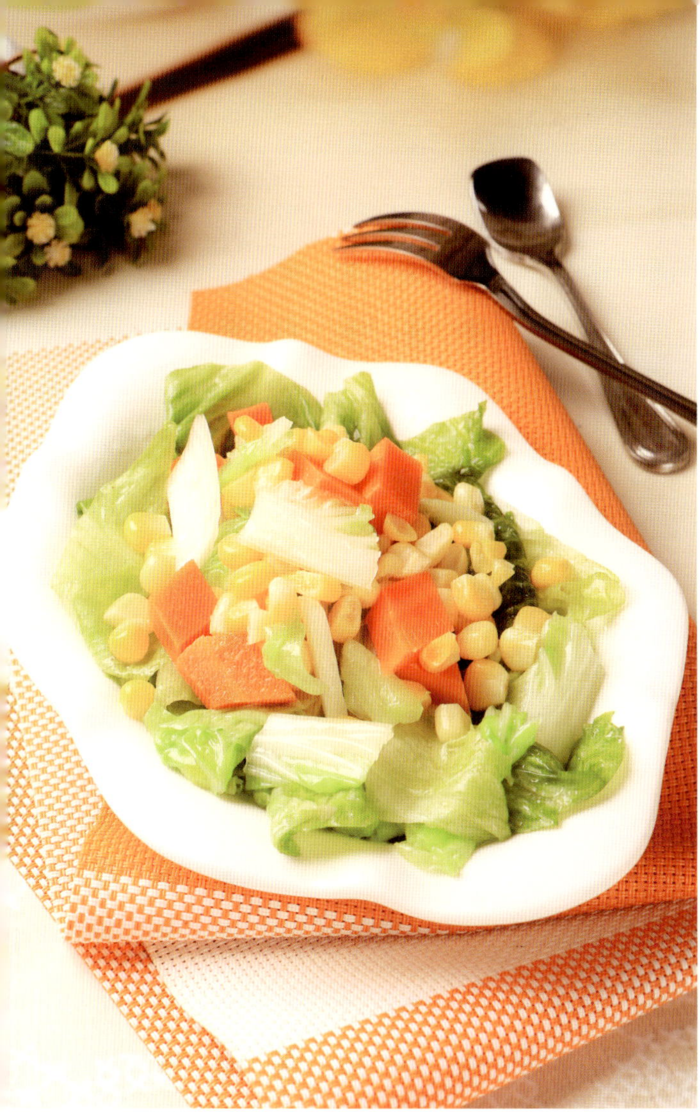

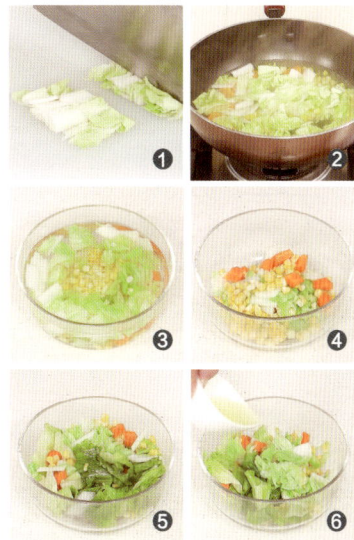

白菜玉米沙拉

原料 ● READY

玉米粒80克，生菜40克，白菜50克，去皮胡萝卜40克，柠檬汁10毫升

调料

盐2克，橄榄油适量

做法 ● HOW TO MAKE

1 洗净的胡萝卜切成长条，改切成丁；白菜、生菜切成小块，备用。

2 锅中注入适量的清水，大火烧开，倒入处理好的胡萝卜、玉米粒、白菜，焯约2分钟至断生。

3 关火后将焯好的蔬菜放入凉水碗中。

4 待蔬菜冷却后捞出，沥干水分，待用。

5 放入生菜，拌匀。

6 加入盐、柠檬汁、橄榄油，用筷子搅拌均匀即可。

Analysis 专家解析

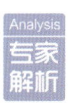

本品含有大量的镁和粗纤维成分，可以促进人体废物的排泄，适合“三高”伴便秘的患者食用。

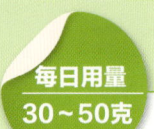
每日用量 30~50克

第三节 水产、肉怎么吃

牡蛎 降"三高"，壮骨骼

降"三高"功效

牡蛎含有的牛磺酸、氨基乙磺酸有降低血清胆固醇浓度、预防动脉硬化的作用；丰富的硒具有类似胰岛素的作用，可以促进葡萄糖的运转，从而降低血糖；牡蛎中还含有较为丰富的钙，糖尿病患者食用可以有效地防治骨质疏松症。

食疗作用

牡蛎具有平肝潜阳、镇惊安神、软坚散结、收敛固涩等功效。对于"三高"、烦躁不安、瘰疬、瘿瘤、乳房结块、自汗、盗汗、遗精、尿频、崩漏等病症有一定的食疗作用。

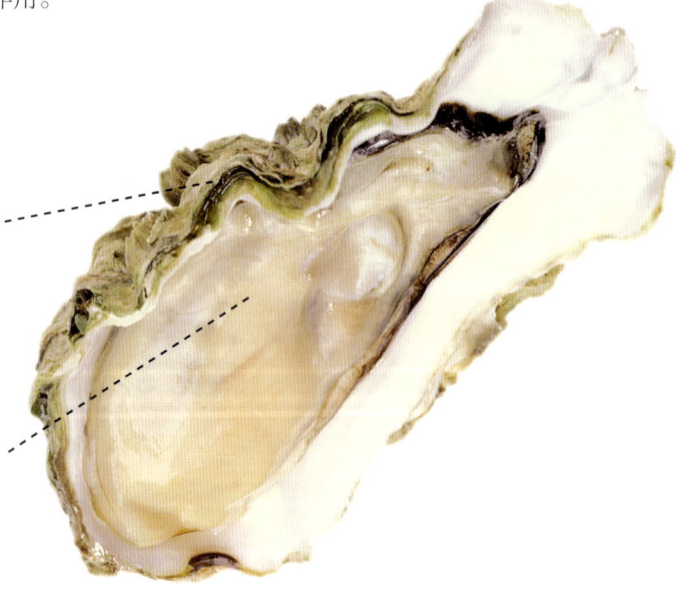

性味
性凉，味咸。

归经
入肝、肾经。

营养成分
蛋白质、牛磺酸、氨基乙磺酸、钾、镁、钙、锌、铜、磷、硒等。

温馨提示
购买牡蛎时，要优先选择外壳完全封闭的，最好不要挑选外壳已经张开的；保存牡蛎时，最好将牡蛎放入清水中活养；一般人均可食用，但脾胃虚寒者忌食。

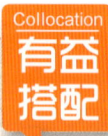
有益搭配 Collocation

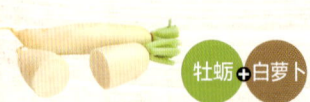
牡蛎+白萝卜

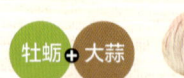
牡蛎+大蒜
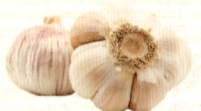

白萝卜含有丰富的钾元素，能有效降低血脂、软化血管、稳定血压，搭配牡蛎食用，可有效缓解"三高"。

大蒜中含有的大蒜素具有辅助降血糖的作用，蒜精可以降低三酰甘油，搭配牡蛎食用，对"三高"患者有益。

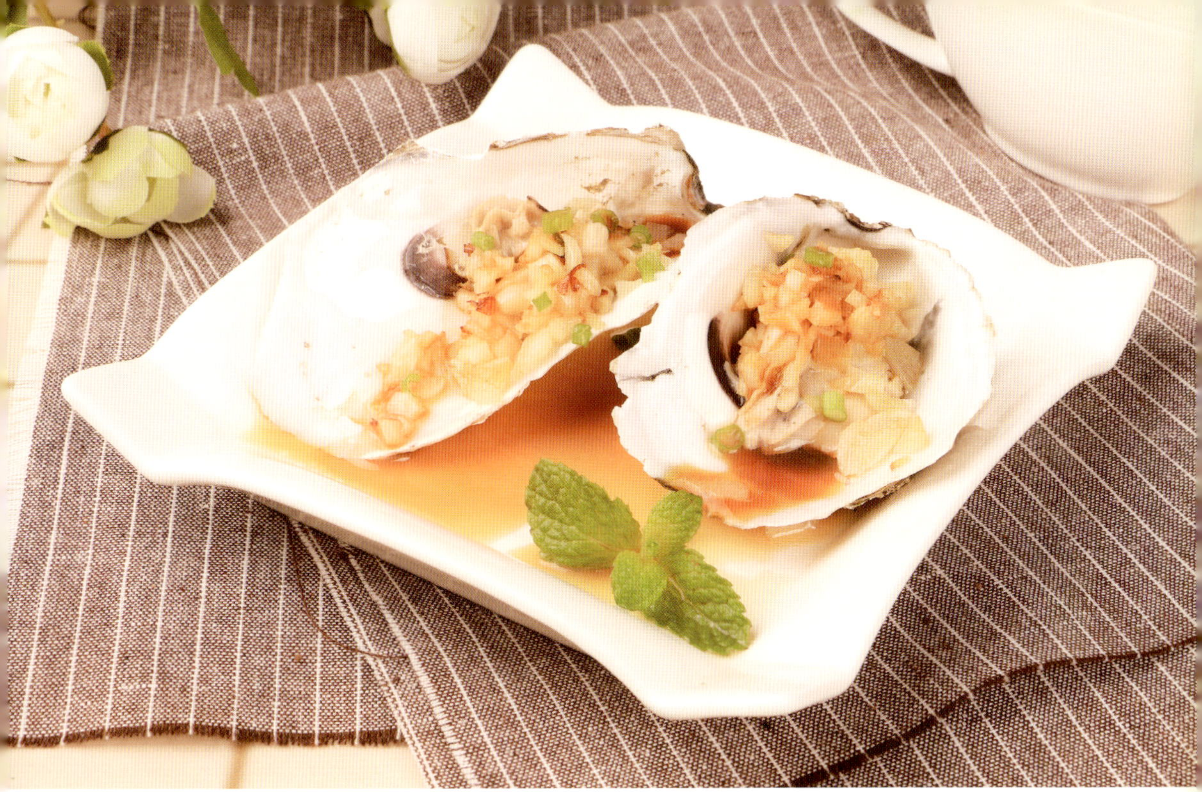

蒜香蒸牡蛎

原料 ● READY

牡蛎4个，柠檬15克，蒜末20克，葱花5克

调料

盐3克，食用油适量

做法 ● HOW TO MAKE

1 取一碗，倒入牡蛎肉，加入盐，挤入柠檬汁，拌匀，腌渍10分钟，待用。

2 用油起锅，倒入4克蒜末，加入葱花，翻炒入味后盛入碗中，备用。

3 将腌好的牡蛎肉放入壳中，放上16克蒜末。

4 蒸锅注水烧开，放入牡蛎，盖上盖，蒸8分钟至熟后取出，待凉即可食用。

Analysis 专家解析

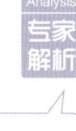

本品营养丰富，能降低人体血压、血脂，还能调节血糖、宁心安神，防治“三高”及其引起的头痛、失眠等病症。

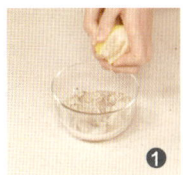

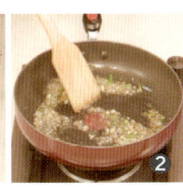

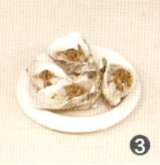

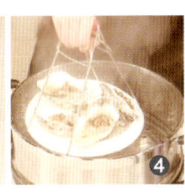

每日用量 50克左右

草鱼 改善人体循环

降"三高"功效

草鱼含有丰富的不饱和脂肪酸,对降低血压及血脂、加速血液循环有很好的食疗效果;所含的蛋白质、硒等营养成分可增加糖尿病患者人体的免疫力,有助于控制血糖,适合"三高"患者食用。

食疗作用

草鱼具有平肝祛风、暖胃、抗衰老、养颜等功效。对于肿瘤、头痛、高血脂、高血糖、肝阳上亢型高血压等病症有一定的食疗作用。

性味
性温,味甘。

归经
入肝、胃经。

营养成分
蛋白质、维生素E、维生素A、镁、钙、钾、磷、硒等。

温馨提示
将草鱼放在水中,游在水底层,且鳃盖起伏均匀在呼吸的为鲜活草鱼,可将鲜活草鱼宰杀洗净后放入冰箱内保存;女子在月经期间不宜食用草鱼。

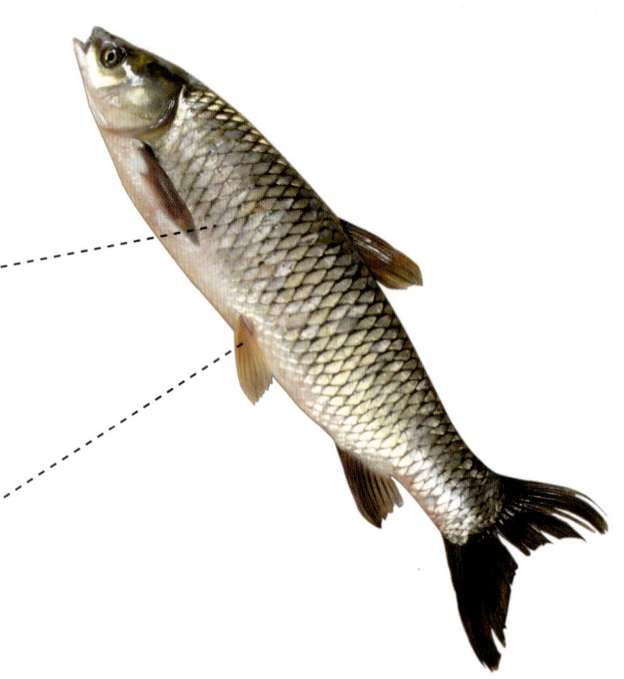

Collocation 有益搭配

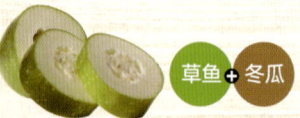 草鱼+冬瓜

冬瓜具有利尿、降脂的功效,而且其所含的热量极低,搭配草鱼食用,尤其适合"三高"患者。

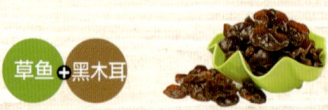 草鱼+黑木耳

黑草鱼搭配木耳食用,能利尿、保护心脑血管、促进人体新陈代谢,适合"三高"伴便秘、头痛、水肿的患者。

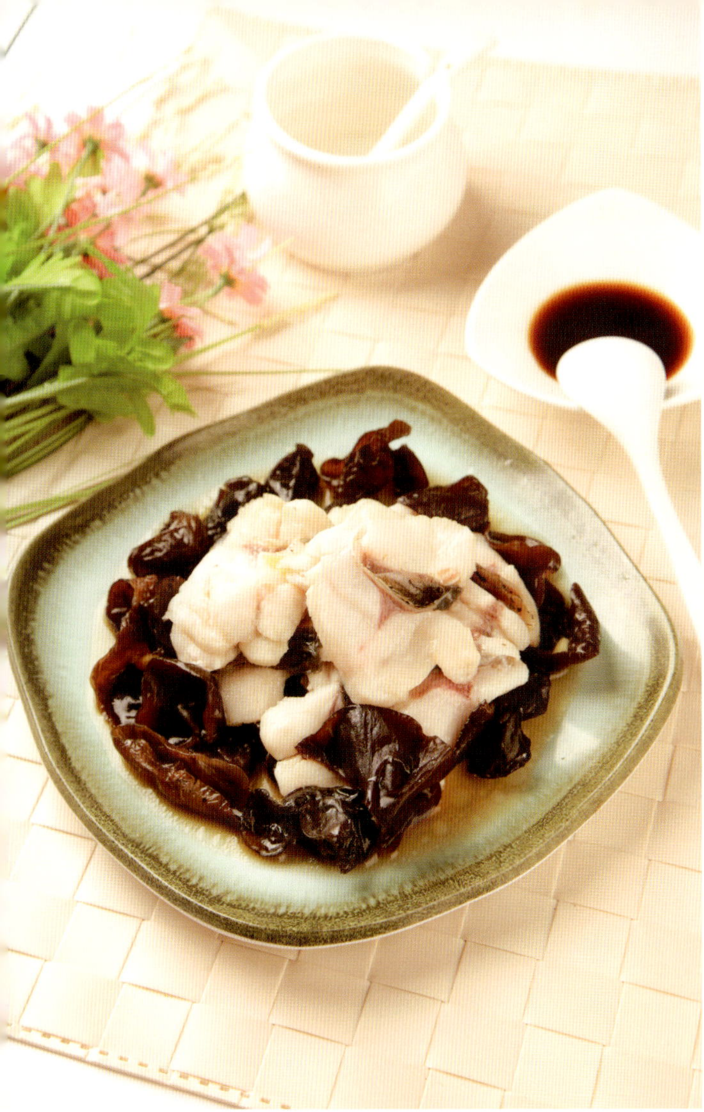

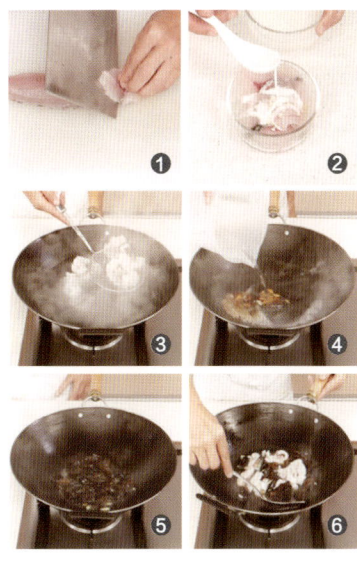

醋溜草鱼片

原料 ● READY

草鱼肉300克，水发木耳100克，姜片、葱段各少许

调料

盐2克，醋20毫升，水淀粉5毫升，食用油适量

做法 ● HOW TO MAKE

1 洗净的草鱼肉切成双飞片，待用。

2 取一个碗，倒入鱼片，加入1克盐、水淀粉，拌匀，腌渍10分钟，至其入味。

3 锅中注水烧开，倒入鱼片，略煮一会儿后捞出，待用。

4 用油起锅，放入姜片、葱段，爆香，倒入醋，再注入适量清水。

5 放入洗好的木耳，加入1克盐，炒匀调味。

6 倒入鱼片，略煮一会儿，至食材熟透、入味，将煮好的菜肴盛入盘中即可。

Analysis 专家解析

本品含有不饱和脂肪酸及多种有机酸，能促进人体循环及糖类、脂肪的代谢，起到缓解“三高”的作用。

鲫鱼 优质蛋白丰富

每日用量 50克左右

降"三高"功效

鲫鱼中所含的蛋白质属优质蛋白，且种类齐全，能有效防治高血压、动脉硬化，降低胆固醇和血液黏稠度，预防心脑血管疾病，还能增加糖尿病患者人体的免疫力，有助于控制血糖，降低糖尿病患者并发心脑血管病的发病率。

食疗作用

鲫鱼具有健脾利湿、和中开胃、活血通络、温中下气等功效。对于"三高"、脾胃虚弱、水肿、溃疡、气管炎、哮喘等病症有一定的食疗作用。

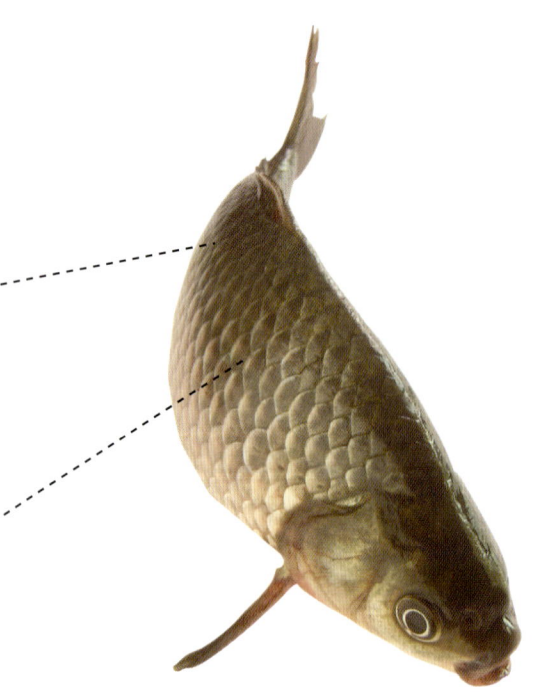

性味
性平，味甘。

归经
入脾、胃、大肠经。

营养成分
蛋白质、维生素E、B族维生素、镁、钙、锌、磷、硒等。

温馨提示
身体扁平、颜色偏白的肉质鲜嫩，新鲜鱼的眼略凸，眼球黑白分明，眼面发亮；慢性肾炎水肿、肝硬化腹腔积液、营养不良性水肿者宜常食，感冒患者不宜食用。

Collocation 有益搭配

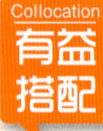 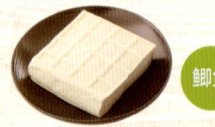 鲫鱼+豆腐

豆腐含优质蛋白，无胆固醇，可以降低血铅浓度、促进人体代谢，与高蛋白的鲫鱼合用，降"三高"效果更佳。

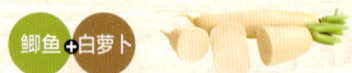 鲫鱼+白萝卜

白萝卜含有丰富的钾元素，可降脂、软化血管，与鲫鱼合用，具有温中补虚的作用，对久病体虚的"三高"患者有益。

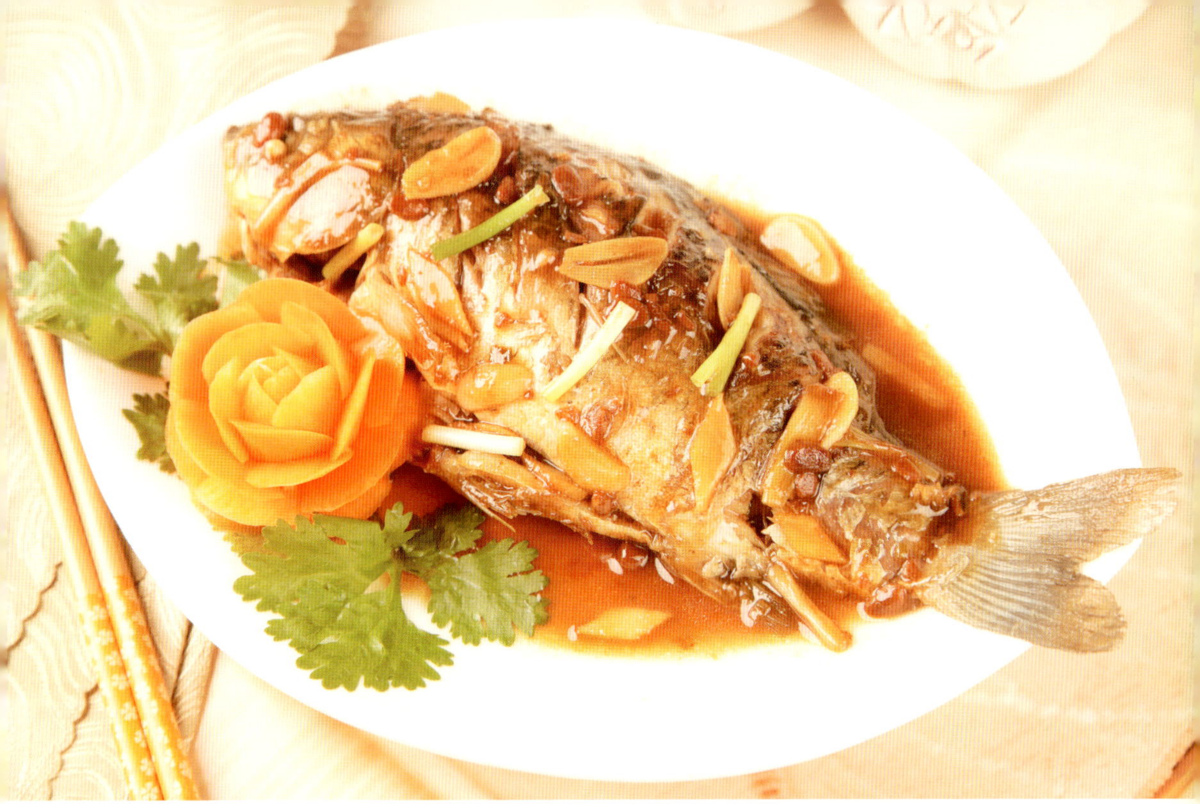

酱烧鲫鱼

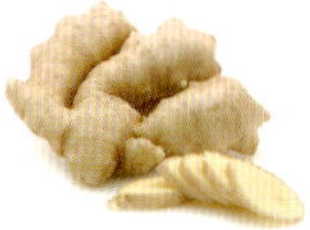

原料 ● READY

鲫鱼300克，黄豆酱25克，姜片、蒜片、葱段各少许

调料

盐2克，食用油适量

做法 ● HOW TO MAKE

1 洗净的鲫鱼两面切上刀花。

2 用油起锅，放入鲫鱼，煎约2分钟至两面呈金黄色，倒入姜片、蒜片、葱段，炒匀。

3 注入适量清水，大火煮开，放入黄豆酱、盐，拌匀，加盖，中火焖约10分钟至食材熟软，转大火煮约1分钟收汁。

4 关火后盛出菜肴，装入盘中即可。

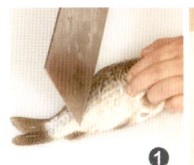

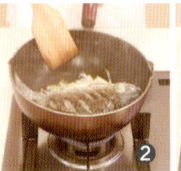

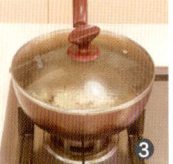

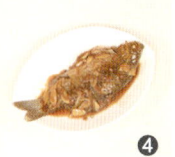

Analysis 专家解析

本品含有蛋白质、B族维生素、维生素E、钙等营养成分，具有增强抵抗力、益气健脾、清热解毒、利水消肿等功效。

紫菜 —— 镁元素的宝库

每日用量 15克左右

降"三高"功效

紫菜中含有的紫菜多糖可降低血糖和胆固醇、增强免疫力；大量的硒元素可促进细胞对糖的摄取，调节糖代谢。另外，紫菜含镁量极高，被誉为"镁元素的宝库"，可促进排钠，预防高血压；含有的牛磺酸成分能够降低有害的低密度胆固醇，从而预防高血脂。

食疗作用

紫菜具有软坚散结、清热化痰、利尿等功效。对于甲状腺肿大、水肿、慢性支气管炎、咳嗽、瘿瘤、淋病、脚气、"三高"、肺病初期等病症有一定的食疗作用。

性味
性寒，味甘、咸。

归经
入肺经。

营养成分
蛋白质、膳食纤维、胡萝卜素、镁、钙、铁、硒等。

温馨提示
若凉水浸泡后的紫菜呈蓝紫色，说明该菜在包装前已被有毒物所污染，这种紫菜对人体有害，不能食用；关节炎、结石症、甲状腺功能亢进者不宜食用紫菜。

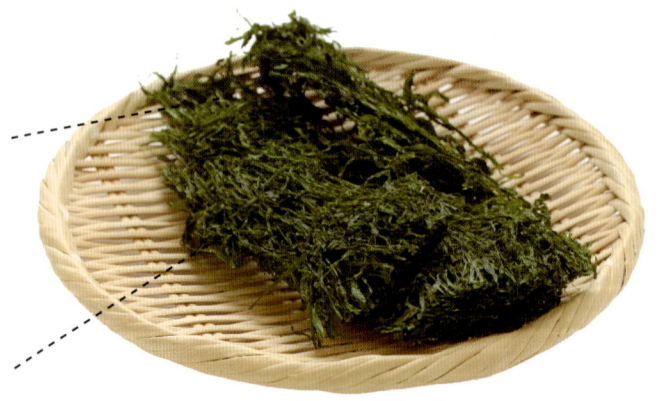

有益搭配 Collocation

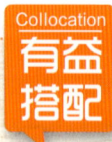 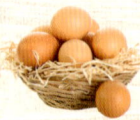 紫菜+鸡蛋

紫菜搭配鸡蛋做成清汤，具有清热利尿、生津止渴的功效，可改善"三高"引起的口渴多饮，还能强身健体。

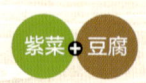 紫菜+豆腐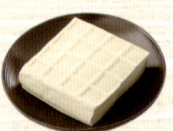

豆腐可清热生津，所含的豆固醇可降低人体对胆固醇的吸收，能降脂、降压、降糖，搭配紫菜食用，疗效更佳。

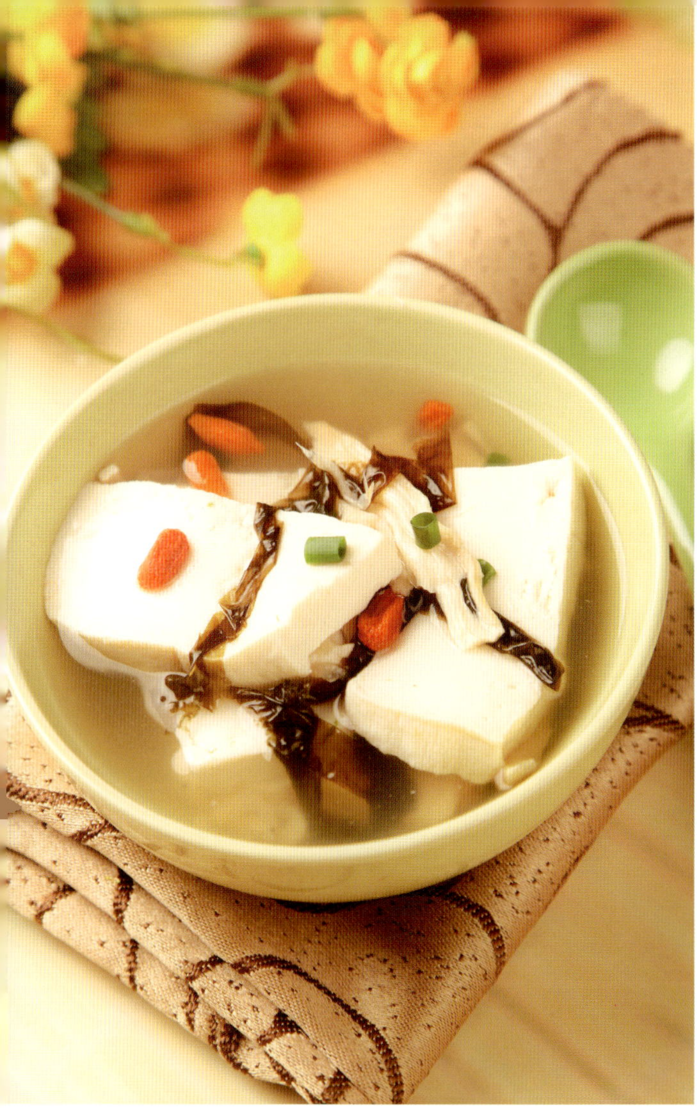

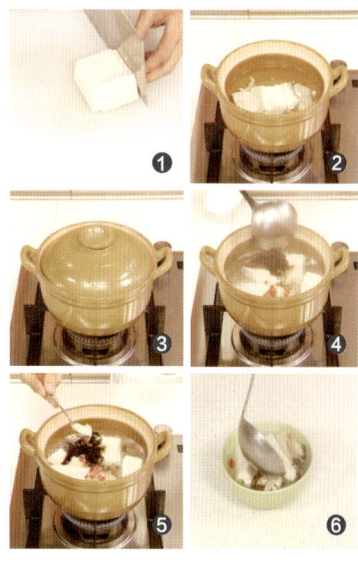

紫菜笋干豆腐煲

原料 • READY

水发紫菜5克，豆腐150克，笋干粗丝30克，枸杞5克，葱花2克

调料

盐2克

做法 • HOW TO MAKE

1 将洗净的豆腐切片，放入清水中，备用。

2 砂锅中注入适量的清水，大火烧热，倒入笋干、切好的豆腐，拌匀。

3 加盖，用大火煮约15分钟至食材熟透。

4 揭盖，倒入枸杞、紫菜，搅拌均匀。

5 加入盐，拌匀调味。

6 关火后盛出煮好的汤，装在碗中，撒上葱花点缀即可。

Analysis 专家解析

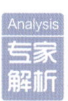

本品含有碘、钙、铁、多糖等多种营养成分，能调节血糖、降压降脂，还能增强记忆力、强身健体。

每日用量100克左右

海带
扩张血管，降血糖

性味
性寒，味咸。

归经
入肝、胃、肾经。

营养成分
蛋白质、纤维素、镁、钙、铁、锌、磷、硒等。

温馨提示
质厚实、形宽长、身干燥、色淡黑褐或深绿、边缘无碎裂或黄化现象的是优质海带；孕妇、甲状腺功能亢进者不宜食用海带。

降"三高"功效

海带富含钙、钾等元素，可降低人体对胆固醇的吸收、降低血清总胆固醇和三酰甘油含量、扩张外周血管、防治动脉硬化、降低血压；含有的海带多糖，能够保护胰岛细胞，并且可增加糖尿病患者的糖耐量，降血糖作用明显。

食疗作用

海带具有消痰软坚、泄热利水、止咳平喘、祛脂降压、散结抗癌等功效。对于瘿瘤、咳喘、水肿、"三高"、冠心病、肥胖病有一定的食疗作用。

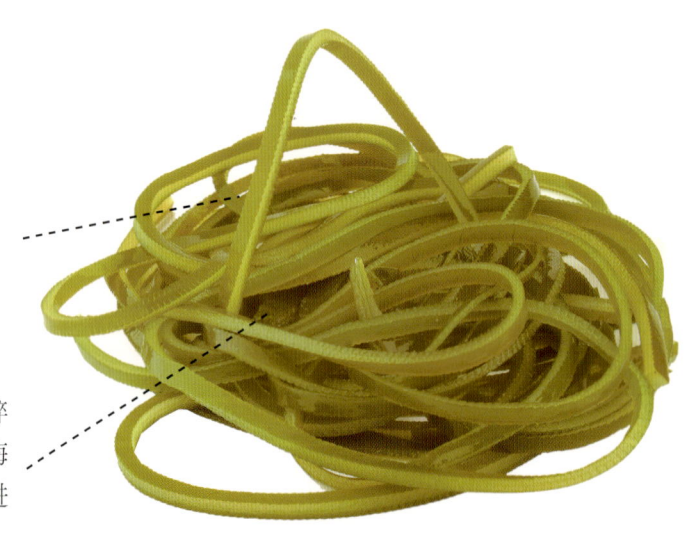

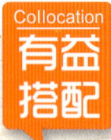 有益搭配 Collocation

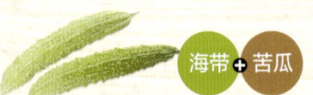 海带+苦瓜

苦瓜可保护心肌细胞、改善血液循环，还可增加胰岛素的敏感性、有效降"三高"，搭配海带食用，效果更佳。

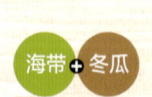 海带+冬瓜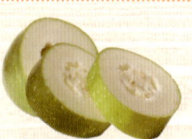

冬瓜具有清热解毒、利水消肿、减肥美容的功效。搭配海带食用，能降压降糖、缓解水肿、减少体内脂肪沉积。

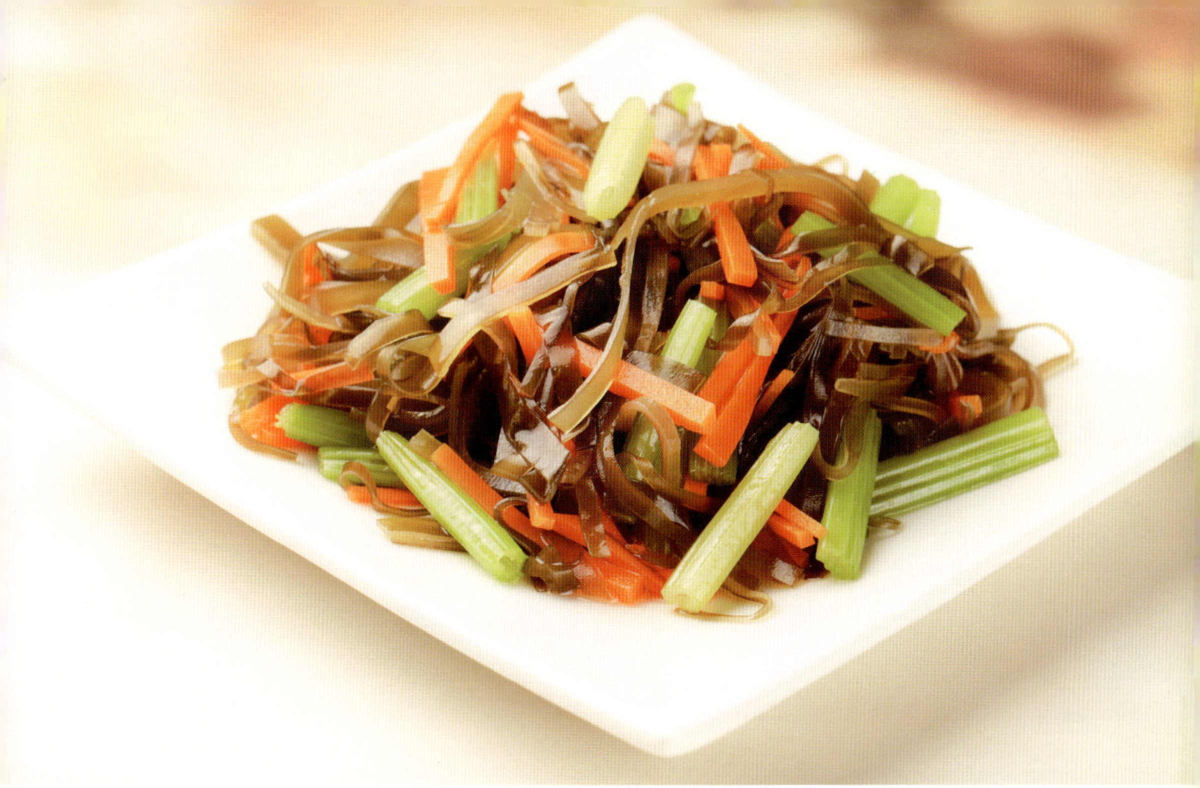

芹菜拌海带丝

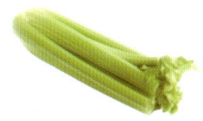

原料 ● READY

水发海带100克，芹菜梗85克，胡萝卜35克

调料

盐3克，芝麻油5毫升，凉拌醋10毫升，食用油少许

做法 ● HOW TO MAKE

1 洗好的海带、胡萝卜切成丝；芹菜梗切成小段。

2 锅中注水烧开，加入1克盐、食用油，倒入海带丝、胡萝卜丝、芹菜梗，搅拌匀，焯2分钟后捞出，沥干水分，待用。

3 把焯过的食材装入碗中，加入2克盐，倒入凉拌醋，淋入芝麻油。

4 快速搅拌均匀，装入盘中即可。

Analysis 专家解析

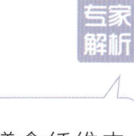

本品膳食纤维丰富，可促进人体脂肪、糖类的代谢，还可增强血管壁的弹性和致密性，对“三高”患者有益。

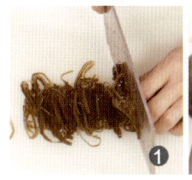

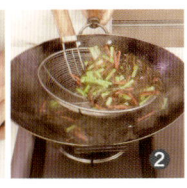

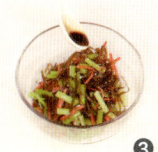

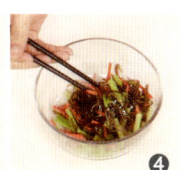

鸽肉

一『高』二『低』，降『三高』

每日用量 100克左右

降"三高"功效

鸽肉属高蛋白、低脂肪、低热量食物，适合糖尿病患者食用，能促进血液循环、帮助人体很好地利用胆固醇、防止动脉硬化，对降低血压、血脂有一定的疗效。

食疗作用

鸽肉具有壮体补肾、健脑提神、养颜美容等功效。对于体虚病弱、高血压、高血脂、高血糖、动脉硬化等病症有一定的食疗作用。

性味
性平，味咸。

归经
入肝、肾经。

营养成分
蛋白质、脂肪、糖类、维生素A、维生素E、镁、钙、锌、硒等。

温馨提示
以无鸽痘，皮肤无红色充血痕迹，肌肉有弹性，经指压后凹陷部位立刻恢复原位，表皮和肌肉切面有光泽者为佳；性欲旺盛、肾衰竭者应尽量少食或不食。

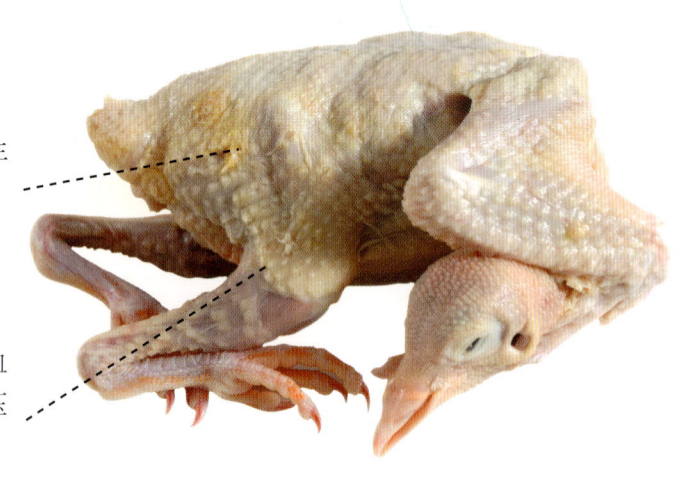

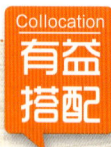
有益搭配 Collocation

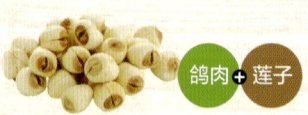

鸽肉 + 莲子

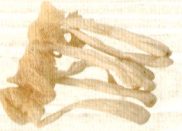

鸽肉 + 竹荪

鸽肉与莲子搭配食用，有助于控制"三高"，还能帮助"三高"患者改善睡眠状况、降低并发症的发病率。

鸽肉与竹荪搭配食用，具有滋阴补肾的作用，能缓解"三高"及其引起的潮热、目赤肿痛、耳鸣等病症。

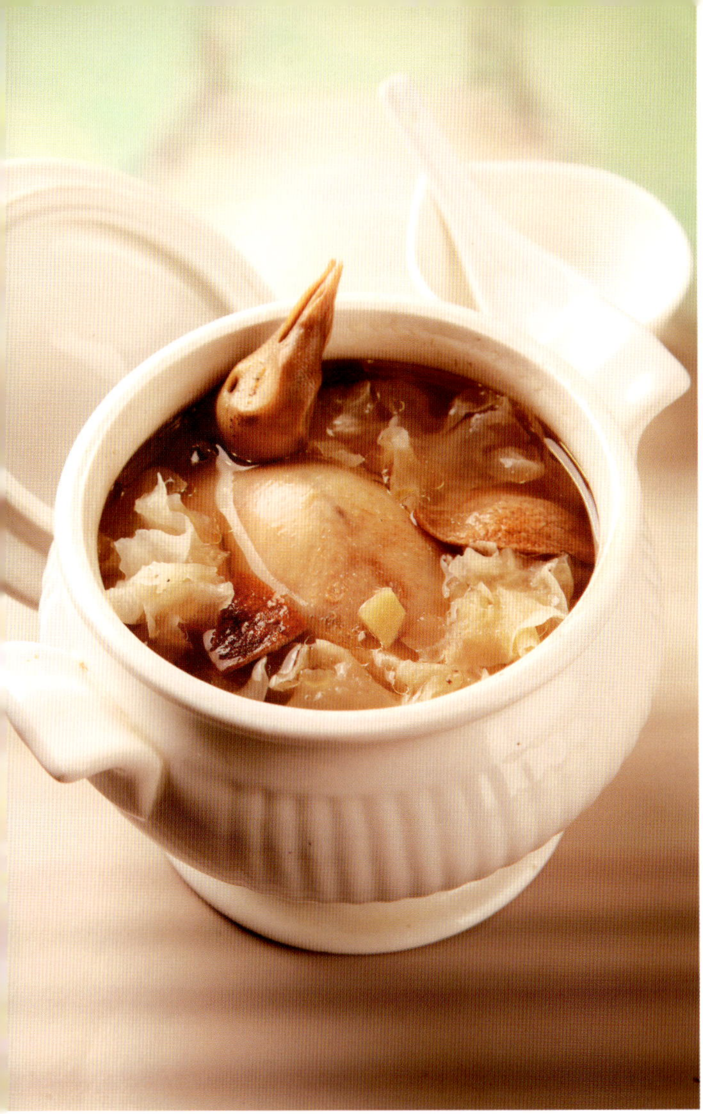

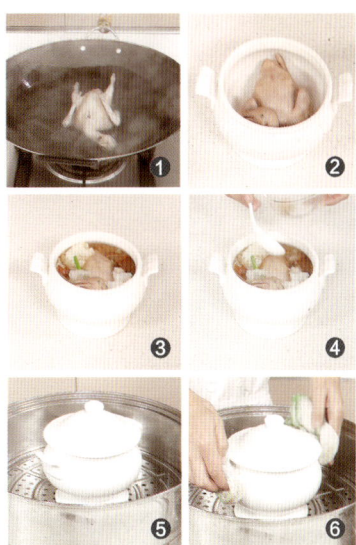

陈皮银耳炖鸽肉

原料 • READY

乳鸽600克，水发银耳5克，水发陈皮2克，高汤300毫升，姜片、葱段各少许

调料

盐3克，料酒适量

做法 • HOW TO MAKE

1 锅中注入适量清水，大火烧开，倒入处理好的鸽肉，略煮一会儿。

2 捞出煮好的鸽肉，放入炖盅里。

3 加入备好的姜片、葱段、银耳、陈皮，倒入高汤。

4 加入盐、料酒，盖上盖，待用。

5 蒸锅中注入适量清水，大火烧开，放入炖盅，盖上盖，炖2小时至食材熟透。

6 取出炖盅，揭盖，待稍微放凉后即可食用。

Analysis 专家解析

本品营养丰富，具有补中益气、补肾养肝的作用，适合饮食欠佳、体虚的“三高”患者食用。

每日用量
100克左右

乌鸡

双A抑"三高"

降"三高"功效

乌鸡在营养学上的最大特点是皮、肉、骨头、血和蛋，都含有DHA（二十二碳六烯酸）、EPA（二十碳五烯酸）和维生素，对于抑制和改善"三高"症状有很好的作用，丰富的优质蛋白容易被人体吸收，有良好的滋补作用，尤其适合体虚的"三高"患者食用。

食疗作用

乌鸡具有补气养血、调经止带、退热补虚等功效。对于"三高"、气血两虚、身体瘦弱、腰膝酸软、月经不调、崩漏、带下等病症有一定的食疗作用。

性味
性平，味甘。

归经
入肝、肾经。

营养成分
氨基酸、铁、磷、钙、锌、镁、维生素B_1、维生素E、烟酸等。

温馨提示
新鲜的乌鸡鸡嘴干燥、富有光泽，口腔黏液呈灰白色，洁净没有异味；将乌鸡连骨砸碎熬汤，滋补效果最佳，炖煮时不要用高压锅，使用砂锅文火慢炖最好。

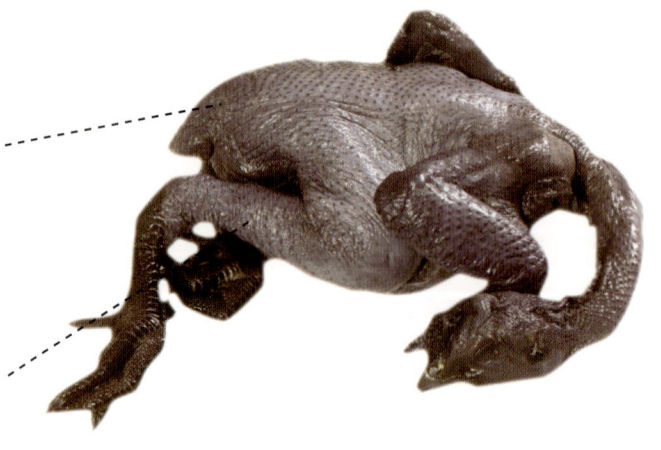

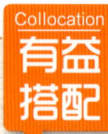
Collocation 有益搭配

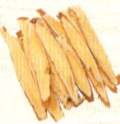

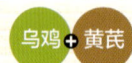
乌鸡+黄芪

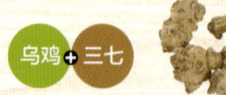
乌鸡+三七

乌鸡搭配黄芪炖汤食用，有活血化瘀、补气健脾的功效，同时还能改善冠脉流量和心脏功能，对"三高"患者有益。

乌鸡搭配三七炖汤食用，可补虚、活血，能预防动脉硬化，降低血压、血脂、血糖，尤其适合体虚的"三高"患者。

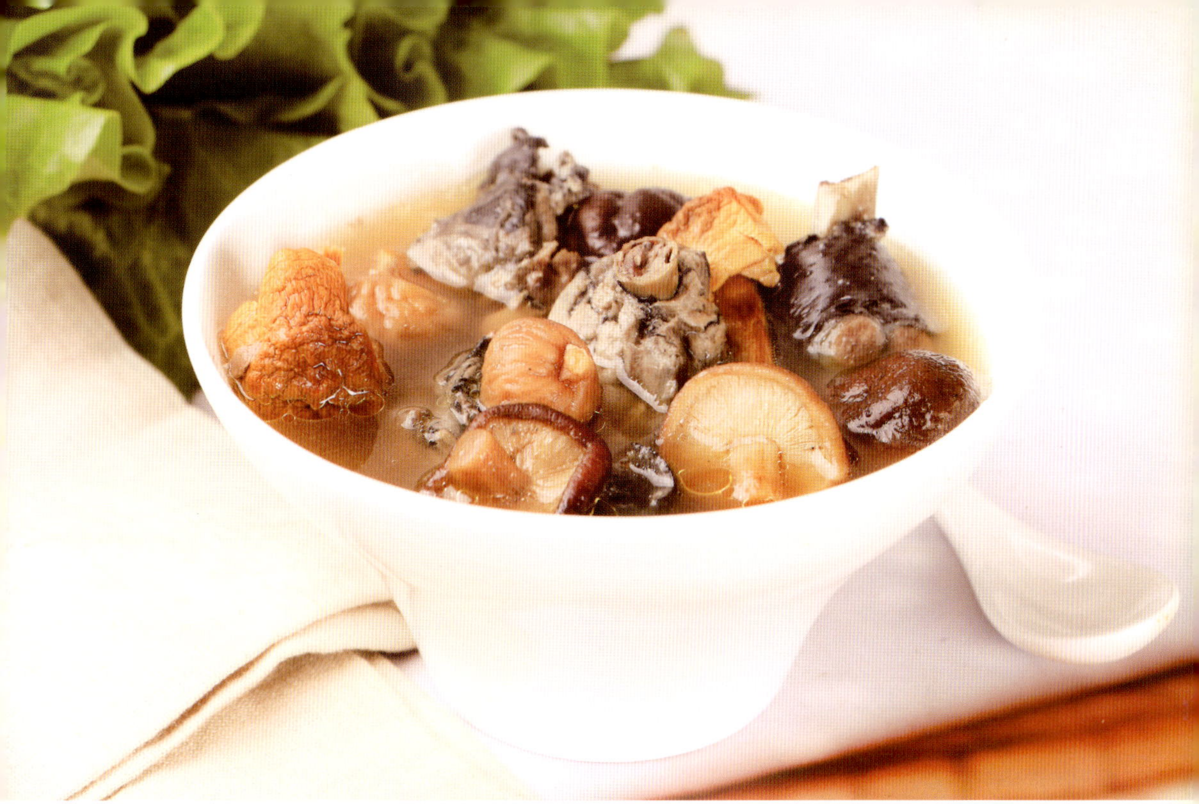

蘑菇炖乌鸡

原料 ● READY

乌鸡块500克，水发姬松茸60克，水发香菇50克，姜片少许

调料
盐3克

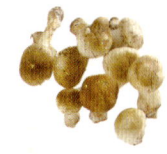

做法 ● HOW TO MAKE

1. 洗好的姬松茸去掉柄部。
2. 锅中注入适量清水烧开，放入乌鸡块，余去血水后捞出，沥干水分，待用。
3. 砂锅注入适量清水，倒入乌鸡块、姬松茸、香菇、姜片，搅匀。
4. 加盖，大火煮开后用小火炖2小时，食材熟后放入盐，拌匀调味，盛出即可。

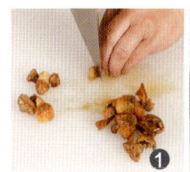 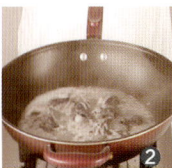 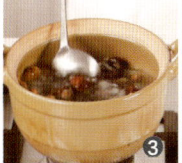 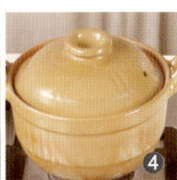

专家解析 Analysis

本品可强身健体、溶解胆固醇、防治动脉粥样硬化，从而降脂、降压、降糖，体虚的"三高"患者可适当食用。

第四节 水果、干果怎么吃

每日用量 1个

苹果
软化血管，调血糖

性味
性凉，味甘、微酸。

归经
入脾、肺经。

营养成分
胡萝卜素、糖类、维生素、膳食纤维、烟酸、脂肪、铁、钾、磷、钙、镁、钠等。

温馨提示
苹果应挑个头适中、果皮光洁、颜色艳丽的，放在阴凉处可以保持7~10天；脾胃虚寒者不宜常食，糖尿病患者可适量食用。

降"三高"功效

苹果中富含钾，能促进钠从尿液排出，防止水钠潴留，使血压下降；大量的果胶、维生素C可以降低胆固醇的含量，软化血管，预防动脉硬化；苹果还含有丰富的铬，能提高糖尿病人对胰岛素的敏感性；苹果酸可以稳定血糖，预防老年性糖尿病。

食疗作用

苹果具有生津止渴、润肺除烦、健脾益胃、养心益气、润肠、止泻、解暑、醒酒等功效。对于"三高"、慢性胃炎、消化不良、便秘、癌症、贫血等病症有一定的食疗作用。

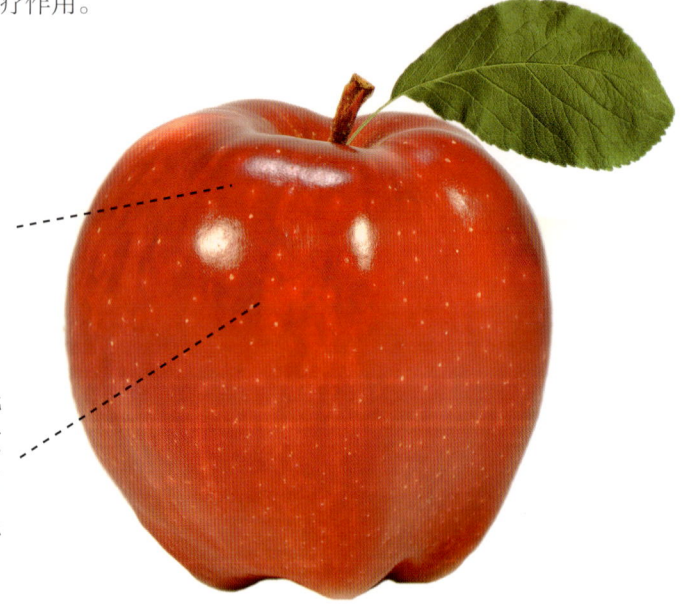

Collocation 有益搭配

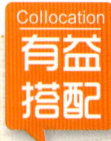 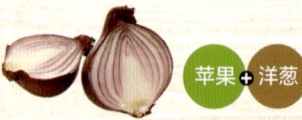 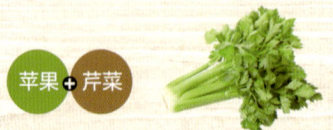

洋葱含有前列腺素A，能减少外周血管阻力、降低血液黏稠度，和苹果搭配食用，降"三高"效果更佳。

芹菜可清热生津，含有丰富的膳食纤维，搭配果胶丰富的苹果食用，可降脂、降压、降糖，缓解便秘。

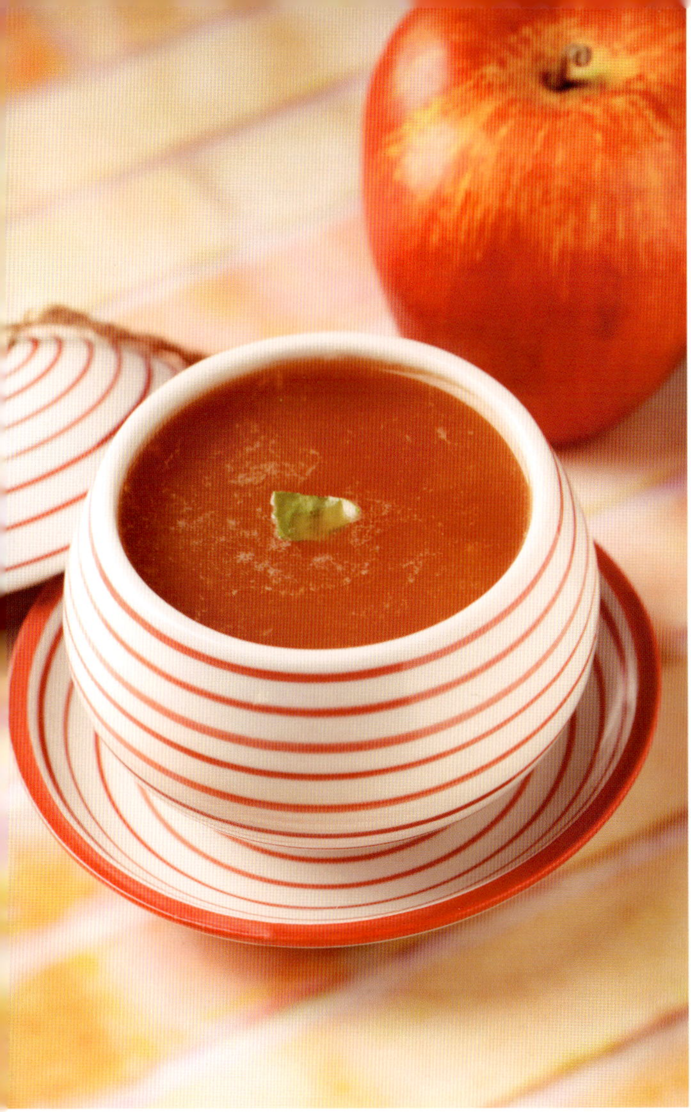

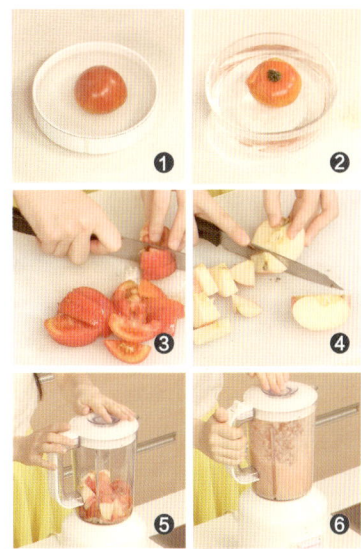

西红柿苹果汁

原料 • READY

西红柿120克，苹果95克

做法 • HOW TO MAKE

1 将洗净的西红柿放入碗中，注入适量的开水，烫一会儿。

2 至西红柿表皮皴裂后捞出，放入凉水中，待用。

3 把放凉的西红柿剥除果皮，再将果肉切小块。

4 洗净的苹果切小块。

5 取备好的榨汁机，倒入切好的苹果、西红柿，加盖。

6 选择“榨汁”功能，榨出蔬果汁，断电后倒出蔬果汁，装入杯中即可。

Analysis 专家解析

本品有强力的抗氧化作用，可清除自由基、有效降脂降压；富含的番茄碱能有效降低血糖，且脂肪、热量都很低，适合“三高”患者食用。

每日用量 80~100克

草莓
改善循环系统功能

降"三高"功效
花青素能增强血管弹性、改善循环系统功能，从而降低血压、血脂，多吃富含花青素的草莓，对于高血压、高血脂患者大有益处；草莓中还含有丰富的维生素和矿物质，有辅助降低血糖的作用，而且草莓含热量较低，可防治餐后血糖迅速上升，且不会增加胰腺的负担。

食疗作用
草莓具有润肺生津、清热解毒、健脾解酒、补血益气等功效。对于高血压、动脉粥样硬化、高脂血症、糖尿病、冠心病、贫血症、白血病、痔疮等病症有一定的食疗作用。

性味
性凉，味甘、酸。

归经
入肺、脾经。

营养成分
蛋白质、维生素、柠檬酸、苹果酸、水杨酸、钙、磷、铁、钾、锌、铬等。

温馨提示
挑选草莓的时候应该尽量挑选色泽鲜亮、有光泽、结实、手感较硬者，太大、过于水灵的草莓不宜购买；脾胃虚弱、胃寒腹泻者及孕妇不宜常食。

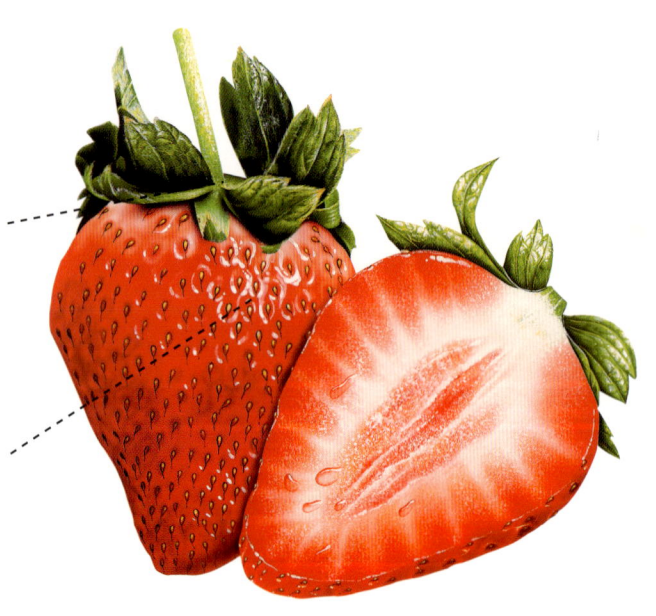

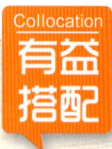
Collocation 有益搭配

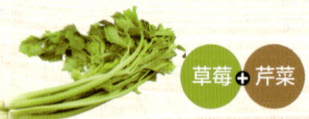
草莓+芹菜

芹菜可清热生津，搭配草莓食用，可降压利尿、降糖消脂，缓解"三高"及其引起的便秘、水肿等病症。

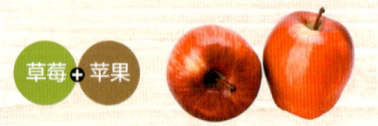
草莓+苹果

草莓搭配苹果榨汁食用，可改善循环系统功能、降压、降脂、提高糖尿病人对胰岛素的敏感性，但应适量食用。

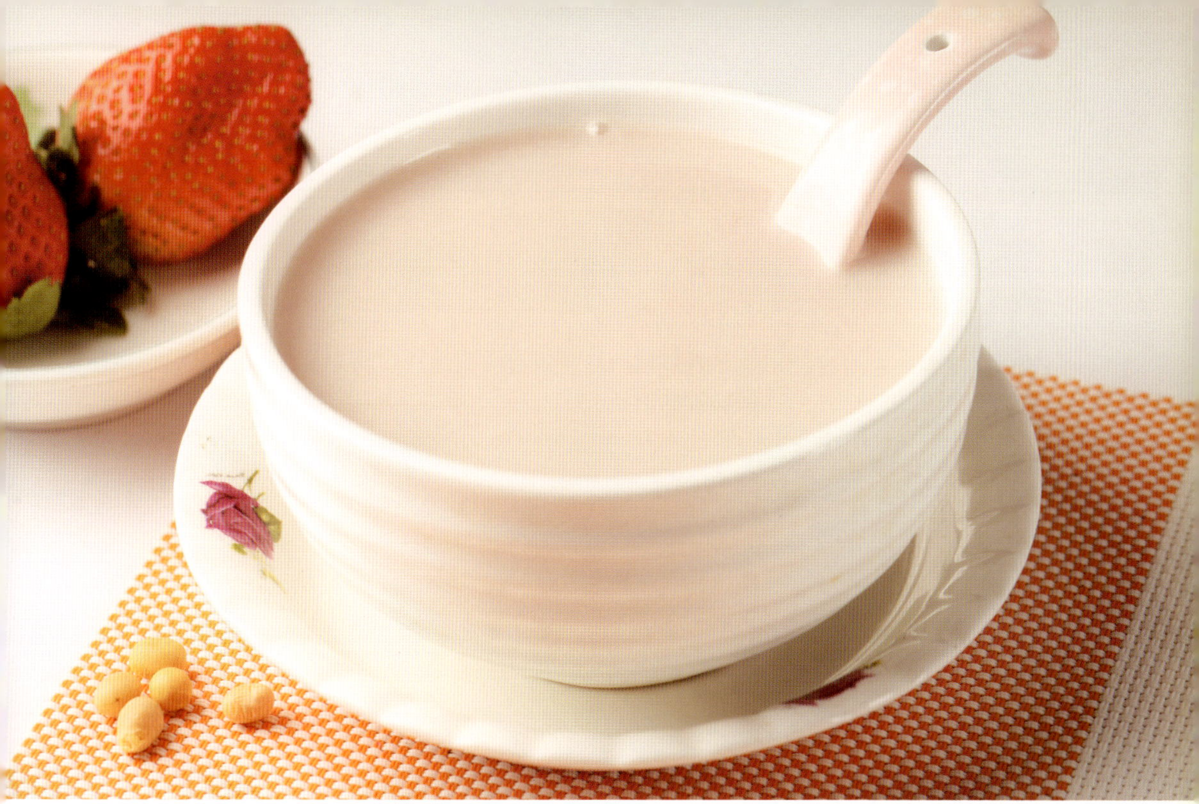

草莓豆浆

原料 • READY

水发黄豆60克，草莓50克

做法 • HOW TO MAKE

1 将已浸泡8小时的黄豆倒入碗中，加入适量清水，用手搓洗干净，备用。

2 将洗好的黄豆倒入滤网，沥干水分，备用。

3 豆浆机中放入黄豆、草莓，注入适量清水，至水位线即可。

4 盖上豆浆机机头，选择“五谷”程序，再选择“开始”键，开始打浆，待豆浆机运转约15分钟，即成豆浆。

5 将豆浆机断电，取下机头，把煮好的豆浆倒入滤网，滤取豆浆，倒入碗中，用汤匙捞去浮沫，待稍微放凉后即可饮用。

Analysis 专家解析

本品富含维生素A、维生素C、蛋白质等营养成分，具有促进代谢、调节循环、美容等功效，适合“三高”患者食用。

1

2

3

4

5

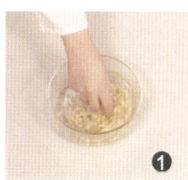

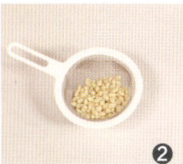

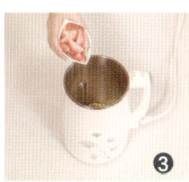

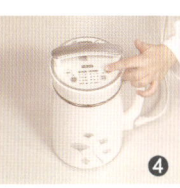

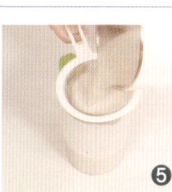

每日用量 1个

木瓜

促进人体血液循环

降"三高"功效

木瓜中富含一种活性物质——齐墩果酸,能促进人体血液循环,有效地降低血脂、软化血管,预防动脉粥样硬化,尤其适合糖尿病合并高血压、高血脂、动脉硬化以及肥胖症等患者食用。

食疗作用

木瓜具有养血通乳、生津止渴、消食驱虫、清热祛风等功效。对于高血压、高血脂、糖尿病、便秘、消化不良、胃炎、水肿、肢节麻木等病症有一定的食疗作用。

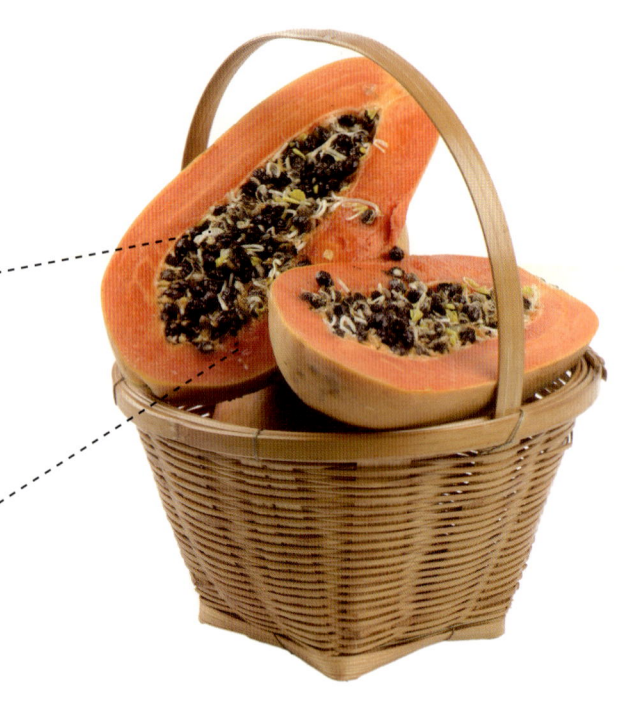

性味
性温,味甘。

归经
入心、肺、肝经。

营养成分
糖类、脂肪、蛋白质、纤维素、维生素C、维生素E、镁、钙、锌、硒等。

温馨提示
木瓜含有的番木瓜碱对人体微有毒性,每次食用不宜过多;体质虚弱、脾胃虚寒者不宜食用冰冻后的木瓜;孕妇及伤食脾胃未虚、积滞多者不宜食用。

Collocation 有益搭配

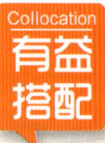 

玉米可降低餐后血糖水平,降低血清胆固醇、血压,搭配木瓜食用,效果更佳,还能缓解便秘。

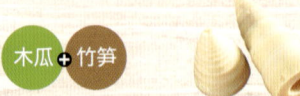

竹笋是高蛋白、低糖、低脂肪、多纤维的食物,搭配木瓜食用,可有效降"三高",缓解其引起的不适。

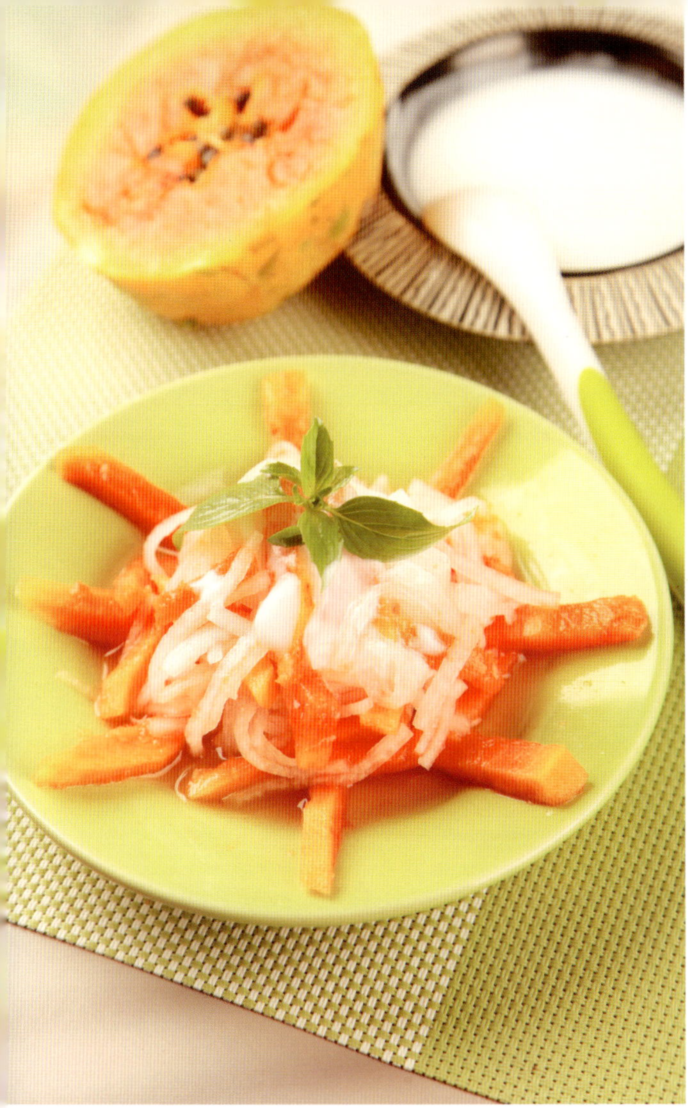

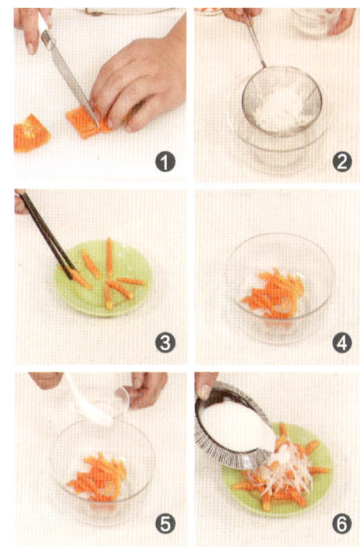

木瓜白萝卜丝沙拉

原料 ● READY

木瓜、白萝卜各70克，无糖酸奶50克

调料

白醋5毫升，盐2克

做法 ● HOW TO MAKE

1 洗好去皮的木瓜去籽，切成粗条，将部分切成丝；白萝卜切细丝，待用。

2 取一个碗，倒入萝卜丝，加入盐，搅拌匀，腌渍10分钟后捞出，压去多余的水分，装入碗中。

3 将木瓜条摆入盘中，待用。

4 将木瓜丝放入萝卜丝中，搅拌均匀。

5 加入白醋，搅匀调味。

6 将拌好的食材装入盘中，倒入备好的酸奶即可。

Analysis 专家解析

本品可软化血管、补中益气、有效降脂降压、促进人体脂肪及糖类代谢，还能增加饱腹感，适合“三高”患者食用。

每日用量 1个

桃子
减少热量吸收

降"三高"功效

桃子中含有丰富的钾元素,可以帮助体内排出多余的盐分,有辅助降低血压的作用;桃子中富含膳食纤维,而膳食纤维能占据胃的空间,加速胃肠道的蠕动,降低血脂,减少人体对热量的吸收;桃子还富含果胶,能推迟食物排空的时间,延缓人体对糖分的吸收。

食疗作用

桃子具有补中益气、养阴生津、润肠通便等功效。对于"三高"、气血两亏、面黄肌瘦、心悸气短、便秘、闭经、瘀血肿痛等病症有一定的食疗作用。

性味
性温,味甘、酸。

归经
入肝、大肠经。

营养成分
蛋白质、膳食纤维、维生素C、维生素E、镁、钙、铁、锌等。

温馨提示
好的桃子果体大,果色鲜亮,形状端正,外皮无伤、无虫蛀斑,成熟时果皮多为黄白色;内热生疮、毛囊炎、痈疖、面部痤疮者不宜食用,糖尿病者适量食用。

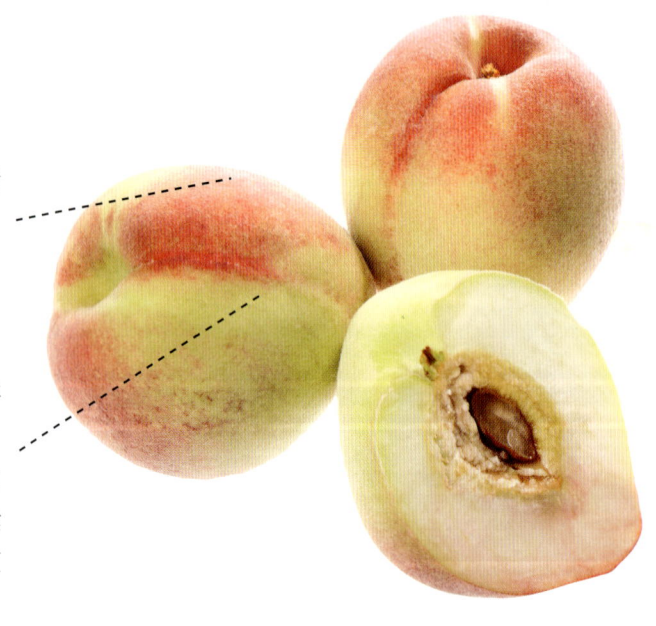

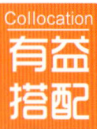 Collocation 有益搭配

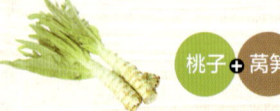 桃子+莴笋

桃子搭配莴笋榨汁饮用,其中大量的膳食纤维和维生素,能够促进肠胃蠕动、延缓人体对脂肪和糖分的吸收。

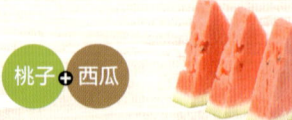 桃子+西瓜

西瓜可清热生津、平衡血压、缓解糖尿病引起的口干,还能减肥降脂、防治热结便秘,搭配桃子食用,效果更佳。

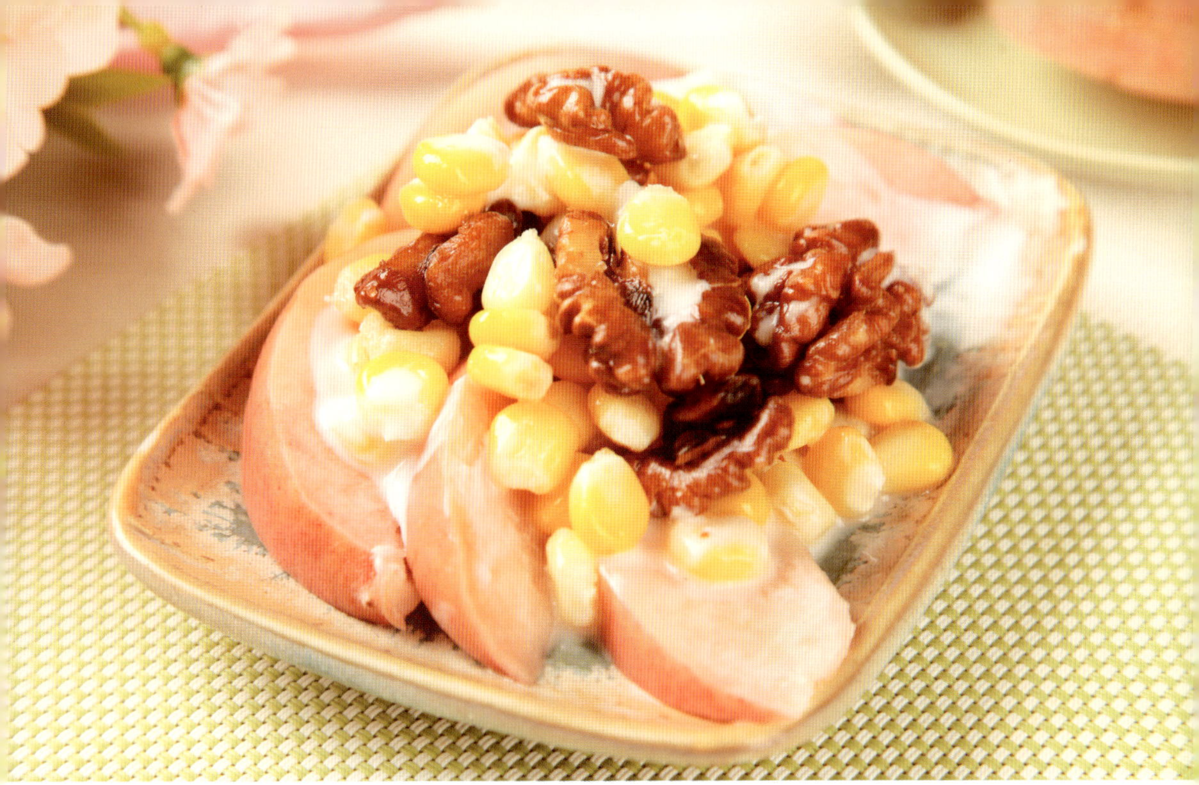

玉米双桃沙拉

 原料 • READY

水蜜桃肉65克，玉米粒40克，核桃仁25克，无糖酸奶20克

调料
盐2克，食用油适量

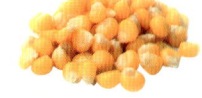

 做法 • HOW TO MAKE

1. 将备好的水蜜桃肉切开，再切小瓣，摆入盘中，待用。
2. 锅中注入适量清水烧开，倒入洗净的玉米粒，焯至断生后捞出，沥干水分，待用。
3. 热锅注油，倒入核桃仁，中小火炸出香味后捞出，待用。
4. 取一大碗，倒入核桃仁、玉米粒，加入盐，搅匀后铺于桃肉上，浇上备好的酸奶即可。

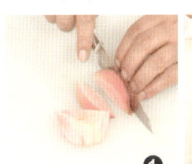 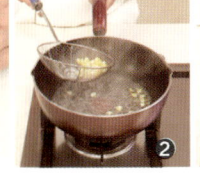 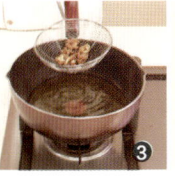 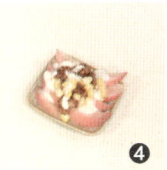

❶ ❷ ❸ ❹

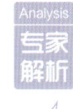

专家解析 Analysis

本品含有蛋白质、粗纤维、胡萝卜素、钙等营养成分，可促进人体脂肪、糖类代谢，防止水钠潴留，适合"三高"患者食用。

每日用量
5颗左右

板栗
维护血管正常功能

降"三高"功效

板栗富含维生素C、钾等营养成分，可促进体内钠盐排出、维护血管正常功能、降低血脂；大量的膳食纤维容易吸收水分，使胃内食物容积增大，食后易有饱胀感，延缓了对葡萄糖的吸收，促进胰岛素与胰岛素受体的结合，使葡萄糖代谢加强，维持血糖的稳定。

食疗作用

板栗具有补肾强骨、健脾养胃、活血止血等功效。对于"三高"、气管炎、痰喘咳嗽、肾虚尿频、腰膝酸软、腿脚无力等病症有一定的食疗作用。

性味
性温，味甘。

归经
入脾、胃、肾经。

营养成分
蛋白质、纤维素、维生素C、维生素E、胡萝卜素、钙、铁、锌等。

温馨提示
外壳鲜红，带褐、紫、赭等色，颗粒光泽的板栗品质一般较好；便秘以及经常腹胀者不宜常食，孕产妇、儿童不宜常食。

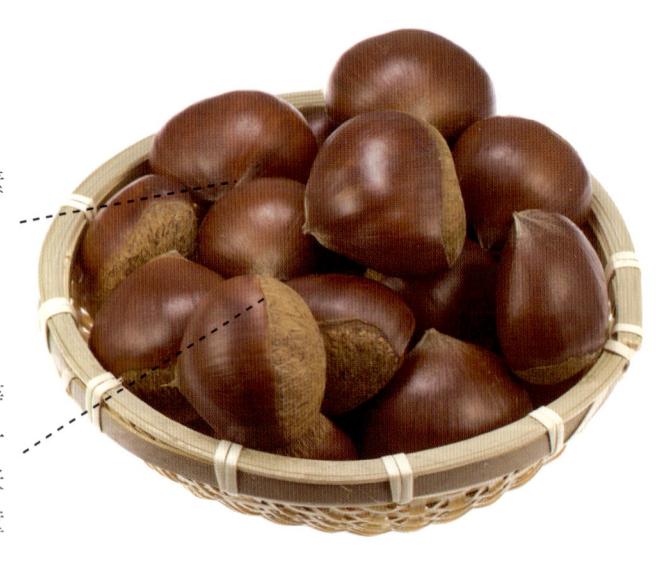

Collocation 有益搭配

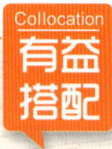  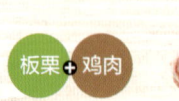 

白菜的含糖量低，且含有较多的维生素C，常食可软化血管，搭配板栗食用，可补肾益气，对"三高"患者有益。

鸡肉含有丰富的优质蛋白，且容易被人体吸收，可补虚益气，搭配板栗食用，尤其适合久病体虚的"三高"患者。

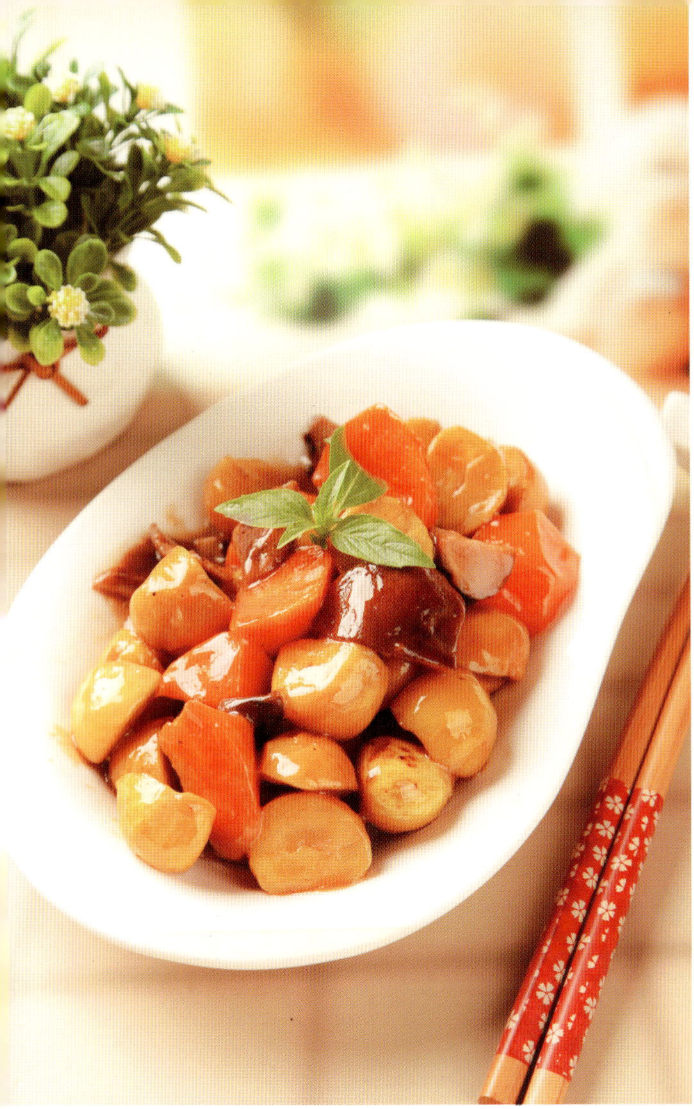

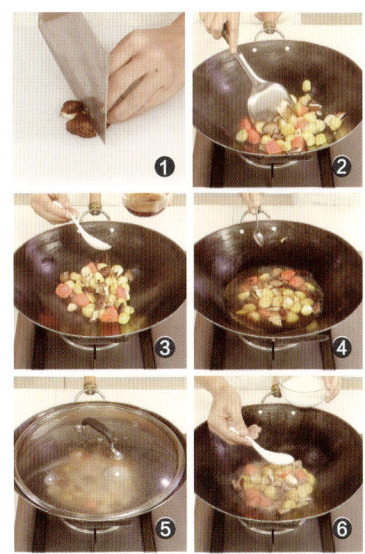

板栗焖香菇

原料 • READY

去皮板栗200克，鲜香菇40克，去皮胡萝卜50克

调料

盐1克，生抽、料酒、水淀粉各5毫升，食用油适量

做法 • HOW TO MAKE

1 洗好的香菇切十字刀，切成小块状；洗净的板栗对半切开；胡萝卜切滚刀块。

2 用油起锅，倒入切好的板栗、香菇、胡萝卜，翻炒一会儿，至食材均匀。

3 加入生抽、料酒，炒匀。

4 注入200毫升左右的清水，加入盐，充分拌匀。

5 加盖，用大火煮开后转小火焖15分钟使其入味。

6 揭盖，用水淀粉勾芡，关火后盛出菜肴，装盘即可。

Analysis 专家解析

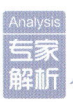

本品具有高蛋白、低脂肪的特点，易消化，可预防便秘、滋补肝肾、提高人体抵抗力，但是高胆固醇、糖尿病患者不宜过多食用。

每日用量 40克左右

花生 富含不饱和脂肪酸

性味
性平，味甘。

归经
入脾、肺经。

降"三高"功效

花生中的不饱和脂肪酸有降低胆固醇的作用；含有的一种生物活性物质——白藜芦醇，可降低血小板聚集、预防和辅助治疗心脑血管疾病；所含的花生四烯酸能增强胰岛素的敏感性，有利于降低血糖；而且花生含糖量少，适合2型糖尿病患者食用，也能有效预防糖尿病并发症的发病率。

食疗作用

花生具有醒脾和胃、润肺化痰等功效。对于"三高"、燥咳少痰、产妇乳少、大便燥结等病症有一定的食疗作用。

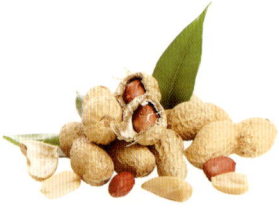

温馨提示：胆囊炎、慢性胃炎、骨折、慢性肠炎、脾虚便溏者忌食花生。

乌醋花生木耳

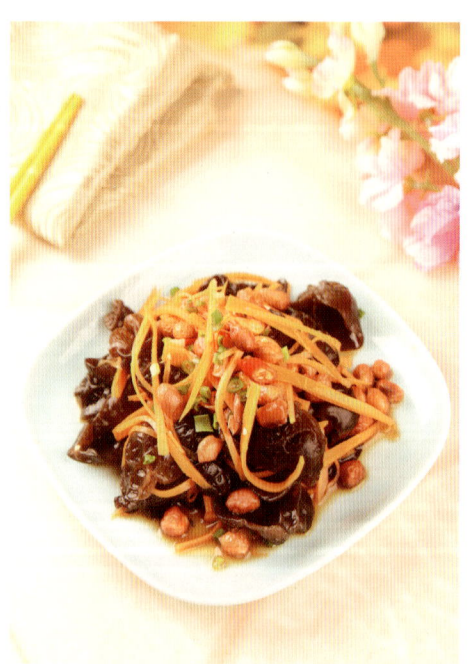

原料 ● READY
花生米100克，水发木耳150克，去皮胡萝卜80克，葱花8克

调料
乌醋5毫升

做法 ● HOW TO MAKE

1 洗净的胡萝卜切片，改切丝。
2 锅中注水烧开，倒入胡萝卜丝、木耳，焯至断生后捞出，放入凉水中待用。
3 捞出凉水中的胡萝卜和木耳装在碗中，加入花生米，放入乌醋，拌匀。
4 将拌好的凉菜装在盘中，撒上葱花点缀即可。

第3章

38种药材、中成药
——降"三高"的国粹

从表面上看，高血压、高血糖和高血脂是三类"单独"的疾病，有着"各自不同"的发病机制和病理变化。然而，从实质上分析，这三种病实际上是一个整体，患有其中一种疾病者，患其他疾病的风险会增大很多倍。无论您现阶段处于"几高"状态，都不可掉以轻心，跟随本章的脚步，了解降"三高"的药材、中成药，以此辅助调理病症，缓解病痛，走进健康生活。

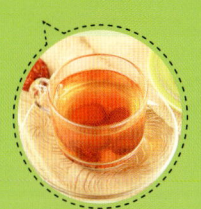

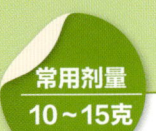
常用剂量 10～15克

第一节 降"三高"药材

菊花

清肝明目，散风热

降"三高"原理

菊花水煎剂能起到加速胆固醇代谢的作用，提取物能保持血清总胆固醇基本不变、抑制血胆固醇和三酰甘油升高、明显扩张冠状动脉、增加血流量、加强心肌收缩、有效降压降脂，其所含的化学物质还可抑制诱发糖尿病眼病与神经损伤的酶的活性。

功效主治

菊花具有散风清热、平肝明目、镇静等功效。对于"三高"、风热感冒、头痛、眩晕、目赤肿痛等病症有一定的食疗作用。

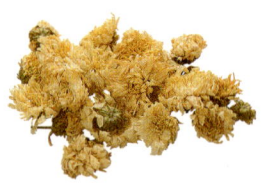

性味
性微寒，味甘、苦。

归经
入肺、肝经。

药用贴士 疏散风热宜用黄菊花，清肝明目宜用白菊花；气虚胃寒、食少泄泻者宜少用。

菊花养生茶

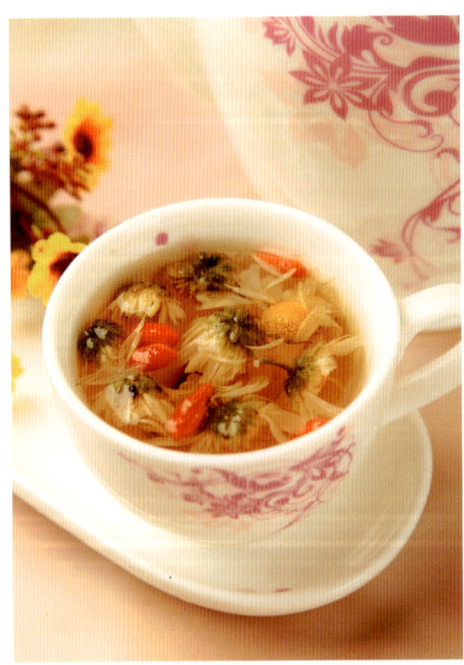

🫛 **原料 • READY**
菊花3克，枸杞5克

🍲 **做法 • HOW TO MAKE**

1. 砂锅中注入适量清水烧开，倒入洗净的菊花，搅拌匀。
2. 盖上盖，煮沸后用小火煮约10分钟，至其散发出香味。
3. 揭盖，撒上洗净的枸杞，搅拌匀，盖好盖，用小火续煮约3分钟，至其析出有效物质。
4. 揭开盖，搅拌片刻，盛出煮好的菊花茶，装入茶杯中即成。

常用剂量 10~15克

山楂

行气散瘀，消积滞

降"三高"原理

山楂中含有解酯酶、维生素C、胡萝卜素、黄糖类物质等，既可解油腻，还能促进肉食消化，有助于糖尿病患者体内的胆固醇转化，降糖降脂两不误。山楂还能预防高血压以及糖尿病性脑血管疾病。

功效主治

山楂具有消食化积、行气散瘀、收敛止泻等功效。对于"三高"、肉食积滞、胃脘胀满、泻痢腹痛、瘀血经闭、产后瘀阻腹痛等病症有一定的食疗作用。

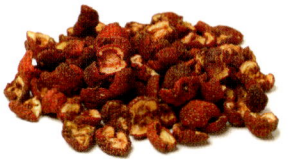

性味 性微温，味酸、甘。

归经 入脾、胃、肝经。

药用贴士 胃及十二指肠溃疡、胃酸过多、脾胃虚弱、气虚便溏者及儿童、孕妇不宜食用。

菊普山楂饮

 原料 ● READY

杭白菊5克，山楂干10克，普洱茶15克

 做法 ● HOW TO MAKE

1. 取一碗清水，放入山楂干，清洗干净后捞出，沥干水分，放入盘中，待用。
2. 将汤锅置于灶台上，放入备好的山楂干、杭白菊、普洱茶，注入适量的清水，静置约1小时。
3. 开大火，煮至沸，再用小火续煮约15分钟，至材料析出有效成分。
4. 关火后盛出煮好的药茶，装入杯中即成。

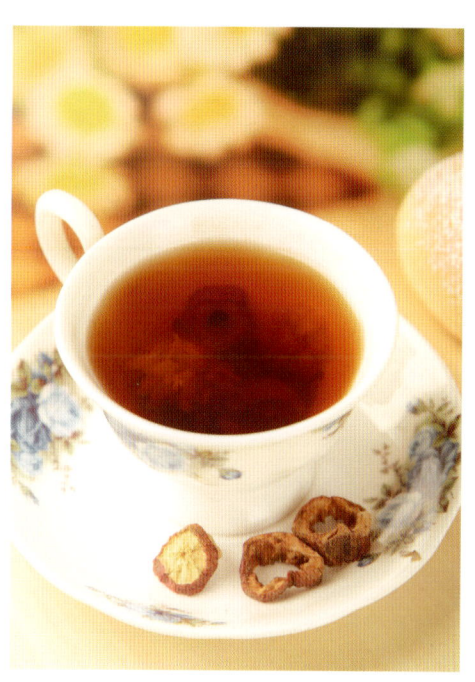

常用剂量 15~30克

山药

补肺,健脾,益胃

降"三高"原理

山药含有大量的黏液蛋白、维生素及微量元素,能降低血糖、有效阻止血脂在血管壁的沉淀、预防心脑血管疾病,还可以防治人体脂质代谢异常、有效防治"三高"。

功效主治

山药具有补脾养胃、生津益肺、补肾涩精、聪耳明目、健脾止泻等功效。对于"三高"、营养不良、久泻不止、小儿疳积、肺虚喘咳、肾虚遗精、带下、尿频等病症有一定的食疗作用。

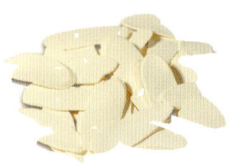

性味
性平,味甘。

归经
入肺、脾、肾经。

药用贴士 服用山药时,不可与碱性药物(如胃乳片)同用;感冒、发热者不宜服用山药。

山药莲香豆浆

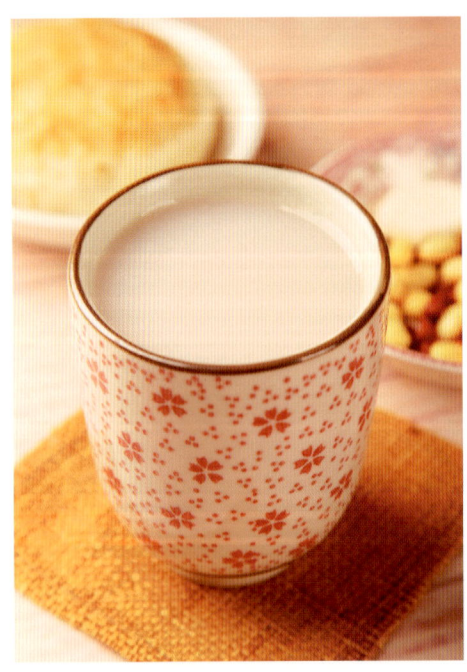

原料 ● READY
山药20克,莲子15克,水发黄豆45克,水发红豆40克

做法 ● HOW TO MAKE

1. 将已浸泡8小时的黄豆倒入碗中,再放入已浸泡6小时的红豆,加入适量清水,用手搓洗干净后倒入滤网,沥干水分。
2. 把洗好的材料倒入豆浆机中,放入莲子、山药,注入适量清水,至水位线即可。
3. 盖上豆浆机机头,选择"五谷"程序,再选择"开始"键,开始打浆,待豆浆机运转约15分钟,即成豆浆。
4. 将豆浆机断电,取下机头,滤取豆浆,倒入杯中,待稍微放凉后即可饮用。

常用剂量 10～30克

枸杞

养肝明目，润肺肾

降"三高"原理

枸杞能促进肝细胞再生，改善造血功能，提高巨噬细胞的吞噬能力，增强血清溶菌酶的作用，降低血压、胆固醇，防止动脉硬化；丰富的枸杞多糖，能增加糖尿病患者胰岛素的敏感性、降低血糖水平，尤其适合2型糖尿病患者食用，对糖尿病引起的视网膜炎并发症有良好的防治效果。

功效主治

枸杞具有滋肾润肺、补肝明目等功效。对于"三高"、腰膝酸软、头晕目眩等病症有一定的食疗作用。

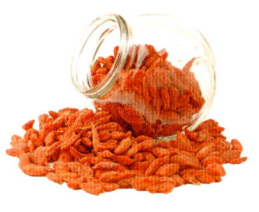

性味 性平，味甘。

归经 入肝、肾经。

药用贴士 枸杞煮汤时宜后放入，以免枸杞煮得太烂，影响汤色美观，同时可以防止营养成分流失。

菊花枸杞茶

 原料●READY

枸杞6克，菊花5克

 做法●HOW TO MAKE

1. 将枸杞、菊花放入清水中淘洗干净。
2. 将砂锅中注入适量的清水，大火烧开，放入洗好的枸杞、菊花。
3. 盖上盖，用小火煮5分钟，至其析出有效成分。
4. 揭盖，搅拌匀，把煮好的茶水盛出，待稍凉后即可饮用。

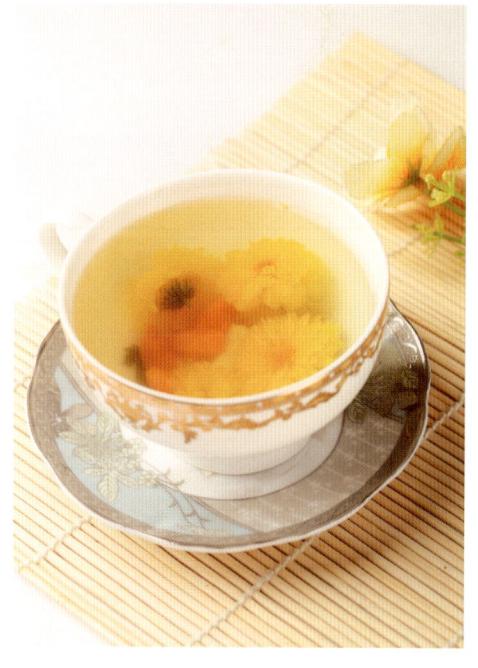

金银花

清热解毒，散风热

常用剂量 6~15克

性味
性寒，味甘。

归经
入肺、胃经。

降"三高"原理

金银花含有丰富的绿原酸、木犀草素苷等药理活性成分，不但能够修复损伤的胰腺β细胞、改善机体的胰岛素抵抗、激活受体、增强受体对胰岛素的敏感性，还能护肝、抑制肠道吸收胆固醇，从而达到降低"三高"的功效。

功效主治

金银花具有清热解毒、疏散风热等功效。对于"三高"、外感风热、温病初起、热毒血痢、痈疡、肿毒、瘰疬、痔漏等病症有一定的食疗作用。

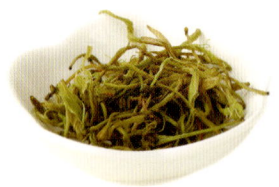

药用贴士 将金银花与玉米须煎汤去渣饮用，可清热利尿、降压、降糖、降脂，但脾胃虚寒者应慎用。

桑菊金银花山楂茶

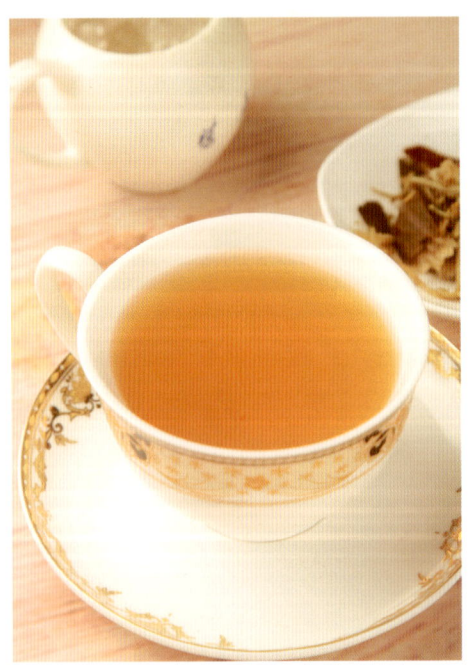

原料 ● READY

桑叶7克，山楂干15克，菊花、金银花各少许

做法 ● HOW TO MAKE

1. 砂锅中注入适量的清水，大火烧热。
2. 倒入备好的桑叶、山楂干，放入菊花、金银花，搅拌均匀。
3. 盖上锅盖，烧开后用小火煮约20分钟至药材析出有效成分。
4. 揭开锅盖，持续搅拌一会儿，关火后盛出煮好的药茶，滤入杯中即可。

黄芪

补中益气，体不虚

常用剂量 9~30克

降"三高"原理

黄芪含有γ-氨基丁酸和黄芪皂苷甲，可直接扩张外周血管、降低外周阻力，对血压具有双向调节作用，使血压上升幅度得到一定程度的控制；丰富的黄芪多糖，能有效降低血糖、改善糖耐量异常，还能减少腹部脂肪、增加胰岛素的敏感性，适合"三高"患者食用。

功效主治

黄芪具有补气固表、利尿托毒、排脓敛疮、生肌等功效。对于"三高"及中气下陷所致的脱肛、子宫脱垂等病症有一定的食疗作用。

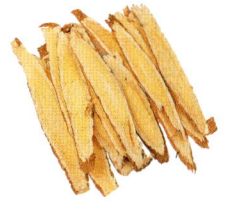

性味
性微温，味甘、微苦。

归经
入脾、肺经。

药用贴士　久服黄芪嫌热时，宜酌加知母、玄参清解；高血压、糖尿病、体虚自汗者可常服黄芪。

黄芪党参枸杞茶

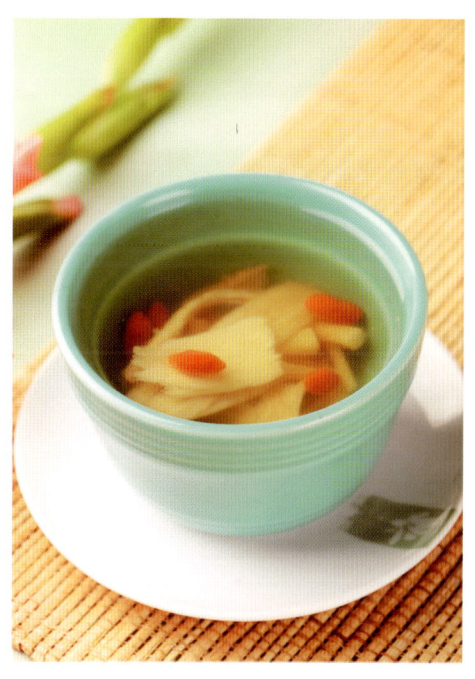

 原料 ● READY

黄芪、党参各15克，枸杞8克

 做法 ● HOW TO MAKE

1. 砂锅中注入适量的清水，大火烧开，放入洗好的黄芪、党参。
2. 盖上盖，用小火煮约20分钟，至其析出有效成分。
3. 揭盖，放入洗好的枸杞，拌煮约2分钟，至其有效成分完全析出。
4. 关火后将煮好的茶水装入碗中即可。

常用剂量 2~5克

黄连

清火解毒，除烦热

性味
性寒，味苦。

归经
入胃、大肠经。

降"三高"原理

黄连含有小檗碱、黄连碱、防己碱等大量生物碱，以及阿魏酸、黄柏酮、黄柏内酯等成分，能健胃消食、扩张血管、保护心肌、改善心脏功能，同时还有降血脂和抗血小板聚集等功效，小檗碱可促进体内胰岛素的合成，从而有效地降低血糖幅度，适合2型糖尿病患者食用。

功效主治

黄连具有清火燥湿、解毒杀虫等功效。对于"三高"、时行热毒、伤寒、热盛心烦、痞满呃逆等病症有一定的食疗作用。

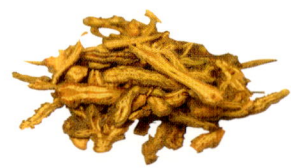

药用贴士：黄连为大苦大寒之品，容易伤胃，不宜过量或长时间服用，脾胃虚寒者忌用。

黄芪黄连茶

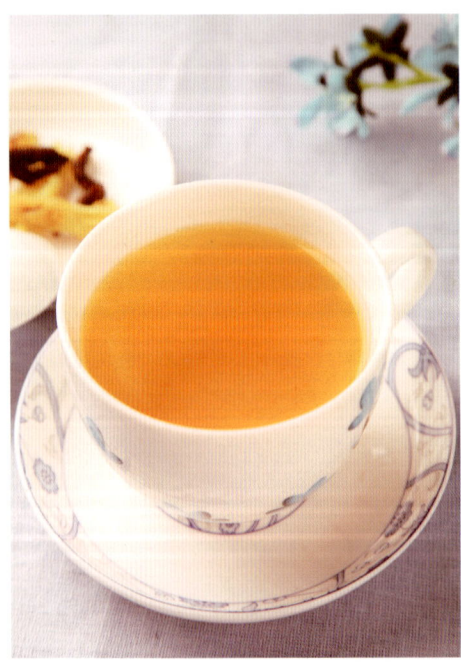

原料 ● READY

黄芪20克，黄连3克

做法 ● HOW TO MAKE

1. 砂锅中注入适量的清水，大火烧开，倒入备好的黄连、黄芪。
2. 盖上盖，用小火煮约20分钟至其析出有效成分。
3. 揭开盖，搅拌一会儿。
4. 关火，盛出煮好的药茶，滤入杯中，稍凉后即可饮用。

莲子心

清热祛火,止烦渴

常用剂量 5~20克

降"三高"原理

莲子心中提取的莲心碱结晶改变为季铵盐,具有强而持久的降压作用,而莲子心中的非结晶生物碱Nn-9,可释放组织胺,使外周血管扩张,降低胆固醇,达到降压降脂的目的,还能调节胰岛素β细胞分泌胰岛素,帮助糖尿病患者控制血糖,对糖尿病性高血压有辅助治疗作用。

功效主治

莲子心具有清热泻火、止烦渴、涩肾精、凉血止血等功效。对于"三高"、心衰、休克、阳痿、心烦、口渴等病症有一定的食疗作用。

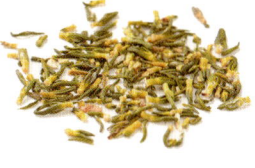

性味
性寒,味苦。

归经
入心、肝、肺、肾经。

药用贴士 心烦发热、头痛者可常食;用来清心、肝之火,可常饮莲子心夏枯草茶。

莲子心茶

原料 ● READY

莲子心10克,枸杞适量

做法 ● HOW TO MAKE

1. 将莲子心、枸杞放入清水中淘洗干净。
2. 取一个干净的茶杯,放入洗净的莲子心、枸杞,注入适量沸水。
3. 盖上茶杯盖,泡约1分钟,至其析出有效成分。
4. 取下盖,趁热饮用即可。

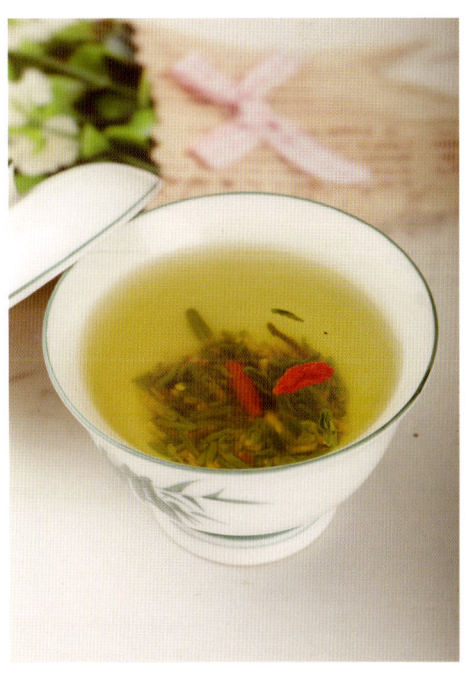

常用剂量 9~15克

葛根

生津止渴，退身热

性味
性凉，味甘、辛。

归经
入肺、脾、肾经。

降"三高"原理

葛根中的总黄酮和葛根素能改善心肌的氧代谢、扩张血管、改善微循环、降低血管阻力、抑制胆固醇吸收、增加血流量，达到降低血压、血脂的目的，还能促进血糖提早恢复正常并能增加脑及冠状血管血流量、防止微血管病变、改善糖尿病患者微血管病变所致的周围神经损伤。

功效主治

葛根具有升阳止泻、解肌退热、生津止渴等功效。对于"三高"、伤寒、头痛、项强、烦热等病症有一定的食疗作用。

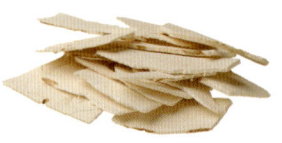

药用贴士 葛根性凉，多食易引起呕吐，胃寒者慎用；葛根还有发汗的作用，夏日表虚汗多者忌用。

葛根桑叶茶

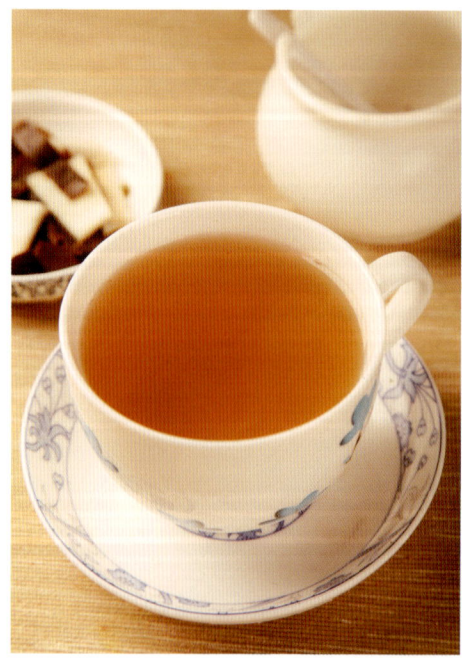

原料 ● READY
葛根15克，桑叶8克

做法 ● HOW TO MAKE

1. 将葛根、桑叶放入清水中淘洗干净。
2. 砂锅中注入适量清水烧热，倒入备好的桑叶、葛根。
3. 盖上盖，烧开后用小火煮约20分钟至其析出有效成分。
4. 揭开盖，搅拌一会儿，关火后盛出煮好的药茶，滤入杯中即可。

常用剂量 9~15克

生地黄

滋阴清热，兼凉血

降"三高"原理

生地黄中富含多聚糖，可根据机体不同代谢状态对血糖产生明显的调节作用，使血浆胰岛素水平明显升高、血浆皮质酮含量下降，显著降低血糖，还能降低血脂。此外，生地黄水提取液对急性实验性高血压有明显降压作用，可辅助治疗糖尿病性高血压病。

功效主治

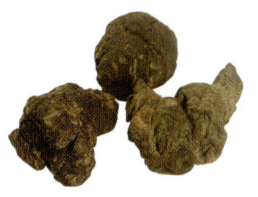

生地黄具有滋阴清热、凉血补血等功效。对于"三高"、阴虚发热、吐血、衄血、血崩、月经不调等病症有一定的食疗作用。

性味
性微寒，味甘、苦。

归经
入心、肝、肾经。

> **药用贴士** 将15克生地黄与10克芦根煎水，当茶饮用，常饮可生津止渴、凉血利尿。

▶ 生地莲心饮

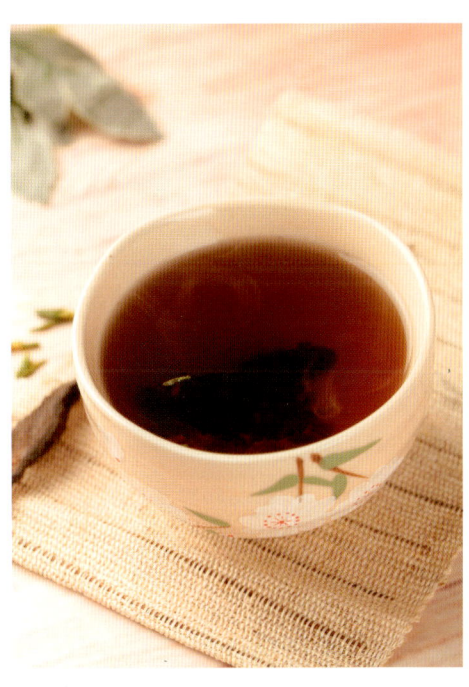

原料 ● READY

生地5克，莲子心3克

做法 ● HOW TO MAKE

1. 砂锅中注入适量的清水，用大火烧开。
2. 倒入洗净的生地，放入备好的莲子心。
3. 盖上盖，煮沸后用小火煮约10分钟，至其析出有效成分，取下盖，搅拌片刻，用大火续煮一会儿。
4. 盛出煮好的汤料，装入汤碗中，稍微冷却后饮用即可。

第二节 降压型中成药

安宫降压丸

口服 每次1~2丸,每日2次。

【● 药物组成】

牛黄、党参、黄连、郁金、黄芩、栀子、白芍、水牛角浓缩粉、川芎、麦冬、天麻、冰片等。

【● 功效主治】

清热镇惊、平肝降压。用于胸中郁热、肝阳上亢所致的高血压伴头目眩晕、项强、头痛、心悸、失眠多梦、烦躁气急等症状的患者。

山菊降压片

口服 每次3片,每日3次。

【● 药物组成】

山楂、泽泻、菊花、小蓟、夏枯草、决明子等。

【● 功效主治】

清热泻火、平肝潜阳。用于肝火旺盛、肝阳上亢所致的高血压伴头痛、眩晕、耳鸣、健忘、腰膝酸软、五心烦热、心悸、失眠等症状的患者。

天麻钩藤颗粒

口服 每次3片,每日3次。

【● 药物组成】

天麻、栀子、黄芩、杜仲、益母草、桑寄生、夜交藤、朱茯神、川牛膝、钩藤、石决明等。

【● 功效主治】

平肝熄风、清热安神。用于肝风内动、肝阳上亢所致的高血压伴头痛、眩晕、耳鸣、眼花、失眠、心烦易怒等症状的患者。

复方丹参片

口服 每次3片,每日3次。

【● 药物组成】

丹参、三七、冰片。

【● 功效主治】

活血化瘀、理气止痛。用于气滞血瘀所致的高血压伴胸痹、胸闷、头痛、头晕、心烦易怒、失眠多梦、气喘、乏力等症状的患者。

高血压速降丸

口服 每次20粒，每日2次。

【● 药物组成】

茺蔚子、琥珀、蒺藜（盐炙）、乌梢蛇（酒炙）、天竺黄、阿胶、菊花等。

【● 功效主治】

清热熄风、平肝降逆。用于虚火上升所致的高血压伴目眩、头晕、颈项强直、颜面红赤、烦躁不宁、言语不清、头重脚轻、行步不稳、知觉减退等症状的患者。

脑心通胶囊

口服 每次2~4粒，每日3次。

【● 药物组成】

黄芪、赤芍、丹参、当归、川芎、桃仁、红花、乳香（制）、没药（制）、鸡血藤、牛膝、桂枝、桑枝、地龙、全蝎、水蛭等。

【● 功效主治】

益气活血、化瘀通络。用于气虚血滞、脉络瘀阻所致的高血压伴肢体麻木、头痛、头晕、心痛、胸闷、心悸、气短等症状的患者。

山绿茶降压片

口服 每次2~4片，每日3次。

【● 药物组成】

山绿茶。

【● 功效主治】

清热解毒、平肝潜阳。用于肝阳上亢、肝火上炎所致的高血压伴眩晕、耳鸣、目赤肿痛、面红身热、头痛、心烦易怒、少寐多梦、口苦、口干等症状的患者。

罗布麻降压片

口服 每次4~6片，每日3次。

【● 药物组成】

罗布麻、夏枯草、钩藤、珍珠母、泽泻、菊花、牛膝、山楂等。

【● 功效主治】

平肝潜阳、熄风活血、通络止痛。用于肝阳上亢、瘀血阻络所致的高血压伴头晕、目眩、头痛、烦躁易怒、失眠多梦、耳鸣、耳聋等症状的患者。

第三节 降脂型中成药

丹田降脂丸

口服 每次1~2克,每日2次。

【● 药物组成】
丹参、三七、川芎、泽泻、人参、当归、何首乌、黄精等。

【● 功效主治】
活血化瘀、健脾补肾。用于气滞血瘀、脾肾阳虚所致的高血脂伴胸闷、喘气、饮食欠佳、腰膝酸软、面色苍白、肥胖、水肿等症状的患者。

脂可清胶囊

口服 每次2~3粒,每日3次。

【● 药物组成】
葶苈子、黄芩、茵陈蒿、山楂、泽泻、大黄、木香等。

【● 功效主治】
宣通导滞、通络散结、消痰渗湿。用于痰湿内阻所致的高血脂伴眩晕、四肢沉重、神疲少气、肢麻、胸闷、舌苔黄腻或白腻等症状的患者。

人参健脾丸

口服 每次1丸,每日3次。

【● 药物组成】
人参、白术(麸炒)、甘草、山药、莲子、白扁豆、木香、草豆蔻、陈皮、青皮、神曲、谷芽、山楂、芡实、薏米、当归、枳壳。

【● 功效主治】
健脾益气、和胃止泻、除湿化痰。用于脾肾阳虚所致的高血脂伴饮食不化、脘闷、恶心呕吐、腹痛便溏、不思饮食、体弱倦怠等症状的患者。

消脂护肝胶囊

口服 每次1丸,每日3次。

【● 药物组成】
泽泻、山楂、黄芪、决明子、赤芍、郁金、金钱草、柴胡。

【● 功效主治】
疏肝理气、活血化瘀。用于气滞血瘀所致的高血脂伴胸闷、胸痛、喘气、头痛、眩晕、烦躁易怒、面色晦暗等症状的患者。

减肥降脂胶囊

【口服】每次4～6粒,每日3次。

【● 药物组成】
女贞子、茯苓、薏米、山楂、莱菔子、瓜蒌、枳壳、绞股蓝、黄芪、白术等。

【● 功效主治】
补气健脾、祛痰化湿。用于脾虚湿盛、痰浊阻滞,湿热所致的高血脂伴肥胖、胸闷、恶心欲吐、痰多、水肿等症状的患者。

血脂康

【口服】每次2粒,每日2次。

【● 药物组成】
红曲。

【● 功效主治】
除湿祛痰、活血化瘀、健脾消食。用于脾虚痰瘀阻滞所致的高血脂伴气短、乏力、头晕、头痛、胸闷、腹胀、食少纳呆等症状的患者,也可用于由高脂血症及动脉粥样硬化引起的心脑血管疾病的辅助治疗。

降脂灵胶囊

【口服】每次5粒,每日3次。

【● 药物组成】
普洱叶、茺蔚子、槐花、葛根、杜仲、黄精等。

【● 功效主治】
消食化积、益气活血。用于脾肾阳虚所致的高血脂伴纳呆食少、头晕肢麻、体倦乏力、腰膝酸软、舌暗苔腻等症状的患者。

绞股蓝总苷片

【口服】每次1片,每日3次。

【● 药物组成】
绞股蓝总苷。

【● 功效主治】
养心健脾、益气和血、除痰化瘀。用于气滞血瘀、脾肾阳虚所致的高血脂伴心悸气短、胸闷肢麻、眩晕头痛、健忘耳鸣、自汗乏力或脘腹胀满等症状的患者。

第四节 降糖型中成药

降糖通脉胶囊

口服 每次3~4粒，每日3次。

【● 药物组成】
太子参、黄芪、黄精、天冬、麦冬、玄参、天花粉、苍术、知母、葛根、黄连、丹参等。

【● 功效主治】
益气养阴、活血化瘀、通经活络。用于气阴不足、瘀血阻络所致的高血糖伴多饮、多食、多尿、消瘦、乏力的患者。

参芪降糖片

口服 每次8片，每日3次。

【● 药物组成】
人参皂苷、五味子、黄芪、山药、生地、麦冬等。

【● 功效主治】
益气养阴、健脾补肾。用于气阴两虚、阴阳两虚所致的高血糖伴口渴多饮、大便溏泻、饮食减少、精神不振、四肢乏力、腰膝酸软、形寒肢冷等症状的患者。

糖脉康颗粒

口服 每次2袋，每日3次。

【● 药物组成】
黄芪、生地黄、赤芍、丹参、牛膝、麦冬、黄精等。

【● 功效主治】
养阴清热、活血化瘀、益气固肾。用于气阴两虚、血瘀所致的口渴喜饮、倦怠乏力、气短懒言、自汗、盗汗、五心烦热、胸中闷痛、肢体麻木或刺痛、便秘以及2型糖尿病见上述证候者。

降糖宁胶囊

口服 每次4~6粒，每日3次。

【● 药物组成】
人参、山药、生石膏、知母、黄芪、天花粉、茯苓、麦冬、地黄、地骨皮、玉米须、山茱萸、甘草等。

【● 功效主治】
益气、养阴、生津。用于气阴两虚所致的高血糖伴口渴多饮、多食易饥与大便溏泻并见，或饮食减少、精神不振、四肢乏力、身体消瘦、骨蒸劳热、自汗、盗汗等症状的患者。

消渴丸

口服 每次5~10丸,每日2~3次。

【● 药物组成】

葛根、地黄、黄芪、天花粉、玉米须、南五味子、山药等。

【● 功效主治】

滋肾养阴、益气生津。用于气阴两虚所致的高血糖伴多饮、多尿、多食、消瘦、体倦乏力、睡眠差、腰痛等症状的患者。

玉泉丸

口服 每次6克,每日4次。

【● 药物组成】

葛根、天花粉、地黄、麦冬、五味子、甘草等。

【● 功效主治】

养阴生津、止渴除烦、益气和中。用于治疗因胰岛功能减退而引起的物质代谢、糖类代谢紊乱,血糖升高之糖尿病(亦称消渴症),肺胃肾阴亏损,热病后期。

渴乐宁胶囊

口服 每次4粒,每日3次。

【● 药物组成】

黄芪、黄精(酒炙)、地黄、太子参、天花粉等。

【● 功效主治】

益气养阴、生津止渴。用于气阴两虚所致的高血糖伴口渴多饮、五心烦热、乏力多汗、心慌气短等症状的患者。

金芪降糖片

口服 每次7~10片,每日3次。

【● 药物组成】

黄连、黄芪、金银花。

【● 功效主治】

清热益气。用于消渴病气虚内热证,症见口渴喜饮、易饥多食、气短乏力。轻、中度型非胰岛素依赖型糖尿病见上述证候者。

135

消糖灵胶囊

口服 每次3粒，每日2次。

【● 药物组成】

人参、黄连、天花粉、黄芪、杜仲、枸杞等。

【● 功效主治】

益气养阴、清热泻火、益肾缩尿。用于气阴两虚、肾阴亏虚所致的高血糖伴乏力、口渴、多饮、多尿、心慌、胸闷的患者。

消渴降糖胶囊

口服 每次3~5粒，每日3次。

【● 药物组成】

番石榴叶。

【● 功效主治】

生津止渴、甘平养胃、涩敛固阴。用于多饮、多尿、多食、消瘦、体倦无力、尿糖及血糖升高之消渴症；轻度及中度成年型糖尿病。

降糖舒片

口服 每次4~6片，每日3次。

【● 药物组成】

熟地黄、地黄、枸杞、刺五加、黄芪、玄参、麦冬、知母、葛根、人参、黄精、天花粉、益智仁、牡蛎、丹参、荔枝核、生石膏、芡实、山药、五味子、乌药、枳壳等。

【● 功效主治】

滋阴补肾、生津止渴。用于糖尿病及糖尿病引起的全身综合征。

甘露消渴胶囊

口服 每次4~5粒，每日3次。

【● 药物组成】

熟地黄、地黄、枸杞、地骨皮、山茱萸、玄参、人参、党参、黄芪、菟丝子、天花粉、当归、黄连、白术、桑螵蛸、天冬、麦冬、茯苓等。

【● 功效主治】

滋阴补肾、健脾生津。用于非胰岛素依赖型糖尿病。

第4章

特效穴+反射区
——"三高"患者的外治妙方

对"三高"患者来说,怎样把血压、血脂、血糖降到理想的水平是最关键的问题。中医治病,讲究由内而外,除了降"三高"药物、食疗等内调方法,本章将给大家介绍一个外治新方法——穴位理疗,打开身体的药库,就这么简单刺激特效穴、反射区,控制"三高"不是梦。

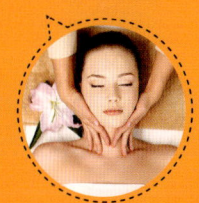

第一节 降"三高"特效穴

百会穴
提神醒脑，疗失眠

百会穴位居巅顶部，其深处即为脑之所在。可见，百会穴与脑密切相关，是调节大脑功能的要穴。经常感觉头昏、视物模糊、健忘、四肢乏力等，这些都是"三高"的前兆。经常刺激百会穴能提神醒脑，调节视觉神经，缓解"三高"引起的不适。

穴位定位

位于头部，当前发际正中直上5寸，或两耳尖连线的中点处。

功能主治

平肝熄风、开窍醒脑、升阳固脱。主治高血压、低血压、高血脂、糖尿病、头痛、鼻塞、眩晕、失眠等病症。

一穴多用

【Massage ● 按摩】

用食指、中指指腹揉按百会穴100~200次，长期坚持，可有效缓解低血压、颈椎病、"三高"及其引起的头痛、眩晕、失眠、神经衰弱、脑卒中等病症。

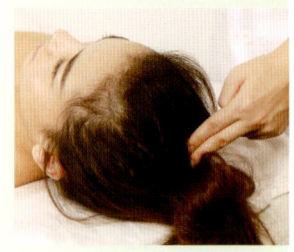

【Skin scraping ● 刮痧】

用角刮法刮拭百会穴1~2分钟，力度轻柔，长期坚持，可有效缓解"三高"及其引起的头痛、头晕、昏厥、耳鸣、失眠、脑卒中等病症。

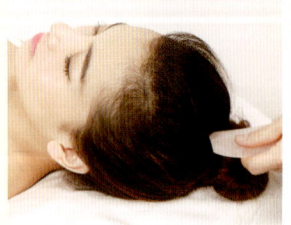

Collocation 有益配伍

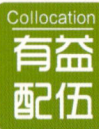

百会 ✚ 太阳 ✚ 丰隆

百会配太阳、丰隆，可提神醒脑、祛湿化痰，有效缓解"三高"引起的头痛、眩晕、乏力等病症。

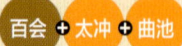

百会 ✚ 太冲 ✚ 曲池

百会配太冲、曲池，可疏肝解郁、泻火除烦，有效缓解"三高"引起的胸闷、失眠、口干舌燥等病症。

四神聪穴

安神助眠，调血脉

四神聪穴为头部经外奇穴，位于头顶百会穴前后左右各1寸处，共由4穴组成，故名四神聪穴。刺激该穴可促进头部血液循环，有疏通血脉、安神助眠的作用。"三高"患者经常刺激四神聪穴，可有效改善头晕、头痛、失眠等病症，还可降低脑血管并发症发生的概率。

穴位定位

位于头顶部，当百会穴前后左右各1寸处，共4穴。

功能主治

提神醒脑、助眠安神。主治高血压、高血脂、头痛、眩晕、失眠、健忘、神经衰弱等病症，还可缓解糖尿病引起的视物模糊。

一穴多用

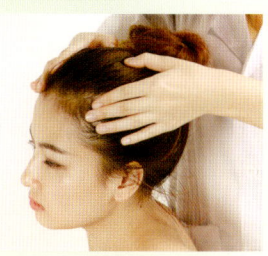

【Massage ● 按摩】

用拇指指腹点按四神聪穴各100次，长期坚持，可有效缓解"三高"及其引起的头痛、眩晕、失眠、健忘等病症。

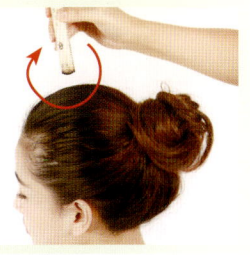

【Moxibustion ● 艾灸】

用艾条回旋灸灸治四神聪穴10~15分钟，长期坚持，可有效缓解神经性头痛、"三高"及其引起的神经衰弱、失眠、眩晕等病症。

Collocation 有益配伍

四神聪 + 神门 + 三阴交

四神聪配神门、三阴交，可宁心安神，有效缓解"三高"引起的失眠多梦、心烦气躁等病症。

四神聪 + 太阳 + 印堂

四神聪配太阳、印堂，可提神醒脑、通络止痛，有效缓解"三高"引起的头痛、偏头痛、眩晕等病症。

头维穴

治疗湿邪内浸的腧穴

头维穴属足阳明胃经，是足阳明胃经与足少阳胆经、阳维脉之交会穴。此穴为阳明脉气所发，为治疗湿邪内浸的头部腧穴。湿为阴邪，易袭阳位，其性重浊，所以感受湿邪时会有头痛如裹、困重的感觉。故刺激头维穴可以改善头部血液循环、维护头部健康，尤其对湿邪头痛有效，对于痰湿内阻型"三高"引起的不适有不可忽视的缓解作用。

穴位定位

位于头侧部，当额角发际上0.5寸，头正中线旁4.5寸。

功能主治

镇惊安神、通络止痛。主治脑卒中后遗症、前额神经痛、偏头痛以及"三高"引起的头痛、眩晕等病症。

一穴多用

【Massage ● 按摩】

用拇指指腹揉按头维穴3～5分钟，长期坚持，可有效缓解脑卒中后遗症、"三高"及其引起的头痛、偏头痛、眩晕、失眠等病症。

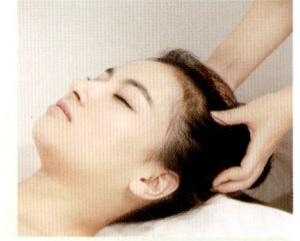

【Skin scraping ● 刮痧】

用面刮法由上向下刮拭头维穴2～3分钟，长期坚持，可有效缓解"三高"及其引起的视物不明、前额神经痛、偏头痛、眩晕等病症。

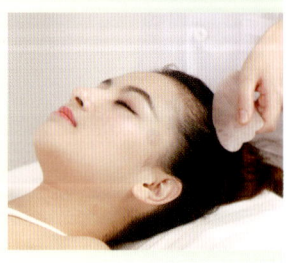

Collocation 有益配伍

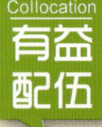

头维 + 攒竹 + 太阳

头维配攒竹、太阳，可醒脑止痛、明目，有效缓解"三高"引起的头痛、偏头痛、视物模糊、目赤肿痛等病症。

头维 + 合谷 + 曲池

头维配合谷、曲池，可疏风清热、通络止痛，有效缓解"三高"引起的头痛、偏头痛、目赤肿痛等病症。

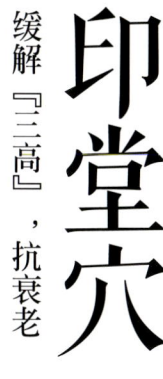

印堂穴

缓解『三高』，抗衰老

印堂穴属经外奇穴，是膀胱经、胃经和任脉汇集之处，不但能治头部诸症，还能通调十二经脉之气、调和人体阴阳，经常刺激印堂穴可使"三高"患者的头痛、头晕症状减轻，增强鼻黏膜上皮细胞的增生能力，并能刺激嗅觉细胞、使嗅觉灵敏，还能疏通面部气血、祛除脸上的痘痘、改善肤质，起到延缓衰老、驻颜回春的作用。

穴位定位

位于人体额部，两眉头的正中。

功能主治

醒脑开窍、通鼻明目。主治头痛、头晕、鼻塞、鼻炎、"三高"、失眠、神经衰弱、痴呆、痤疮等病症。

一穴多用

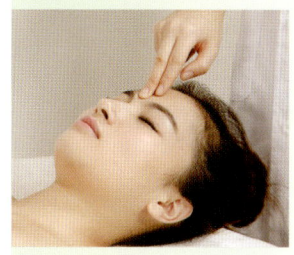

【Massage ● 按摩】

将食指、中指并拢，用指腹揉按印堂穴2~3分钟，长期坚持，可有效缓解三叉神经痛、"三高"及其引起的头痛、头晕等病症。

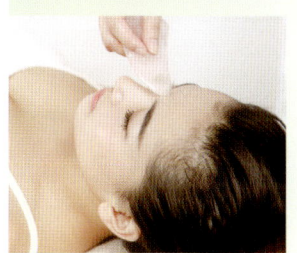

【Skin scraping ● 刮痧】

用角刮法由上至下刮拭印堂穴2分钟，力度轻柔，长期坚持，可治疗鼻部疾病、眼部疾病、"三高"及其引起的头痛、头晕等病症。

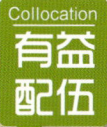 有益配伍 Collocation

印堂 ➕ 百会 ➕ 太冲

印堂配百会、太冲，可疏肝解郁、醒脑安神，有效缓解"三高"引起的头痛、眩晕、心烦失眠等病症。

印堂 ➕ 合谷 ➕ 攒竹

印堂配合谷、攒竹，可清热明目、通络止痛，有效缓解"三高"引起的视物模糊、失眠、头痛等病症。

太阳穴

醒脑止痛，解疲劳

太阳穴属经外奇穴，《达摩秘方》中将按揉此穴列为"回春法"。当人们长时间连续用脑后，太阳穴往往会出现重压或胀痛的感觉，这就是大脑疲劳的信号，这时施以按摩效果会非常显著。刺激太阳穴可以给大脑以良性刺激，促使大脑血液循环加快，能够解除疲劳、振奋精神、止痛醒脑，并且能继续保持注意力的集中。

穴位定位

位于颞部，眉梢与目外眦之间，向后约一横指的凹陷处。

功能主治

清肝明目、通络止痛。主治"三高"、头痛、头晕、失眠、目赤肿痛、口眼歪斜、牙痛、视神经萎缩等病症。

一穴多用

【Massage ● 按摩】

用拇指指腹揉按太阳穴50次，长期坚持，可有效缓解"三高"及其引起的疼痛、偏头痛、头晕、失眠、神经衰弱等病症。

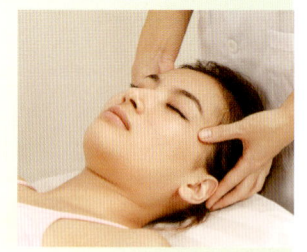

【Skin scraping ● 刮痧】

用角刮法刮拭太阳穴1～2分钟，力度轻柔，长期坚持，可有效缓解"三高"及其引起的头痛、头晕、目眩、失眠多梦、目赤肿痛等病症。

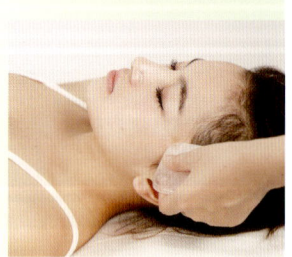

Collocation 有益配伍

太阳 + 列缺

太阳配列缺，可通络止痛，有效缓解"三高"引起的头痛、偏头痛、眩晕等病症。

太阳 + 神门 + 通里

太阳配神门、通里，可安神除烦，有效缓解"三高"引起的头痛、头晕、失眠多梦等病症。

风池穴

善治头目疾病

风池穴是足少阳胆经的常用腧穴之一,位于后颈部,中医有"头目风池主"之说,它能够治疗大部分"风"病,对眼部疾病、颈椎病和外感风寒、内外风邪引发的头痛均有治疗效果。经常刺激风池穴可改善头部血液循环、脑供氧,缓解"三高"引发的头痛、面红目赤、头晕、心悸等病症。

穴位定位

位于项部,当枕骨之下,与风府相平,胸锁乳突肌与斜方肌上端之间的凹陷处。

功能主治

疏风清热、开窍镇痛。主治"三高"、头痛、眩晕、颈痛、落枕、目赤痛、耳聋、脑卒中、口眼歪斜等病症。

一穴多用

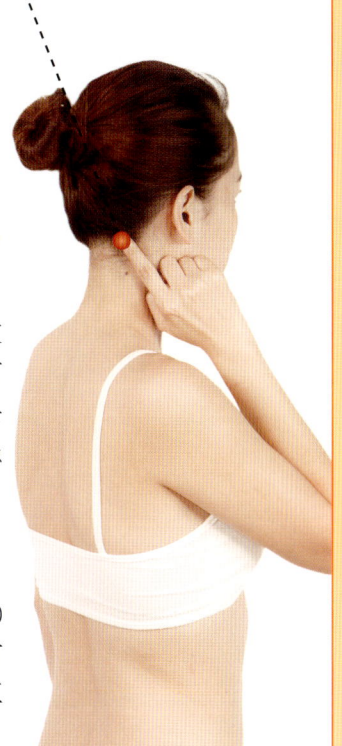

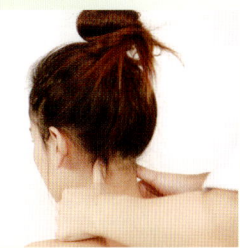

【Massage ● 按摩】

用拇指指腹揉按风池穴3~5分钟,长期坚持,可有效缓解"三高"及其引起的头痛、眩晕、目赤肿痛、颈项强痛等病症。

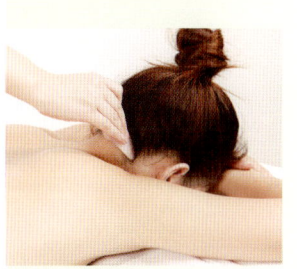

【Skin scraping ● 刮痧】

用角刮法刮拭风池穴30次,力度适中,长期坚持,可有效缓解颈痛、落枕、感冒、"三高"及其引起的目赤痛、头痛、眩晕等病症。

有益配伍 (Collocation)

风池 + 合谷 + 头维

风池配合谷、头维,可疏风清热、醒脑止痛,有效缓解"三高"引起的目赤肿痛、头痛、头晕等病症。

风池 + 太阳 + 睛明

风池配太阳、睛明,可祛风、醒脑、明目,有效缓解"三高"引起的头昏、视物模糊等病症。

风府穴

头脑清醒，不昏沉

风府穴属奇经八脉之督脉。"六淫"之中，以风为百病之长。在人体当中有很多地方很容易遭受风的袭击，这些地方基本都是风邪的藏身之所，尤以风府为最，但治疗和风有关的疾病，也是首选此穴。刺激风府穴能疏散风邪，改善大脑的血液供应，会觉得头脑特别清醒，不再昏昏沉沉。

穴位定位

位于项部，当后发际正中直上1寸，枕外隆凸直下，两侧斜方肌之间的凹陷中。

功能主治

散风熄风、通关开窍。主治"三高"、失音、癫狂、脑卒中、头痛、头晕、失眠等病症。

一穴多用

【Massage ● 按摩】

将食指、中指并拢，用指腹揉按风府穴2~3分钟，长期坚持，可有效缓解失音、癫狂、"三高"及其引起的头痛、颈部强痛、脑卒中等病症。

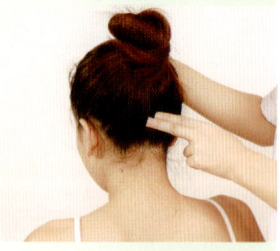

【Moxibustion ● 艾灸】

用艾条温和灸灸治风府穴10~15分钟，长期坚持，可有效缓解"三高"及其引起的头痛、头晕、失眠、脑卒中、视物模糊等病症。

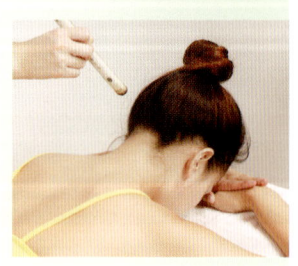

Collocation 有益配伍

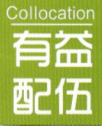

风府 + 风池 + 合谷

风府配风池、合谷，可祛风活络，有效缓解"三高"引起的头痛、头晕、目赤肿痛等病症。

风府 + 太冲 + 丰隆

风府配太冲、丰隆，可理气解郁、化痰除湿，有效缓解"三高"引起的胸闷、恶心欲吐、饮食不佳等病症。

膻中穴

治疗胸闷气急的要穴

膻中穴属奇经八脉之任脉,是心包经经气及一身宗气聚集之处,犹如人体气机升降之枢纽,通则气顺身畅,滞则气郁闷痛,是临床上治疗胸闷气急的要穴。现代医学也研究证实,刺激该穴可通过调节神经功能,松弛呼吸道平滑肌,扩张冠状血管及消化道内腔径,有效缓解"三高"及其引起的胸闷、喘气、饮食欠佳等病症。

穴位定位

位于前正中线上,两乳头连线的中点。

功能主治

活血通络、清肺止喘。主治"三高"、胸痛、腹痛、呼吸困难、咳嗽、心悸、心绞痛、乳腺炎等病症。

一穴多用

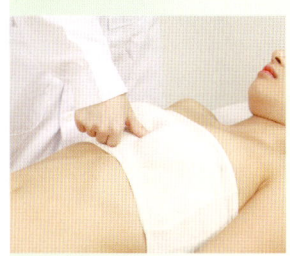

【Massage ● 按摩】

用拇指指腹揉按膻中穴5分钟,长期坚持,可有效缓解"三高"及其引起的呼吸困难、心悸等病症。

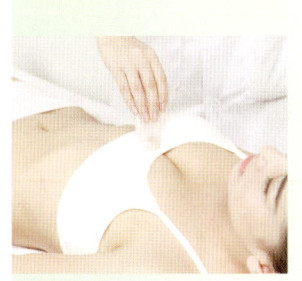

【Skin scraping ● 刮痧】

用角刮法刮拭膻中穴1~2分钟,力度适中,长期坚持,可有效缓解"三高"及其引起的胸痛、腹痛、呼吸困难、咳嗽等病症。

Collocation 有益配伍

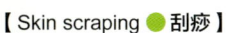 膻中 + 中脘

膻中配中脘,可宽胸理气、解郁化滞,有效缓解"三高"引起的胸闷、恶心欲吐、饮食不佳等病症。

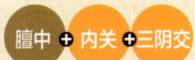 膻中 + 内关 + 三阴交

膻中配内关、三阴交,可宁心安神、除烦解郁,有效缓解"三高"引起的胸闷、心慌、气促、失眠等病症。

中脘穴

善治腑病，调"三高"

中脘穴属奇经八脉之任脉，八会穴之腑会，为胃之募穴。故本穴可用治一切腑病（胃、胆、胰腺、大小肠），尤以胃的疾患为先。经常刺激中脘穴，对胃脘胀痛、食欲不振等脾胃病有很好的疗效，还可维护人体胰腺功能、调节血糖。另外，搭配其他穴位，还可缓解高血压带来的不适。

穴位定位

位于人体上腹部，前正中线上，当脐中上4寸。

功能主治

和胃健脾、降逆利水。主治"三高"、腹胀、呕吐、痞积、便秘、黄疸、头痛、失眠、惊风等病症。

一穴多用

【Massage ● 按摩】

将双手重叠，覆于中脘穴处，揉按3～5分钟，长期坚持，可有效缓解黄疸、"三高"及其引起的便秘、肥胖等病症。

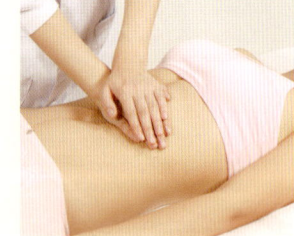

【Moxibustion ● 艾灸】

点燃艾灸盒置于中脘穴处，灸治5～10分钟，长期坚持，可有效缓解"三高"及其引起的头痛、失眠、惊风、恶心、呕吐、消化不良等病症。

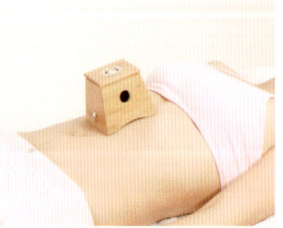

Collocation 有益配伍

中脘 + 膻中 + 丰隆

中脘配膻中、丰隆，可化痰除湿、降逆止呕，有效缓解"三高"引起的胸闷、恶心、呕吐、痰多等病症。

中脘 + 百会 + 神门

中脘配百会、神门，可醒脑安神，有效缓解"三高"引起的心烦失眠、头痛、眩晕等病症。

章门穴是足厥阴肝经上的重要穴道之一，八会穴之脏会，统治五脏疾病。脾脏素有"人体血库"之称。五脏之气禀于脾，脾气在章门穴聚集、汇合，凡和五脏相关的疾病都可以通过刺激章门穴得到治疗或者缓解。故因五脏功能失和而致的"三高"可以适当刺激本穴。

章门穴

调和五脏，降『三高』

穴位定位

位于侧腹部，当第十一肋游离端的下方。

功能主治

疏肝健脾、清利湿热、理气散结。主治"三高"、胁肋胀痛、呕吐、腹胀、泄泻、饥不欲食、胸中热、喘咳、肝炎、肝肿大等病症。

一穴多用

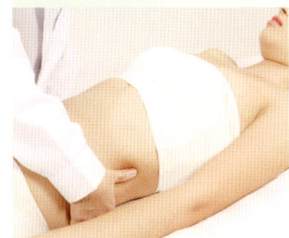

【Massage ● 按摩】

用拇指指腹揉按章门穴100~200次，长期坚持，可有效缓解"三高"及其引起的腹痛、腹胀、胸胁痛、胸闷、口苦等病症。

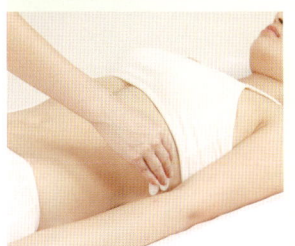

【Skin scraping ● 刮痧】

用角刮法刮拭章门穴1~3分钟，力度适中，长期坚持，可有效缓解"三高"及其引起的腹胀、便秘、胁肋胀痛、胸闷等病症。

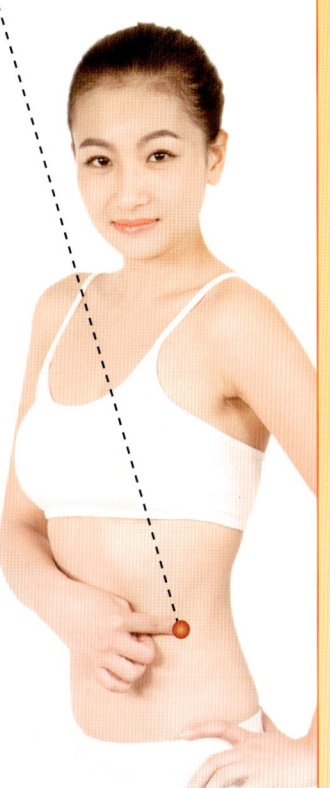

Collocation 有益配伍

章门 + 肝俞 + 太冲

章门配肝俞、太冲，可疏肝解郁、理气止痛，有效缓解"三高"引起的胸胁胀痛、心烦等病症。

章门 + 中脘 + 足三里

章门配中脘、足三里，可降逆止呕，有效缓解"三高"引起的胸闷、恶心、呕吐等病症。

神阙穴

元神门户功效多

神阙穴是任脉常用穴位之一,当元神之门户,故有回阳救逆、开窍苏厥之功效,可治疗高血压引起的脑卒中。加之穴位于腹之中部,下焦之枢纽,可调节下焦水湿输布,改善"三高"引起的小便多或少、大便干结等病症,又因邻近胃与大小肠,所以该穴还能健脾益胃,治疗"三高"引起的腹胀、消化不良、腹泻等病症。

穴位定位

位于腹中部,脐中央。

功能主治

健运脾胃、温阳固脱。主治"三高"、腹痛、脐周痛、四肢冰冷、脱肛、便秘、小便失常等病症。

一穴多用

【Massage ● 按摩】

将食指、中指、无名指、小指并拢,用四指指腹揉按神阙穴2～3分钟,长期坚持,可有效缓解脱肛、"三高"及其引起的腹胀、便秘、四肢冰冷等病症。

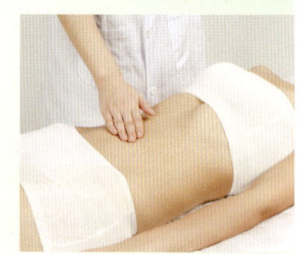

【Moxibustion ● 艾灸】

点燃艾灸盒置于神阙穴处,灸治5～10分钟,长期坚持,可有效缓解"三高"及其引起的腹痛、便秘、小便失常等病症。

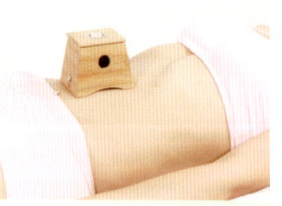

Collocation 有益配伍

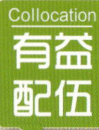

神阙 + 中脘

神阙配中脘,可健脾益胃、温阳固脱,有效缓解"三高"引起的恶心、呕吐、体虚气促、消化不良等病症。

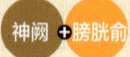

神阙 + 膀胱俞

神阙配膀胱俞,可调理下焦,有效缓解"三高"引起的小便失常、便秘、脱肛等病症。

气海穴是任脉常用穴位之一，穴居脐下，为先天元气之海。本穴是人体防病强身的要穴之一，有培补元气、固肾益精的作用，适当刺激本穴可调理元气、增强人体的免疫力、达到延年益寿的目的，还能预防"三高"引起的脑卒中昏迷。

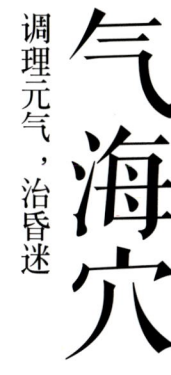

气海穴

调理元气，治昏迷

穴位定位

位于下腹部，前正中线上，当脐中下1.5寸。

功能主治

益气助阳。主治"三高"、下腹疼痛、四肢无力、大便不通、遗尿、气喘、肠炎等病症。

一穴多用

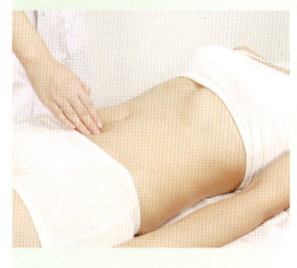

【 Massage ● 按摩 】

将食指、中指、无名指、小指并拢，用四指指端揉按气海穴3~5分钟，长期坚持，可有效缓解"三高"及其引起的四肢无力、大便不通等病症。

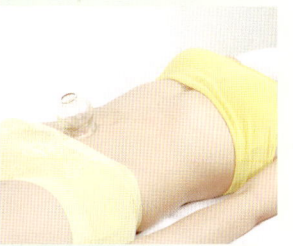

【 Cupping ● 拔罐 】

将火罐迅速扣在气海穴上10~15分钟，以局部皮肤泛红、充血为度，长期坚持，可有效缓解"三高"及其引起的腹痛、四肢无力等病症。

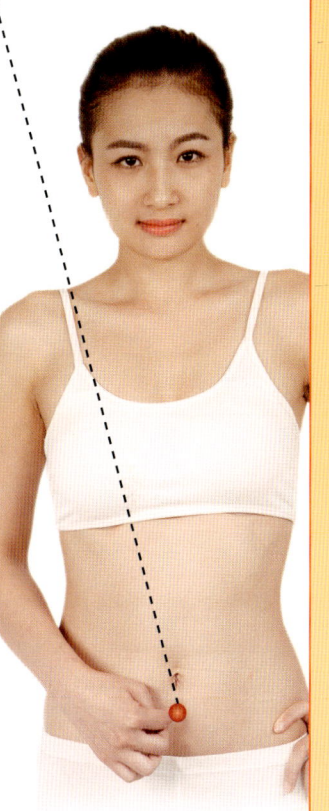

Collocation 有益配伍

气海 + 关元 + 神阙

气海配关元、神阙，可回阳救逆，有效缓解"三高"引起的脑卒中昏迷、四肢厥冷等病症。

气海 + 脾俞 + 中脘

气海配脾俞、中脘，可健脾益胃、降逆利水，有效缓解"三高"引起的消化不良、恶心、呕吐、水肿等病症。

关元穴

善疗虚损、"三高"

关元穴是任脉常用穴位之一,穴居丹田,为元气所藏之处,是"为男子藏精,女子蓄血之处"。关元穴自古以来就是养生要穴,它具有补肾壮阳、理气和血等作用,用于治疗元气虚损病症、妇科病症和下焦病症等效果显著。经常刺激关元穴,对于久病体虚的"三高"患者有益。

穴位定位

位于下腹部,前正中线上,当脐中下3寸。

功能主治

培元固本、降浊升清。主治"三高"、遗精、阳痿、遗尿、尿潴留、荨麻疹、痛经、失眠、痢疾、脱肛等病症。

一穴多用

【Massage ● 按摩】

将食指、中指并拢,用指腹揉按关元穴2～3分钟,长期坚持,可有效缓解"三高"及其引起的月经不调、腹痛、便秘、失眠等病症。

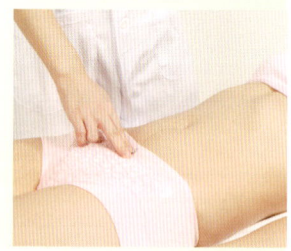

【Moxibustion ● 艾灸】

点燃艾灸盒置于关元穴处,灸治5～10分钟,长期坚持,可有效缓解荨麻疹、"三高"及其引起的月经不调、失眠等病症。

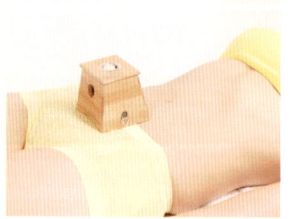

Collocation 有益配伍

关元 + 神阙 + 百会

关元配神阙、百会,可温阳固脱、提神醒脑,有效缓解"三高"引起的头痛、头晕、四肢无力、喘气等病症。

关元 + 内关 + 中脘

关元配内关、中脘,可宁心安神、降逆止呕,有效缓解"三高"引起的心烦失眠、恶心、呕吐等病症。

肺俞穴是足太阳膀胱经常用的腧穴之一，为肺之背俞穴，内应肺脏，为肺脏经气转输之处，是肺的保健穴。经常刺激本穴具有宣肺、平喘、理气的作用，可调理肺气，防治肺功能失调所引起的病症，有效调理"三高"及其引起的胸闷、气喘、潮热盗汗等病症。

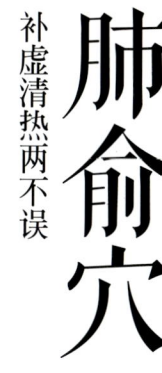

补虚清热两不误

肺俞穴

穴位定位

位于背部，当第三胸椎棘突下，旁开1.5寸。

功能主治

调补肺气、补虚清热。主治"三高"、肩背疼痛、胸闷、咳嗽、气喘等病症。

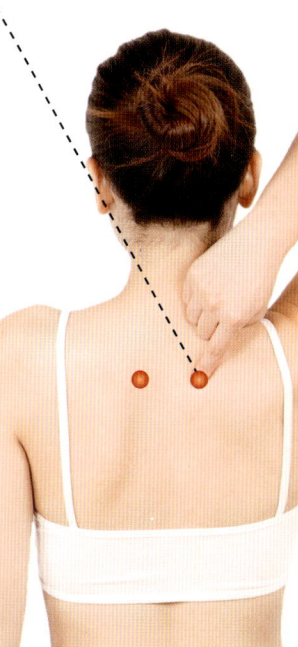

一穴多用

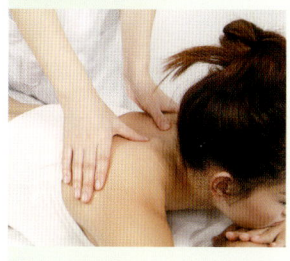

【Massage ● 按摩】

用拇指指腹揉按肺俞穴100次，长期坚持，可有效缓解肺部疾病、"三高"及其引起的胸闷、气喘、咳痰等病症。

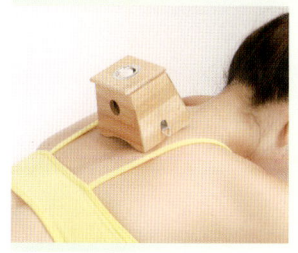

【Moxibustion ● 艾灸】

点燃艾灸盒置于肺俞穴处，灸治5～10分钟，长期坚持，可有效缓解"三高"及其引起的胸闷、咳嗽、气喘、胸痛等病症。

有益配伍 Collocation

肺俞 + 膻中

肺俞配膻中，可理气化痰，有效缓解"三高"引起的胸闷、咳嗽、气喘、恶心等病症。

肺俞 + 中脘 + 三阴交

肺俞配中脘、三阴交，可化痰降逆、滋阴清热，有效缓解"三高"引起的咳痰、恶心、呕吐、潮热盗汗等病症。

心俞穴

养心安神，助循环

心俞穴是足太阳膀胱经的常用腧穴之一，为心的背俞穴，与心脏联系密切，善于散发心室之热。心脏功能的强弱和血液循环的盛衰，直接影响全身的健康状况。心藏神，保养心脏则以养心安神、养血益气为主。适当刺激心俞穴能有效调节心脏功能、补充心神气血，达到养护心脏的目的。

穴位定位

位于背部，当第五胸椎棘突下，旁开1.5寸。

功能主治

宽胸理气、通络安神。主治心痛、心悸、"三高"、失眠、健忘、胸闷等病症。

一穴多用

【 Massage ● 按摩 】

用拇指指端压揉心俞穴100次，长期坚持，可有效缓解"三高"及其引起的心痛、心悸、失眠、健忘、胸闷等病症。

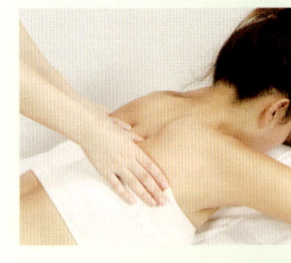

【 Moxibustion ● 艾灸 】

点燃艾灸盒置于心俞穴处，灸治5~20分钟，长期坚持，可有效缓解"三高"及其引起的心痛、咳嗽、失眠、心悸、咯血等病症。

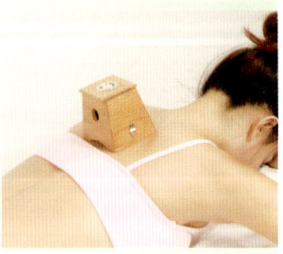

Collocation 有益配伍

心俞 ✚ 脾俞 ✚ 肺俞

心俞配脾俞、肺俞，可宁心安神、补虚清热，有效缓解"三高"引起的心烦失眠、消化不良、潮热盗汗等病症。

心俞 ✚ 内关 ✚ 百会

心俞配内关、百会，可醒脑安神，有效缓解"三高"引起的头痛、头晕、心悸、失眠等病症。

脾俞穴穴属足太阳膀胱经，脾，脾脏；俞，通"输"，输送之意。穴内应脾脏，为脾经经气转输之处，故名。脾俞穴是脾脏的背俞穴，有益气健脾的作用，经常刺激该穴可增强脾脏的运化功能、促进消化吸收、减少血液中血糖的数值。主治脾的病症，尤其是因消化功能减弱而致的身体衰弱。

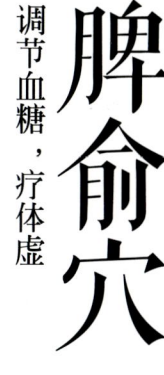

脾俞穴

调节血糖，疗体虚

穴位定位

位于背部，当第十一胸椎棘突下，旁开1.5寸。

功能主治

健脾和胃。主治"三高"、腹胀、腹痛、呕吐、泄泻、胃寒证等病症。

一穴多用

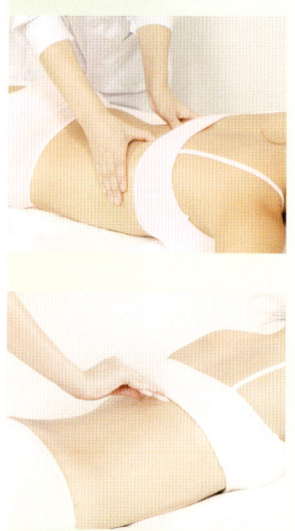

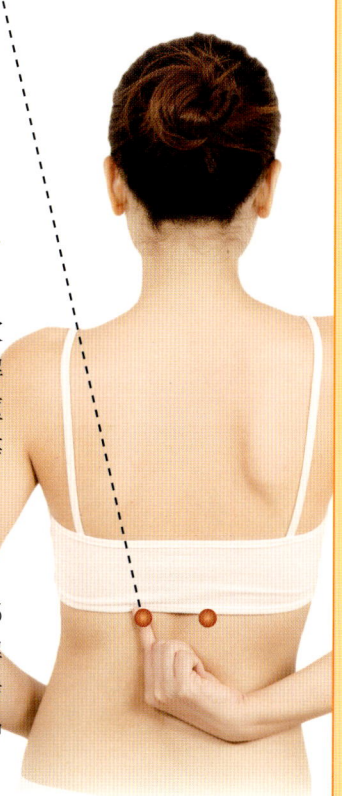

【Massage ● 按摩】

用拇指指端揉按脾俞穴100次，长期坚持，可有效缓解"三高"及其引起的腹胀、呕吐、泄泻、消化不良、水肿等病症。

【Skin scraping ● 刮痧】

用面刮法刮拭脾俞穴3～5分钟，长期坚持，可有效缓解痢疾、"三高"及其引起的嗜睡、乏力、便血、腹胀、水肿等病症。

Collocation 有益配伍

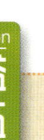 脾俞 + 胃俞 + 足三里

脾俞配胃俞、足三里，可生发胃气、燥化脾湿，有效缓解"三高"引起的胸闷脘痞、呕吐、体虚瘦弱等病症。

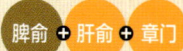 脾俞 + 肝俞 + 章门

脾俞配肝俞、章门，可理气解郁，有效缓解"三高"引起的腹胀、便秘、胁痛等病症。

胃俞穴

缓解疲劳的要穴

胃俞穴属足太阳膀胱经，为胃之背俞穴，内应胃腑，是胃的保健穴，可增强人体后天之本。胃是人体重要的消化器官，饮食五谷无不入于胃，承担着很大的工作量。刺激胃俞穴可增强胃的功能，对肠胃疾患有特效，还能调节机体脂类与糖类的代谢，有效缓解"三高"。

穴位定位

位于背部，当第十二胸椎棘突下，旁开1.5寸。

功能主治

和胃降逆、健脾助运。主治"三高"、胃炎、消化不良、胃寒证、胃脘痛等病症。

一穴多用

【Massage ● 按摩】

用食指指腹揉按胃俞穴100次，长期坚持，可有效缓解胃炎、"三高"及其引起的恶心、呕吐、腹胀、消化不良等病症。

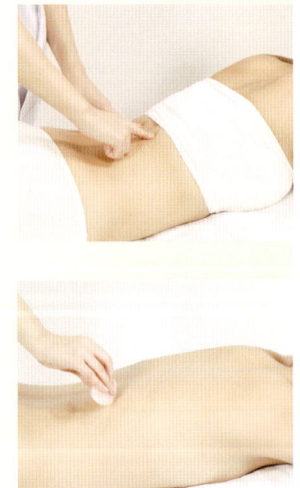

【Skin scraping ● 刮痧】

用面刮法从上而下刮拭胃俞穴30次，力度微重，长期坚持，可有效缓解胃炎、胃痉挛、"三高"及其引起的腹痛、腹胀、便秘、饮食欠佳等病症。

Collocation 有益配伍

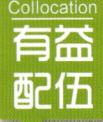

胃俞 + 中脘

胃俞配中脘，可和胃止呕，有效缓解"三高"引起的消化不良、恶心、呕吐等病症。

胃俞 + 内关 + 梁丘

胃俞配内关、梁丘，可消食化积、安神止痛，有效缓解"三高"引起的胃痛、腹痛、失眠等病症。

肾俞穴属足太阳膀胱经，为肾之背俞穴，有培补肾元的作用。肾藏精，精血是生命的根本，刺激肾俞穴，能促进肾脏的血流量、改善肾脏的血液循环、达到强肾护肾的目的、有效缓解肾虚所引起的"三高"，还能改善耳鸣、耳聋、水肿、腰膝酸软等病症。

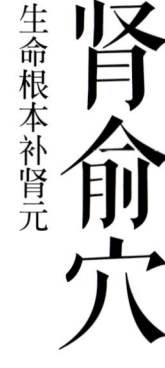

肾俞穴

生命根本补肾元

穴位定位

位于腰部，当第二腰椎棘突下，旁开1.5寸。

功能主治

益肾助阳。主治"三高"、小便不利、水肿、月经不调、阳痿、遗精、腰膝酸软等病症。

一穴多用

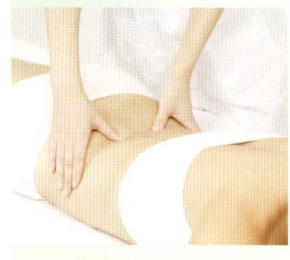

【Massage ● 按摩】

用拇指指腹揉按肾俞穴100次，长期坚持，可有效缓解阳痿、遗精、"三高"及其引起的月经不调、腰膝酸软、耳鸣、耳聋等病症。

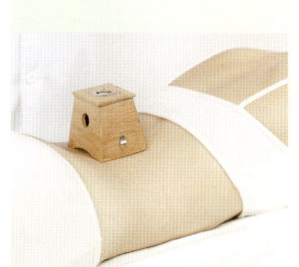

【Moxibustion ● 艾灸】

点燃艾灸盒置于肾俞穴处，灸治5~20分钟，长期坚持，可有效缓解"三高"及其引起的腰膝酸软、月经不调、水肿等病症。

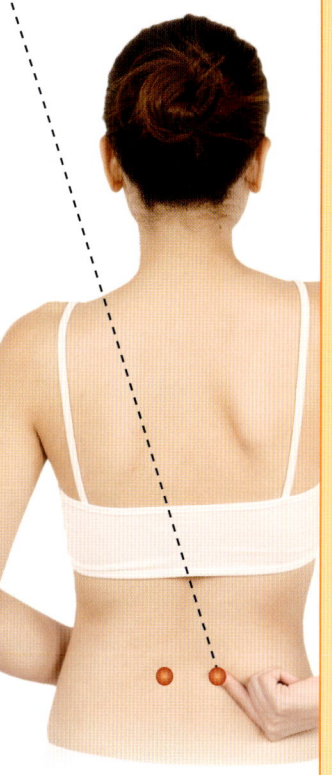

有益配伍 Collocation

肾俞 ＋ 命门 ＋ 关元

肾俞配命门、关元，可培补元气、益肾助阳，有效缓解"三高"引起的头晕、腰膝酸软、耳鸣等病症。

肾俞 ＋ 八髎 ＋ 膀胱俞

肾俞配八髎、膀胱俞，可调理下焦，有效缓解"三高"引起的小便失常、水肿等病症。

命门穴

生命的重要门户

命门穴属奇经八脉之督脉，肾气为一身之本，穴当两肾俞之间，为生命的重要门户，整个人体的生命活动都由它激发和主持。命门火衰的病人，会四肢清冷。经常刺激本穴可疏通督脉上的气滞点，加强其与任脉的联系，起到强肾固本、温肾壮阳、强壮腰膝、延缓衰老的作用。

穴位定位

位于腰部，后正中线上，当第二腰椎棘突下凹陷中。

功能主治

温和肾阳、健腰益肾。主治"三高"、腰痛、前列腺炎、阳痿、遗精、早泄、痤疮、老年斑等病症。

一穴多用

【Massage ● 按摩】

用食指指端揉按命门穴100次，长期坚持，可有效缓解遗尿、赤白带下、胎屡坠、"三高"及其引起的尿频、腰膝酸软、手足发冷等病症。

【Moxibustion ● 艾灸】

点燃艾灸盒置于命门穴处，灸治5～10分钟，长期坚持，可有效缓解"三高"及其引起的头晕、耳鸣、腹泻等病症。

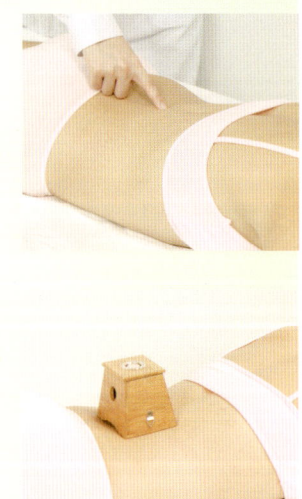

Collocation 有益配伍

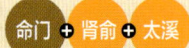

命门配肾俞、太溪，可强肾固精，有效缓解"三高"引起的腰膝酸软、四肢无力、遗尿等病症。

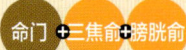

命门配三焦俞、膀胱俞，可调理下焦，有效缓解"三高"引起的小便失常、水肿等病症。

曲池穴

调整人体三大系统

曲池穴是手阳明大肠经的常用腧穴之一，为大肠经之合穴。"三高"有时会出现剧烈头痛、呕吐、心悸、眩晕等症状，严重时会发生神志不清、抽搐，多会在短期内发生严重的心、脑、肾等器官的损害和病变。经常刺激本穴可起到退热、提神的作用，对人体的消化系统、血液循环系统、内分泌系统等均有明显的调整作用。

穴位定位

位于肘横纹外侧端，当尺泽与肱骨外上髁连线的中点。

功能主治

清热和营、降逆活络。主治"三高"、肩臂肘疼痛、咽喉肿痛、便秘、头痛、发热等病症。

一穴多用

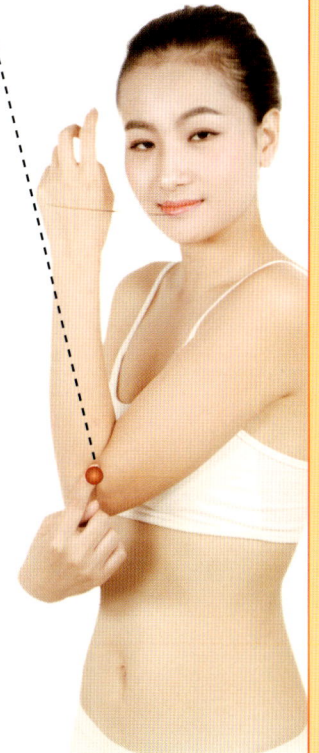

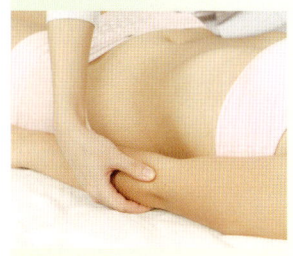

【Massage ● 按摩】

用拇指指腹揉按曲池穴1~3分钟，长期坚持，可有效缓解肩臂肘疼痛、"三高"及其引起的便秘、发热、咳嗽、目赤肿痛等病症。

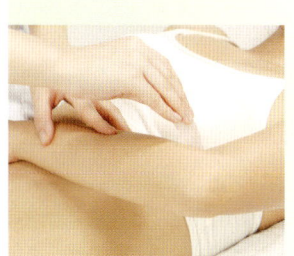

【Skin scraping ● 刮痧】

用角刮法从上而下刮拭曲池穴3~5分钟，长期坚持，可有效缓解"三高"及其引起的咽喉肿痛、便秘、头痛、发热等病症。

Collocation 有益配伍

曲池 + 风池 + 合谷

曲池配风池、合谷，可祛风散热、通络止痛，有效缓解"三高"引起的头痛、头晕、目赤肿痛等病症。

曲池 + 内关 + 神门

曲池配内关、神门，可清热安神，有效缓解"三高"引起的身热、面赤、心烦失眠等病症。

内关穴

调理心胸，止疼痛

内关穴是手厥阴心包经的的重要穴位之一，为心包经之络穴，八脉交会穴之一。内关穴对胸部、心脏部位以及胃部的止疼效果比较明显，紧急情况下，同时按压人中、内关两穴，效果更好，可缓解心脏病、胃病发作时带来的不适，降低"三高"，防治其引起的昏迷。

穴位定位

位于前臂掌侧，当曲泽与大陵的连线上，腕横纹上2寸，掌长肌腱与桡侧腕屈肌腱之间。

功能主治

宁心安神、和胃理气。主治"三高"、心痛、心悸、胸痛、胃痛、呕吐、呃逆、肘臂挛痛等病症。

一穴多用

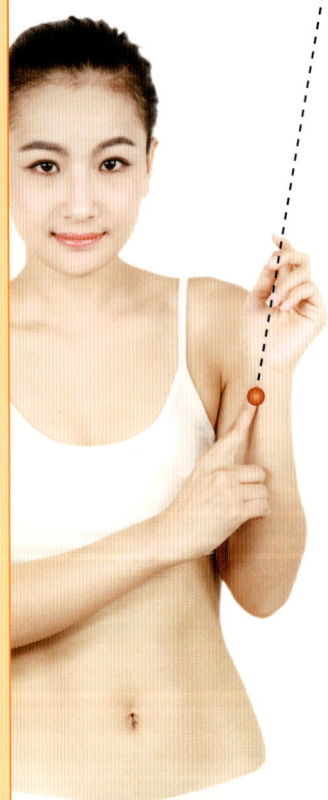

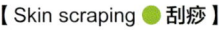

【Massage ● 按摩】

用拇指指腹揉按内关穴100次，长期坚持，可有效缓解晕车、"三高"及其引起的恶心、呕吐、心痛等病症。

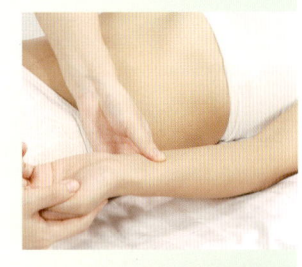

【Skin scraping ● 刮痧】

用角刮法从上向下刮拭内关穴3~5分钟，长期坚持，可有效缓解癫狂、热病、"三高"及其引起的心痛、心悸、胸痛、呕吐、烦热等病症。

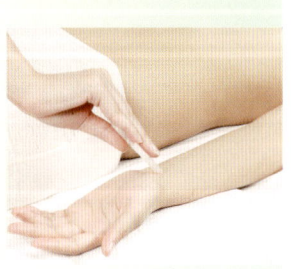

Collocation 有益配伍

内关 + 心俞

内关配心俞，可安神宁心，有效缓解"三高"引起的心悸、胸闷、胸痛、失眠等病症。

内关 + 足三里 + 中脘

内关配足三里、中脘，可和胃止痛，有效缓解"三高"引起的胃痛、呕吐、呃逆等病症。

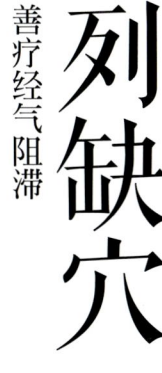

列缺穴 善疗经气阻滞

列缺穴属手太阴肺经，为肺经之络穴，八脉交会穴之一，通任脉。中医有"头项寻列缺"之说，本穴善于通行表里阴阳之气，邪气在表时可借宣散肺气之功祛风解表，邪气入里时又可借表经之道，引邪外出，可治疗经气阻滞、气血运行不畅的头痛、项强，缓解"三高"及其引起的不适。

穴位定位

位于前臂桡侧缘，桡骨茎突上方，腕横纹上1.5寸，当肱桡肌与拇长展肌腱之间。

功能主治

宣肺理气、利咽宽胸、通经活络。主治"三高"、头痛、颈痛、咳嗽、哮喘等病症。

一穴多用

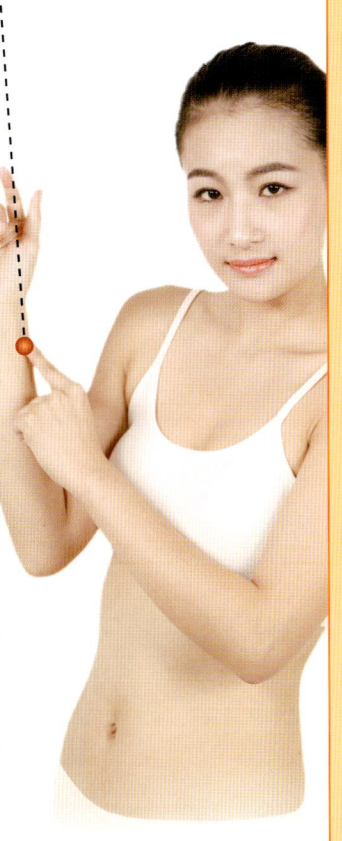

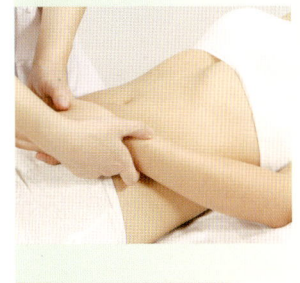

【Massage ● 按摩】

用拇指指腹揉按列缺穴100次，长期坚持，可有效缓解咳嗽、咳痰、哮喘、颈椎病、"三高"及其引起的头痛、头晕等病症。

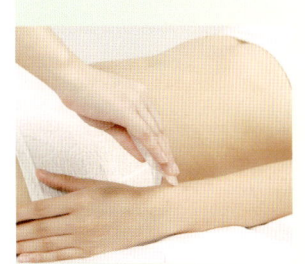

【Skin scraping ● 刮痧】

用角刮法从上而下刮拭列缺穴3～5分钟，长期坚持，可有效缓解掌心热、小便热、颈痛、"三高"及其引起的头痛、咽痛等病症。

Collocation 有益配伍

列缺 + 头维

列缺配头维，可通经活络，有效缓解"三高"引起的头痛项强、失眠、眩晕等病症。

列缺 + 地仓 + 合谷

列缺配地仓、合谷，可活络止痛，有效缓解"三高"引起的面神经麻痹、目赤肿痛、头痛项强等病症。

神门穴

助眠宁神要穴

神门穴属手少阴心经，心藏神、主神明，该穴是心经的腧穴，亦是原穴，是神气出入的门户，具有宁心安神、清心调气的作用。刺激神门穴不久便会有困倦感，对治疗"三高"引起的失眠有良好的效果。按摩神门穴可掐、揉、刺激，以有轻微酸胀感为宜，此手法最适合在晚间睡前操作。

穴位定位

位于腕部，当腕掌侧横纹尺侧端，尺侧腕屈肌腱的桡侧凹陷处。

功能主治

宁心安神。主治"三高"及其引起的失眠、健忘、怔忡等病症。

一穴多用

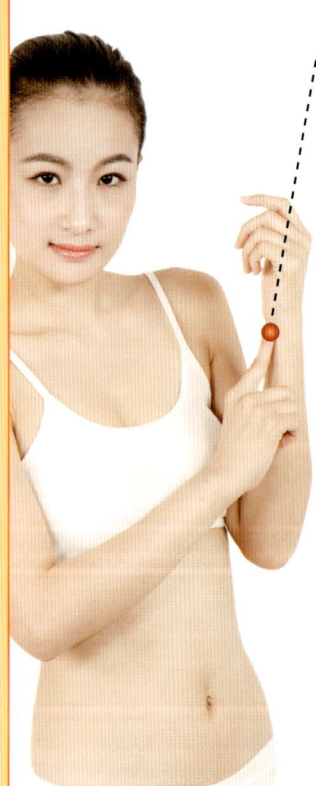

【 Massage ● 按摩 】

用拇指指端弹拨神门穴30次，长期坚持，可有效缓解"三高"及其引起的失眠、健忘、心悸等病症。

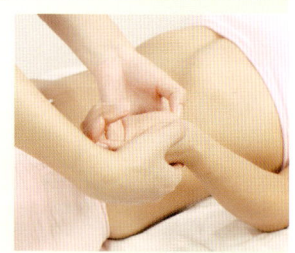

【 Skin scraping ● 刮痧 】

用角刮法从上而下刮拭神门穴3~5分钟，长期坚持，可有效缓解"三高"及其引起的失眠、怔忡、心悸等病症。

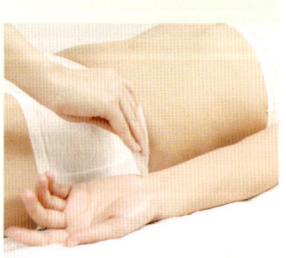

Collocation 有益配伍

神门 + 内关 + 百会

神门配内关、百会，可镇静安神，有效缓解"三高"引起的头痛、头晕、失眠等病症。

神门 + 心俞 + 膻中

神门配心俞、膻中，可宁心安神，有效缓解"三高"引起的心悸、胸闷、失眠等病症。

通里穴 缓解疲劳的要穴

通里穴属手少阴心经，是心经之络穴，与小肠相络。心主神，通里穴能宁心醒神、通经化瘀，平时受到惊吓或情绪不宁，掐按该穴就能安心舒缓。通里穴还有开心窍的功效，可以治疗暂时性失语，让"三高"引起脑卒中失语的患者恢复语言功能。

穴位定位

位于腕横纹上1寸，尺侧腕屈肌腱的桡侧缘。

功能主治

清心安神、通经活络。主治"三高"、心悸、失眠、心痛、前臂麻木等病症。

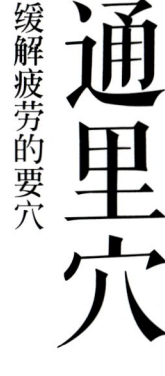

一穴多用

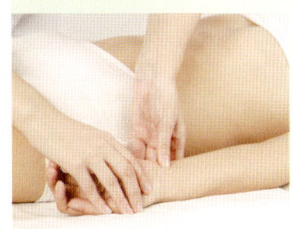

【Massage ● 按摩】

用拇指指端揉按通里穴1～3分钟，长期坚持，可有效缓解前臂麻木、"三高"及其引起的胸痛、心悸、脑卒中不语、失眠等病症。

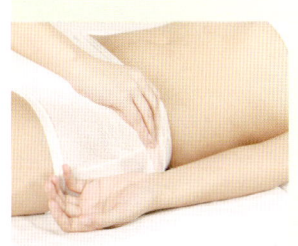

【Skin scraping ● 刮痧】

用角刮法从上而下刮拭通里穴3～5分钟，长期坚持，可有效缓解癫痫、"三高"及其引起的心痛、心悸、盗汗、健忘等病症。

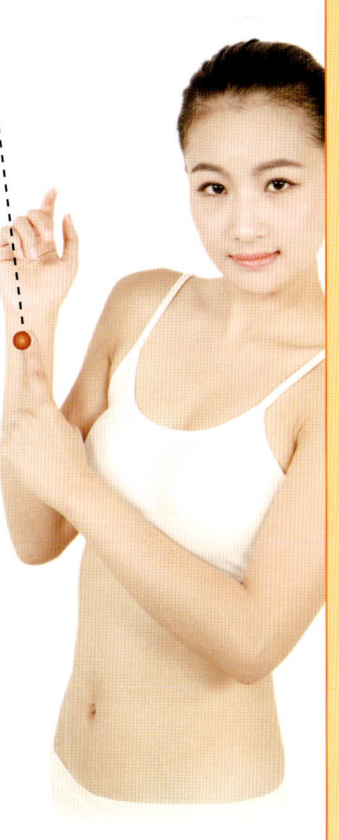

有益配伍

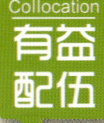 通里 ✚ 头维 ✚ 风池

通里配头维、风池，可清利头目，有效缓解"三高"引起的头痛、眩晕、眼花等病症。

 通里 ✚ 心俞 ✚ 内关

通里配心俞、内关，可宁心安神，有效缓解"三高"引起的心悸、怔忡、胸闷等病症。

劳宫穴

振奋精神，防热病

劳宫穴是手厥阴心包经的重要穴位之一，为心包经之荥穴。此类穴位多位于掌指或跖趾关节之前，对热病具有较好的预防和治疗效果。精神状况低下、身体疲劳时，刺激劳宫穴能够振奋精神、缓解疲劳，还能改善"三高"所致的神疲乏力、精神萎靡、嗜睡等病症。

穴位定位

位于手掌心，当第二、三掌骨之间偏于第三掌骨，握拳屈指时中指尖处。

功能主治

清心泻热、开窍醒神、消肿止痒。主治"三高"、脑卒中昏迷、中暑、心痛、口疮、口臭、鹅掌风等病症。

一穴多用

【Massage ● 按摩】

用拇指指腹揉按劳宫穴100次，长期坚持，可有效缓解心绞痛、"三高"及其引起的脑卒中昏迷、头痛等病症。

【Skin scraping ● 刮痧】

用角刮法从上而下刮拭劳宫穴3~5分钟，长期坚持，可有效缓解癫狂、鹅掌风、口疮、"三高"及其引起的脑卒中昏迷、心悸等病症。

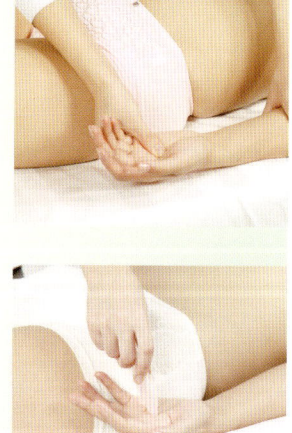

Collocation 有益配伍

劳宫 + 合谷 + 太阳

劳宫配合谷、太阳，可醒神、清热、活络，有效缓解"三高"引起的头痛项强、头晕、面赤等病症。

劳宫 + 人中 + 十宣

劳宫配人中、十宣，可醒神开窍，有效缓解"三高"引起的昏迷、脑卒中、失语等病症。

合谷穴

通调头面经络

合谷穴属手阳明大肠经，为大肠经之原穴，善于宣泄气中之热、升清降浊，通调头面之经络，是治疗热病及头面五官各种疾患之要穴。经常刺激本穴可调节内分泌、平衡免疫系统、改善脾胃功能，通过经络调节作用还能改善脑部血液循环、延缓大脑衰老、调节"三高"。

穴位定位

位于手背，第一、二掌骨之间，当第二掌骨桡侧的中点处。

功能主治

镇静止痛、通经活络。主治"三高"、头痛、头晕、目赤肿痛、下牙痛、面肿等病症。

一穴多用

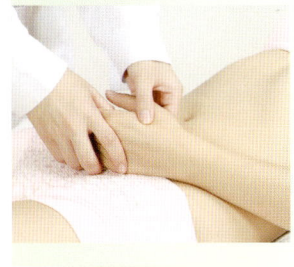

【Massage ● 按摩】

用拇指指端揉按合谷穴100次，长期坚持，可有效缓解急性腹痛、"三高"及其引起的头痛、头晕、目肿等病症。

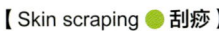

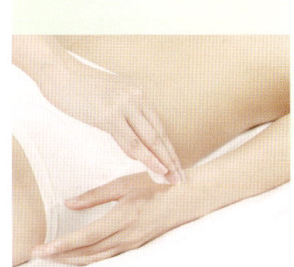

【Skin scraping ● 刮痧】

用角刮法从上而下刮拭合谷穴1~3分钟，长期坚持，可有效缓解"三高"及其引起的头晕、头痛、身热、目赤肿痛等病症。

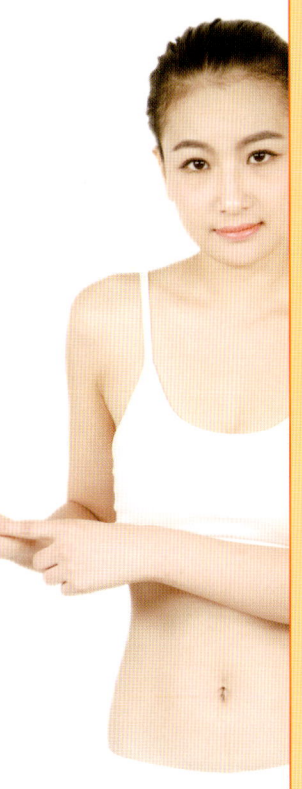

有益配伍 Collocation

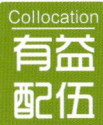 合谷 + 曲池 + 风池

合谷配曲池、风池，可祛风、活络、止痛，有效缓解"三高"引起的头痛、面痛、头晕、面神经麻痹等病症。

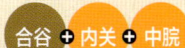 合谷 + 内关 + 中脘

合谷配内关、中脘，可清热安神、降逆止呕，有效缓解"三高"引起的失眠、胸闷、恶心、呕吐等病症。

血海穴

引血归脾，除痰湿

血海穴是足太阴脾经的重要穴位之一，善于治疗各种血证，可引血归脾，犹如百川归海。脾经负责身体血液的正常运行，脾虚则血液生成不足、无血可下、运化失常，可出现营养障碍，水液失于布散而生湿酿痰，甚至会发生失血现象。经常刺激本穴可改善痰湿内阻型"三高"。

穴位定位

屈膝，位于大腿内侧，髌底内侧端上2寸，当股四头肌内侧头的隆起处。

功能主治

调经统血、健脾化湿。主治"三高"、崩漏、痛经、湿疹、膝痛、月经不调等病症。

一穴多用

【Massage ● 按摩】

用拇指指腹揉按血海穴100次，长期坚持，可有效缓解崩漏、痛经、"三高"及其引起的皮肤瘙痒、水肿等病症。

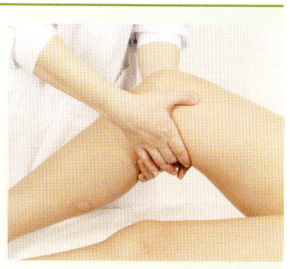

【Skin scraping ● 刮痧】

用面刮法从上而下刮拭血海穴1~3分钟，力度微重，长期坚持，可有效缓解膝痛、"三高"及其引起的月经不调、痛经、皮肤瘙痒等病症。

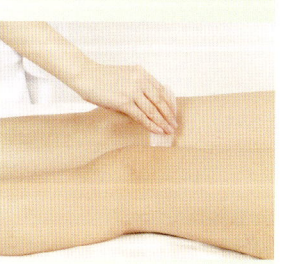

Collocation 有益配伍

血海 + 脾俞 + 足三里

血海配脾俞、足三里，可益气养血，有效缓解"三高"引起的面色苍白、饮食欠佳、神疲倦怠等病症。

血海 + 三阴交

血海配三阴交，可滋阴清热，有效缓解"三高"引起的眩晕、失眠、身热、面赤等病症。

足三里穴 — 最具保健价值的穴位

足三里穴是胃经的主要穴位之一，为胃经之合穴，中医有"合治内腑"之说，凡六腑之病皆可用之。足三里穴是所有穴位中最具养生保健价值的穴位，为强壮补虚之要穴，既能降"三高"，又能抗休克，还能镇静、安神，治疗头昏、失眠。

穴位定位

位于小腿前外侧，当犊鼻下3寸，距胫骨前缘一横指（中指）。

功能主治

健脾和胃、扶正培元、通经活络。主治"三高"、消化不良、呕吐、腹胀、头痛、失眠、神经衰弱等病症。

一穴多用

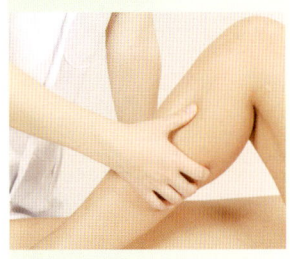

【Massage ● 按摩】

用拇指指腹揉按足三里穴1～3分钟，长期坚持，可有效缓解下肢痿痹、"三高"及其引起的消化不良、腹胀、呕吐、失眠等病症。

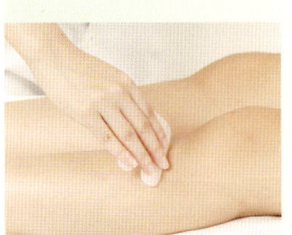

【Skin scraping ● 刮痧】

用面刮法刮拭足三里穴1～3分钟，长期坚持，可有效缓解"三高"及其引起的呕吐、腹胀、肠鸣、消化不良等病症。

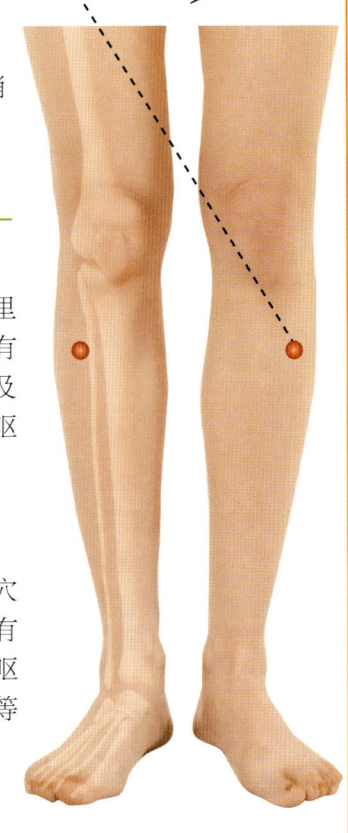

Collocation 有益配伍

足三里 + 丰隆 + 脾俞

足三里配丰隆、脾俞，可燥湿化痰，有效缓解"三高"引起的恶心、呕吐、水肿等病症。

足三里 + 三阴交 + 肝俞

足三里配三阴交、肝俞，可疏肝理气，有效缓解"三高"引起的胸闷、胁痛、口苦等病症。

丰隆穴

调节人体津液输布

丰隆穴属足阳明胃经，为胃经之络穴，络于脾脏。"三高"是由脂肪及糖类代谢失常、血液循环系统障碍所致。刺激该穴能改善脾脏功能，调理人体的津液输布，使水有所化、痰无所聚，达到降"三高"的目的，对痰湿内阻所致的"三高"尤其有效。

穴位定位

位于小腿前外侧，当外踝尖上8寸，条口外，距胫骨前缘二横指（中指）。

功能主治

祛痰化湿。主治"三高"、咳嗽、痰多、胸闷、水肿等病症。

一穴多用

【Massage ● 按摩】

用拇指指腹点按丰隆穴3～5分钟，长期坚持，可有效缓解"三高"及其引起的胸闷、恶心、呕吐、眩晕、咳痰等病症。

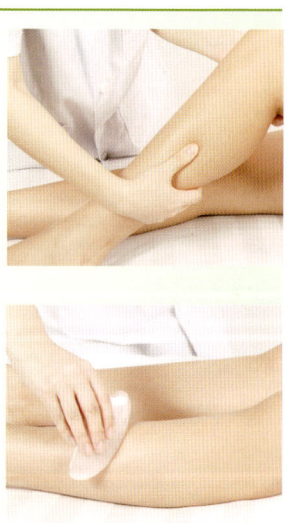

【Skin scraping ● 刮痧】

用面刮法从上而下刮拭丰隆穴1～3分钟，长期坚持，可有效缓解热病、下肢瘫痪、"三高"及其引起的呕吐、水肿、眩晕等病症。

有益配伍 Collocation

丰隆 + 脾俞 + 三焦俞

丰隆配脾俞、三焦俞，可调理三焦、化痰除湿，有效缓解"三高"引起的水肿、小便失常、恶心等病症。

丰隆 + 肺俞 + 膻中

丰隆配肺俞、膻中，可化痰理气，有效缓解"三高"引起的气喘、胸闷、心慌等病症。

光明穴

防治"三高"、视神经损害

光明穴属足少阳胆经,为胆经之络穴,可联络肝胆气血,善治眼疾,使之重见光明。肝开窍于目,人体眼睛的视力主要靠肝血濡养,肝胆气血阻滞,则容易导致视力下降、视物模糊,经常刺激光明穴可调肝明目、祛风利湿,防治"三高"带来的视神经损害。

穴位定位

位于小腿外侧,当外踝尖上5寸,腓骨前缘。

功能主治

疏肝明目、活络消肿、祛风利湿。主治雀目、腿膝酸痛、下肢痿痹、"三高"及其引起的眼目痛痒、白内障、视神经萎缩、手足发凉、偏头痛等病症。

一穴多用

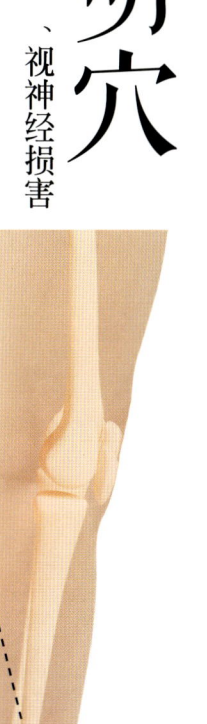

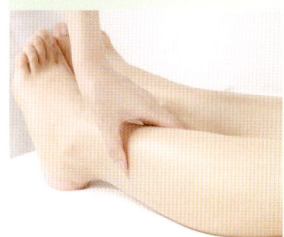

【 Massage ● 按摩 】

用拇指指端揉按光明穴3~5分钟,长期坚持,可有效缓解夜盲、青光眼、"三高"及其引起的视神经损害、目赤肿痛等病症。

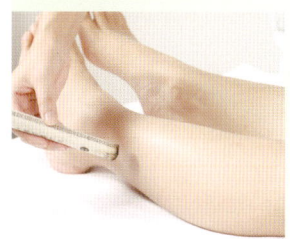

【 Moxibustion ● 艾灸 】

用艾条温和灸灸治光明穴5~10分钟,长期坚持,可有效缓解膝痛、下肢痿痹、"三高"及其引起的视物模糊、偏头痛等病症。

Collocation 有益配伍

光明 ＋ 睛明 ＋ 承泣

光明配睛明、承泣,可疏风清热,有效缓解"三高"引起的目赤肿痛、视物模糊等病症。

光明 ＋ 太阳 ＋ 攒竹

光明配太阳、攒竹,可活络止痛,有效缓解"三高"引起的视物模糊、头痛、头晕等病症。

三阴交穴

通调肝、脾、肾

三阴交穴是足太阴脾经的重要穴位之一,为足太阴、少阴、厥阴之交会穴,可通调三经经气。经常刺激本穴,可以治疗全身多种不适与病症,尤其对妇科病症有良好的治疗效果,还能改善血液循环系统、通调血脉,亦有安神之效,可帮助睡眠,对"三高"及其引起的病症有良好的效果。

穴位定位

位于小腿内侧,当足内踝尖上3寸,胫骨内侧缘后方。

功能主治

健脾胃、益肝肾、调经带。主治"三高"、月经不调、痛经、腹痛、泄泻、水肿、疝气等病症。

一穴多用

【Massage ● 按摩】

用拇指指端揉按三阴交穴100~200次,长期坚持,可有效缓解"三高"及其引起的月经不调、腹痛、泄泻、失眠、头痛、头晕、心悸等病症。

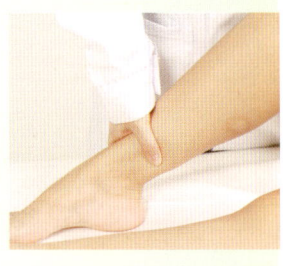

【Skin scraping ● 刮痧】

用角刮法从上而下刮拭三阴交穴3~5分钟,长期坚持,可有效缓解"三高"及其引起的水肿、失眠、神经衰弱等病症。

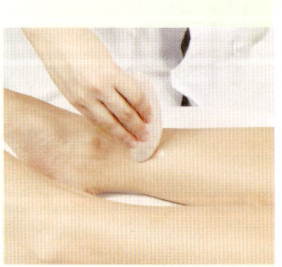

Collocation 有益配伍

三阴交 + 内关 + 心俞

三阴交配内关、心俞,可宁心安神,有效缓解"三高"引起的失眠多梦、头痛、头晕、心悸、胸闷等病症。

三阴交 + 中脘 + 复溜

三阴交配中脘、复溜,可利水化湿,有效缓解"三高"引起的水肿、胸闷、恶心、呕吐等病症。

复溜穴

调节肾经的"杠杆药"

复溜穴属足少阴肾经，为肾经之经穴，是调节肾经的"杠杆药"，有补肾滋阴、利水消肿的作用，专治水液代谢失常疾病。经常刺激本穴，可有效降低肾虚或水湿引起的"三高"，缓解其带来的不适。此外，患有神经衰弱，或者疲劳时脚肿胀者，可用手在复溜穴上按摩，整个过程非常简单而且有效。

穴位定位

位于小腿内侧，太溪上2寸，跟腱的前方。

功能主治

补肾益阴、温阳利水。主治"三高"、水肿、腹胀、腹泻、肾炎、尿路感染、白带过多等病症。

一穴多用

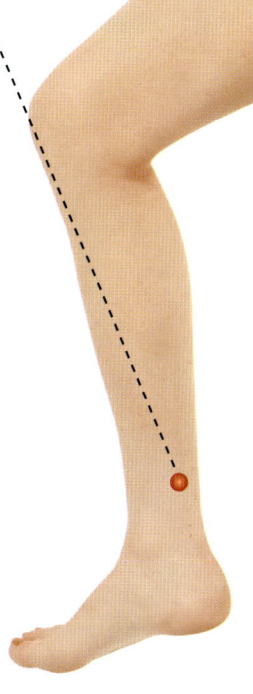

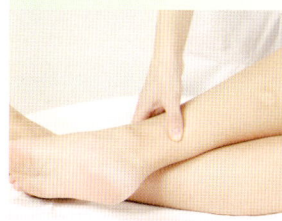

【Massage ● 按摩】

用拇指指腹揉按复溜穴100次，长期坚持，可有效缓解肾炎、白带异常、"三高"及其引起的水肿、盗汗、腹胀、小便失常等病症。

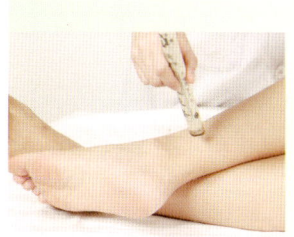

【Moxibustion ● 艾灸】

用艾条温和灸灸治复溜穴5~20分钟，长期坚持，可有效缓解"三高"及其引起的水肿、腹胀、盗汗等病症。

有益配伍 Collocation

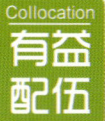

复溜 + 三焦俞 + 脾俞

复溜配三焦俞、脾俞，可通调水道、利水消肿，有效缓解"三高"引起的水肿、小便失常等病症。

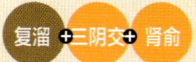

复溜 + 三阴交 + 肾俞

复溜配三阴交、肾俞，可滋阴益肾，有效缓解"三高"引起的水肿、盗汗、头晕等病症。

太溪穴

善治阳虚「三高」

太溪穴是足少阴肾经的常用腧穴之一，为肾经之原穴。犹如汇聚肾经原气的"长江"，补之则济其亏损，泻之则祛其有余，善于治疗肾脏疾病以及五官等方面的病症，对于阳虚引起的"三高"亦有较好的疗效。

穴位定位

位于足内侧，内踝后方，当内踝尖与跟腱之间的凹陷处。

功能主治

壮阳强腰、滋阴益肾。主治"三高"、头痛、眩晕、咽喉肿痛、牙痛、耳聋、耳鸣、咳嗽、气喘、胸痛咳血、月经不调、遗精、阳痿、小便频数、内踝肿痛等病症。

一穴多用

【Massage ● 按摩】

用拇指指腹揉按太溪穴100次，长期坚持，可有效缓解"三高"及其引起的耳鸣、头痛、眩晕等病症。

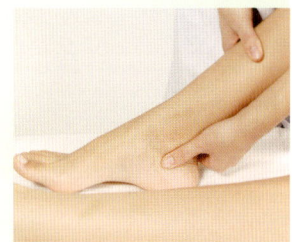

【Moxibustion ● 艾灸】

用艾条温和灸灸治太溪穴5~20分钟，长期坚持，可有效缓解遗精、阳痿、内踝肿痛、"三高"及其引起的小便频数、耳鸣、耳聋、腰膝酸软等病症。

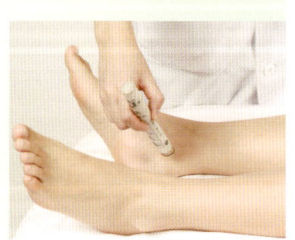

Collocation 有益配伍

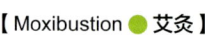 太溪 + 肾俞

太溪配肾俞，可温肾壮阳，有效缓解"三高"引起的头痛、头晕、四肢无力等病症。

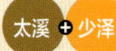 太溪 + 少泽

太溪配少泽，可滋阴清热，有效缓解"三高"引起的潮热、盗汗、咽喉肿痛、头痛等病症。

昆仑穴

调理肝肾，散血热

昆仑穴属足太阳膀胱经，为膀胱经之经穴，善于散热生气。经常刺激本穴可以调节血液循环、散除血热、调理肝肾，从而达到降低"三高"的目的，改善肝肾阴虚所致的"三高"引起的各种不适。

穴位定位

位于足部，外踝后方，当外踝尖与跟腱之间的凹陷处。

功能主治

安神清热、舒筋活络。主治"三高"、头痛、目眩、目赤肿痛、鼻塞、齿痛颊肿、项背强痛、腰腿痛、足跟痛、水肿、腹胀、便秘、疟疾、脚气、癫狂、痫证、女子难产等病症。

一穴多用

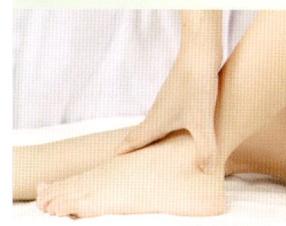

【Massage ● 按摩】

用拇指指端揉按昆仑穴100次，长期坚持，可有效缓解颈项强痛、腰痛、足跟痛、"三高"及其引起的头痛、头晕、视物模糊等病症。

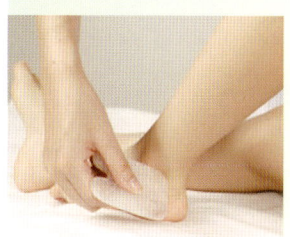

【Skin scraping ● 刮痧】

用角刮法从上而下刮拭昆仑穴3~5分钟，长期坚持，可有效缓解颈项强痛、腰背疼痛、疟疾、"三高"及其引起的便秘、腹胀等病症。

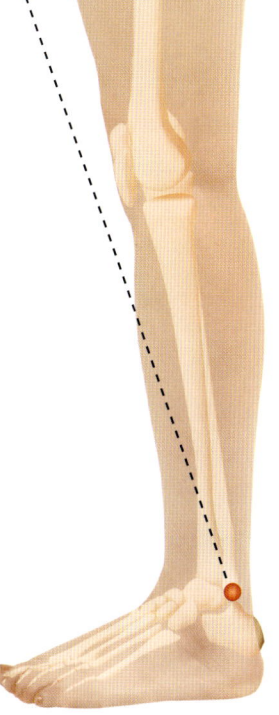

有益配伍 Collocation

昆仑 + 风池 + 后溪

昆仑配风池、后溪，可祛风止痛、舒筋活络，有效缓解"三高"引起的头痛、项强、头晕等病症。

昆仑 + 列缺 + 太阳

昆仑配列缺、太阳，可活络、安神，有效缓解"三高"引起的头痛、偏头痛、头晕、失眠等病症。

公孙穴

善疗胸、腹部不适

公孙穴属足太阴脾经，为脾经之络穴，肝木为公，脾土为孙。肝脾不调，则易出现胸胁胀满窜痛、情志抑郁或急躁易怒、腹痛欲泻等症状。经常刺激本穴，能够缓解因"三高"引起的不适症状，还可兼治脾胃和胸腹部的疾病。

穴位定位

位于第一趾骨基底部的前下方，赤白肉际处。

功能主治

健脾胃、调冲任。主治"三高"、腹痛、呕吐、水肿、胃痛、消化不良、肠鸣、腹泻、痢疾、黄疸、眩晕、难产、癫痫、胁痛、疝气、脱肛等病症。

一穴多用

【 Massage ● 按摩 】

用拇指指端揉按公孙穴100次，长期坚持，可有效缓解疝气、脱肛、"三高"及其引起的腹痛、呕吐、眩晕等病症。

【 Moxibustion ● 艾灸 】

用艾条温和灸灸治公孙穴5～20分钟，长期坚持，可有效缓解胃痛、"三高"及其引起的眩晕、呕吐、水肿、胁肋胀痛等病症。

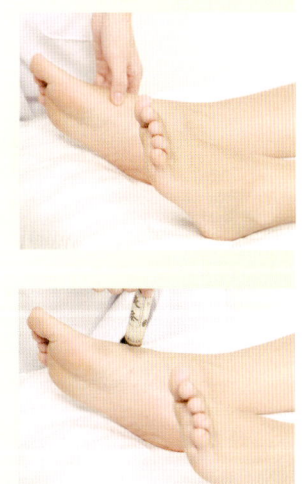

Collocation 有益配伍

公孙 + 丰隆 + 膻中

公孙配丰隆、膻中，可健脾化痰，有效缓解"三高"引起的眩晕、恶心、呕吐痰涎等病症。

公孙 + 中脘 + 足三里

公孙配中脘、足三里，可消食化积、健脾益胃，有效缓解"三高"引起的腹胀、胸胁胀满等病症。

内庭穴

"三高"、热证的克星

内庭穴属足阳明胃经，为胃经之荥穴，善于泻火止痛，是热证、上火的克星。肝火旺盛、上炎，易导致面红、目赤肿痛、头痛，经常刺激本穴能有效清肝泻火，降低"三高"，缓解其引起的不适。此外，对胃火引起的牙痛、咽喉痛、口臭等发热病症亦有良好的疗效。

穴位定位

位于足背，当第二、三趾间，趾蹼缘后方赤白肉际处。

功能主治

清胃泻火、理气止痛。主治"三高"、口臭、胃热上冲、腹胀、小便出血、耳鸣等病症。

一穴多用

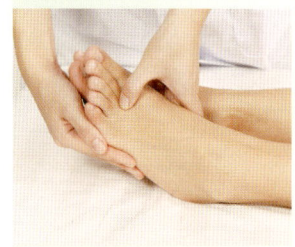

【Massage ● 按摩】

用拇指指端点按内庭穴2～3分钟，长期坚持，可有效缓解胃热上冲、"三高"及其引起的口臭、腹胀、小便失常、目赤肿痛等病症。

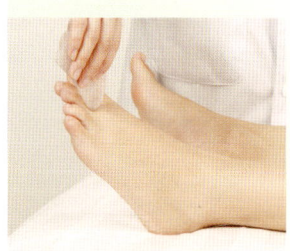

【Skin scraping ● 刮痧】

用角刮法刮拭内庭穴1～3分钟，长期坚持，可有效缓解腹痛、足背肿痛、"三高"及其引起的便秘、腹胀、口臭、耳鸣等病症。

有益配伍 Collocation

内庭 + 曲池 + 合谷

内庭配曲池、合谷，可清热活络，有效缓解"三高"引起的目赤肿痛、头痛、头晕等病症。

内庭 + 上星 + 头维

内庭配上星、头维，可清利头目，有效缓解"三高"引起的头痛、偏头痛、头晕、目赤肿痛等病症。

行间穴

清肝祛火，定心神

行间穴是足厥阴肝经上的重要穴位之一，为肝经之荥穴。"荥主身热"，善清泄邪火，可治热病。肝主怒，肝失疏泄，气郁火盛，易出现口干舌燥、口苦、头痛等病症。经常刺激本穴可疏肝解郁、泻火除烦，使人体气血运行流畅，疏通积滞，清散血热而安定心神，从而降低"三高"。

穴位定位

位于足背侧，当第一、第二趾间，趾蹼缘的后方赤白肉际处。

功能主治

清热泻火、调经止痛、凉血安神。主治"三高"、目赤肿痛、失眠、神经衰弱、月经不调、痛经等病症。

一穴多用

【Massage ● 按摩】

用拇指指端掐按行间穴1~3分钟，长期坚持，可有效缓解"三高"及其引起的耳鸣、耳聋、眩晕等病症。

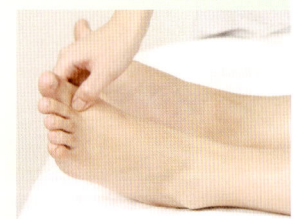

【Skin scraping ● 刮痧】

用角刮法从上而下刮拭行间穴1~3分钟，长期坚持，可有效缓解"三高"及其引起的目赤肿痛、牙痛、咽喉肿痛、失眠、头痛等病症。

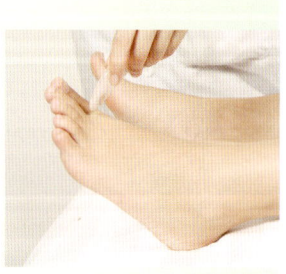

Collocation 有益配伍

行间 + 太阳 + 攒竹

行间配太阳、攒竹，可清热明目、安神止痛，有效缓解"三高"引起的视物模糊、头晕、头痛等病症。

行间 + 百会 + 风池

行间配百会、风池，可祛风活络、清热安神，有效缓解"三高"引起的失眠、心烦易怒、头痛、项强等病症。

涌泉穴

善治虚性『三高』

涌泉穴是足少阴肾经的常用腧穴之一，肾经经脉的第一穴，为肾经经气所出之处，是人体重要的保健穴位。经常刺激本穴可以改善虚性"三高"所致的精神萎靡、少寐多梦、腰膝酸软、足跟疼痛等病症。此外，对各类亚健康的缓解亦有很大帮助。

穴位定位

位于足底部，当足底二、三趾趾缝纹头端与足跟连线的前1/3与后2/3的交点上。

功能主治

平肝熄风、滋阴益肾。主治"三高"、头痛、头晕、眼花、咽喉痛、便秘、足心热、晕厥、休克等病症。

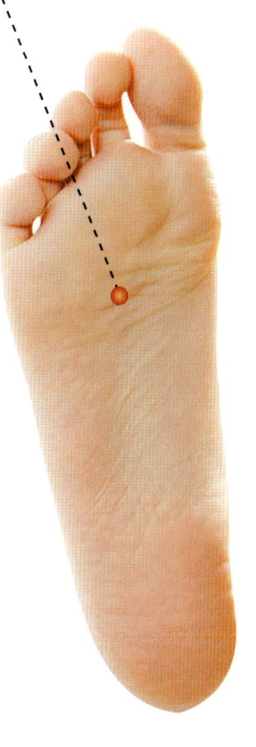

一穴多用

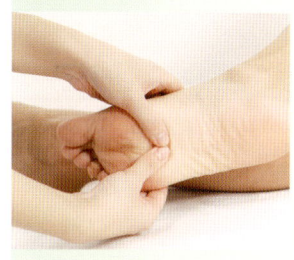

【Massage ● 按摩】

用拇指指端揉按涌泉穴100~200次，长期坚持，可有效缓解遗尿、"三高"及其引起的头痛、头晕、乏力、气喘等病症。

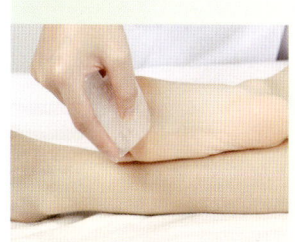

【Skin scraping ● 刮痧】

用角刮法刮拭涌泉穴50次，长期坚持，可有效缓解足底痛、"三高"及其引起的头痛、头晕、失眠、神经衰弱等病症。

Collocation 有益配伍

涌泉 + 百会 + 人中

涌泉配百会、人中，可开窍醒神，有效缓解"三高"引起的脑卒中昏迷、四肢厥冷等病症。

涌泉 + 四神聪 + 神门

涌泉配四神聪、神门，可清心安神，有效缓解"三高"引起的头晕、头痛、失眠等病症。

第二节　手部反射区

大脑反射区
清热解表，苏厥开窍

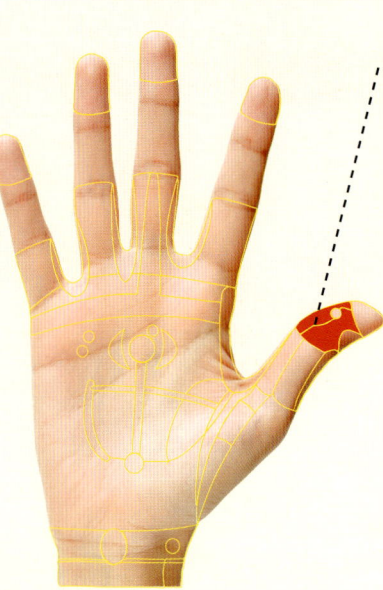

|精准定位|
位于双手掌面拇指指腹处。

降"三高"疗法

① 采用揪法揪大脑反射区1~2分钟，以局部酸痛为宜。
② 采用指揉法按揉大脑反射区1~2分钟，以局部酸痛为宜。
③ 采用指按法按压大脑反射区1~2分钟，以局部酸痛为宜。

主治疾病：高血压、高血脂、高血糖及其引起的头晕、头痛、神经衰弱、视觉受损等病症。

小脑、脑干反射区
清热散风，止痛利关节

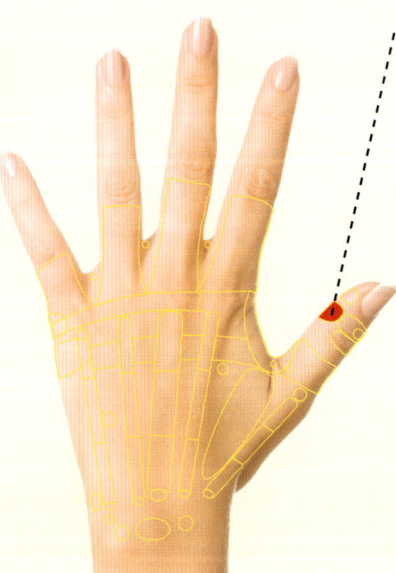

|精准定位|
位于双手掌侧，拇指指腹侧面，即拇指指末节指骨近心端1/2尺侧缘。

降"三高"疗法

① 采用掐法掐按小脑、脑干反射区1~2分钟，以局部酸痛为宜。
② 采用指揉法按揉小脑、脑干反射区1~2分钟，以局部酸痛为宜。
③ 采用指按法按压小脑、脑干反射区1~2分钟，以局部酸痛为宜。

主治疾病：高血压、头晕、失眠、肌肉紧张等病症。

额窦反射区

镇静止痛，通经活络

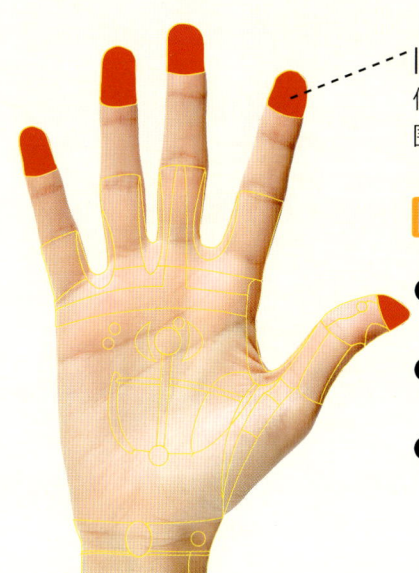

|精准定位| 位于双手掌面，十指顶端约1厘米范围内。

降"三高"疗法

1. 采用掐法掐按额窦反射区1~2分钟，以局部酸痛为宜。
2. 采用指揉法按揉额窦反射区1~2分钟，以局部酸痛为宜。
3. 采用指按法按压额窦反射区1~2分钟，以局部酸痛为宜。

主治疾病：头痛、头晕、脑震荡、鼻窦炎、感冒等病症。

颈项反射区

清头明目，舒筋活络

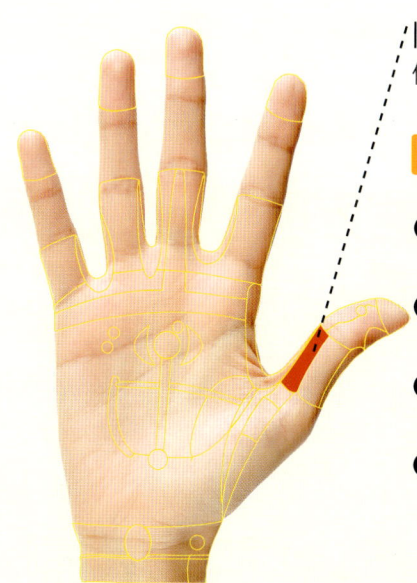

|精准定位| 位于双手拇指近节掌侧和背侧。

降"三高"疗法

1. 采用揪法揪颈项反射区1~2分钟，以局部酸痛为宜。
2. 采用指按法按压颈项反射区1~2分钟，以局部酸痛为宜。
3. 采用指揉法按揉颈项反射区1~2分钟，以局部酸痛为宜。
4. 采用掐法掐按颈项反射区1~2分钟，以局部酸痛为宜。

主治疾病：颈项酸痛、颈项僵硬、头痛、高血压等病症。

三叉神经反射区

祛风止痛，舒筋活络

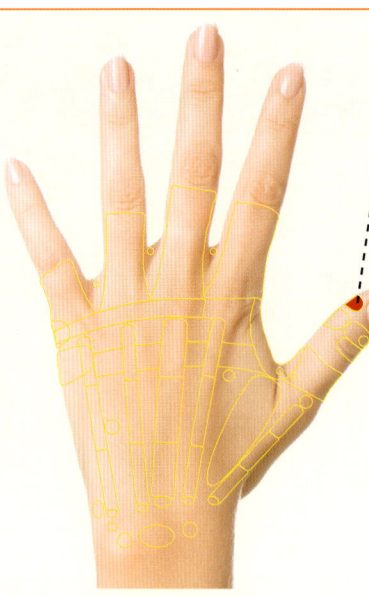

| 精准定位 |
位于双手掌面，拇指指腹尺侧缘远端，即拇指末节指腹远端1/2尺侧缘。

降"三高"疗法

1. 采用揪法揪三叉神经反射区1~2分钟，以局部酸痛为宜。
2. 采用指按法按压三叉神经反射区1~2分钟，以局部酸痛为宜。
3. 采用指揉法按揉三叉神经反射区1~2分钟，以局部酸痛为宜。
4. 采用掐法掐按三叉神经反射区1~2分钟，以局部酸痛为宜。

主治疾病：面神经麻痹、偏头痛、失眠、神经痛等病症。

眼反射区

清头明目，舒筋活络

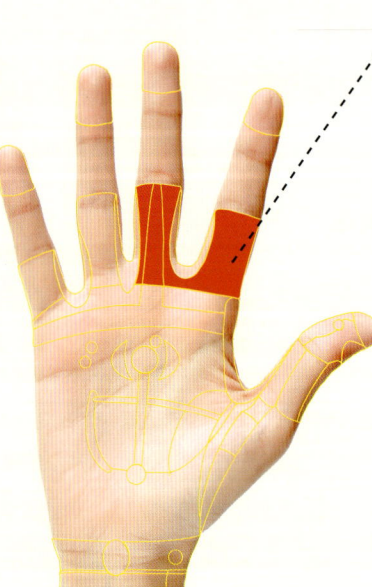

| 精准定位 |
位于双手手掌和手背第二、第三指指根部。

降"三高"疗法

1. 采用揪法揪眼反射区1~2分钟，以局部酸痛为宜。
2. 采用指按法按压眼反射区1~2分钟，以局部酸痛为宜。
3. 采用指揉法按揉眼反射区1~2分钟，以局部酸痛为宜。

主治疾病：视神经损伤、目痛、结膜炎、角膜炎、近视、远视、白内障等病症。

内耳迷路反射区

清热祛火

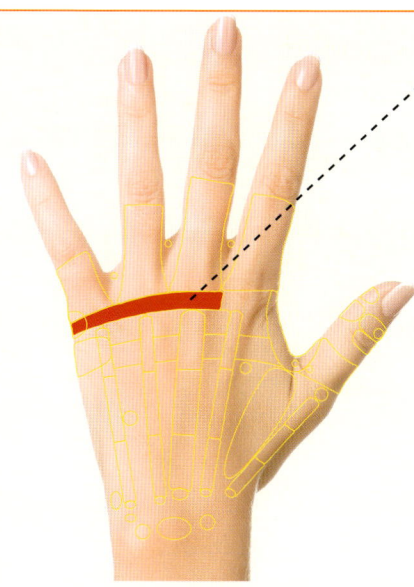

|精准定位|
位于双手背侧,第三、第四、第五掌指关节之间,第三、第四、第五指根部接合部。

降"三高"疗法

❶ 采用指摩法摩擦内耳迷路反射区1~2分钟,以局部酸痛为宜。
❷ 采用指按法按压内耳迷路反射区1~2分钟,以局部酸痛为宜。
❸ 采用理筋法梳理内耳迷路反射区1~2分钟,以局部酸痛为宜。

主治疾病:头晕、耳鸣、高血压、低血压等病症。

胸(乳房)反射区

清心泻热,理气活络

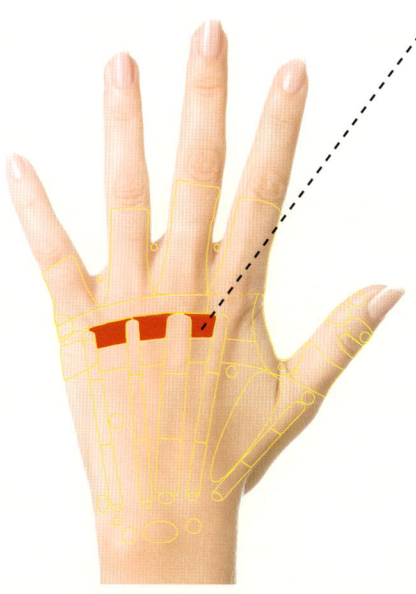

|精准定位|
位于双手手背第二、第三、第四掌骨的远端。

降"三高"疗法

❶ 采用指摩法摩擦胸(乳房)反射区1~2分钟,以局部酸痛为宜。
❷ 采用指按法按压胸(乳房)反射区1~2分钟,以局部酸痛为宜。
❸ 采用理筋法梳理胸(乳房)反射区1~2分钟,以局部酸痛为宜。
❹ 采用指揉法按揉胸(乳房)反射区1~2分钟,以局部酸痛为宜。

主治疾病:胸闷、气喘、肋肋胀痛、呼吸系统疾病、乳房疾病、心脏病等病症。

心脏反射区

理气止痛，强心通脉

|精准定位|
位于左手尺侧，手掌及手背第四、第五掌骨之间，近掌骨头处。

降"三高"疗法

1. 采用指按法按压心脏反射区1~2分钟，以出现酸胀感为宜。
2. 采用揪法揪心脏反射区1~2分钟，以出现酸胀感为宜。
3. 采用指揉法按揉心脏反射区1~2分钟，以出现酸胀感为宜。
4. 采用掐法掐按心脏反射区1~2分钟，以出现酸胀感为宜。

主治疾病：心绞痛、心悸、胸闷、高血压、低血压等病症。

膀胱反射区

活血通络，消炎止痛

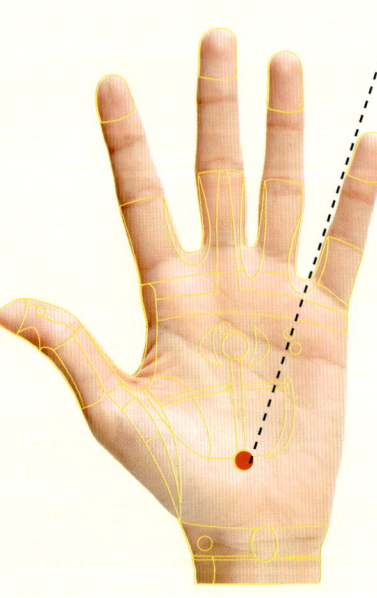

|精准定位|
位于手掌下方，大小鱼际交接处的凹陷中，其下为头状骨骨面。

降"三高"疗法

1. 采用指按法按压膀胱反射区1~2分钟，以局部酸痛为宜。
2. 采用揪法揪膀胱反射区1~2分钟，以局部酸痛为宜。
3. 采用指揉法按揉膀胱反射区1~2分钟，以局部酸痛为宜。
4. 采用掐法掐按膀胱反射区1~2分钟，以局部酸痛为宜。

主治疾病：小便失常、膀胱炎、尿道炎、膀胱结石、高血压等病症。

肝反射区

养肝明目

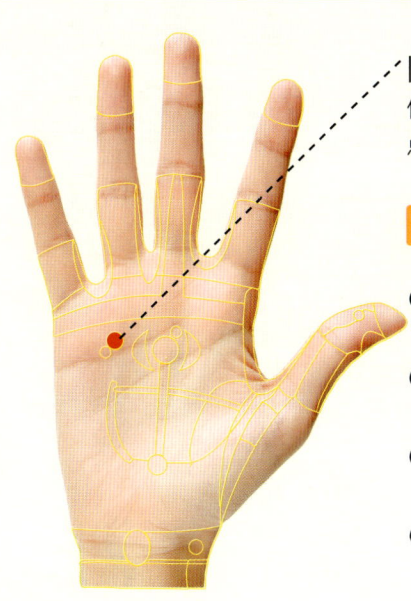

|精准定位|
位于右手的掌面，第四、第五掌骨体中点之间近掌骨头处。

降"三高"疗法

❶ 采用指按法按压肝反射区1~2分钟，以出现酸胀感为宜。
❷ 采用揪法揪肝反射区1~2分钟，以出现酸胀感为宜。
❸ 采用指揉法按揉肝反射区1~2分钟，以出现酸胀感为宜。
❹ 采用掐法掐按肝反射区1~2分钟，以出现酸胀感为宜。

主治疾病：肝炎、肝硬化、腹痛、眼病等病症。

肾反射区

补肾强腰，通利二便

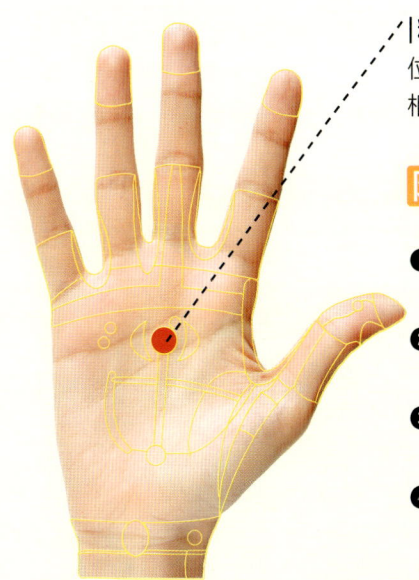

|精准定位|
位于双手的中央区域，第三掌骨中点，相当于劳宫穴的位置。

降"三高"疗法

❶ 采用指按法按压肾反射区1~2分钟，以局部酸痛为宜。
❷ 采用揪法揪肾反射区1~2分钟，以局部酸痛为宜。
❸ 采用指揉法按揉肾反射区1~2分钟，以局部酸痛为宜。
❹ 采用叩法叩击肾反射区1~2分钟，以局部酸痛为宜。

主治疾病：肾炎、腰痛、高血压、水肿、小便失常等病症。

第三节　足部反射区

输尿管反射区
清利三焦，通便利腑

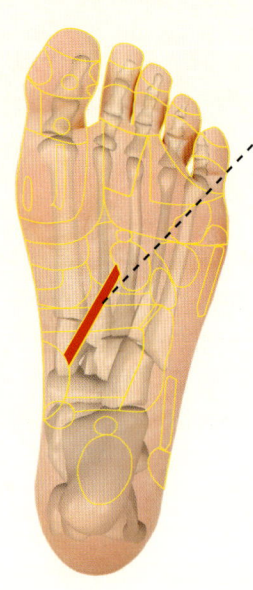

|精准定位|
位于双足足底自肾脏反射区斜向内后方至足舟状骨内下方，约3.3厘米长，呈弧形带状区域。

降"三高"疗法

1. 采用拇指指腹按压法按压输尿管反射区2~5分钟，以局部酸痛为宜。
2. 采用单食指叩拳法顶压输尿管反射区2~5分钟，以局部酸痛为宜。
3. 采用刮压法刮压输尿管反射区2~5分钟，以局部酸痛为宜。

主治疾病：小便失常、输尿管炎、高血压、动脉硬化、泌尿系统感染等病症。

失眠点反射区
安神消痛

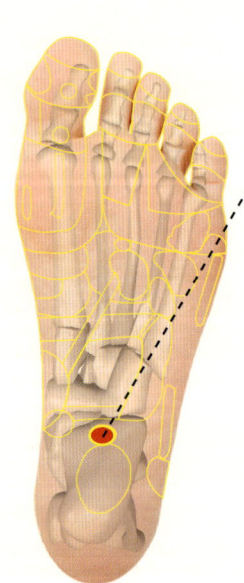

|精准定位|
位于双足足底跟骨中央的前方，生殖腺反射区上方。

降"三高"疗法

1. 采用拇指指腹按压法按压失眠点反射区2~5分钟，以局部酸痛为宜。
2. 采用单食指叩拳法顶压失眠点反射区2~5分钟，以局部酸痛为宜。
3. 采用刮压法刮压失眠点反射区2~5分钟，以局部酸痛为宜。
4. 采用拇指指腹推压法推压失眠点反射区2~5分钟，以局部酸痛为宜。

主治疾病：失眠、多梦、头晕、头痛等病症。

额窦反射区

开窍聪耳，清热活络

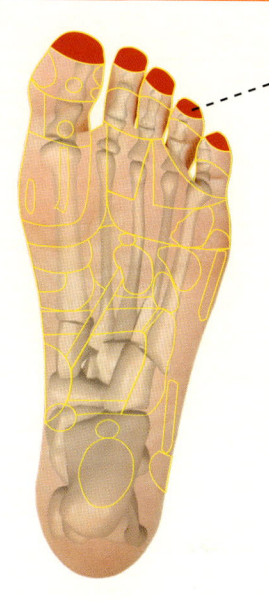

|精准定位|
位于十个脚趾的趾端约1厘米范围内。

降"三高"疗法

1. 采用掐法掐按额窦反射区2~5分钟，以局部酸痛为宜。
2. 采用单食指叩拳法顶压额窦反射区2~5分钟，以局部酸痛为宜。
3. 采用拇指指腹按压法按压额窦反射区2~5分钟，以局部酸痛为宜。

主治疾病：脑卒中、鼻窦炎、视物模糊、耳鸣、耳聋、口臭等病症。

脑垂体反射区

调经统血

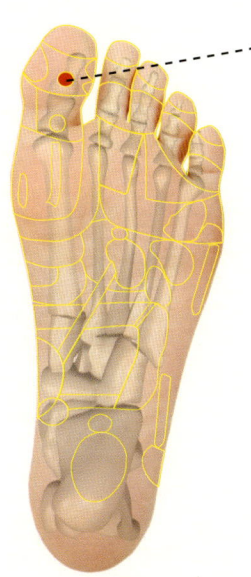

|精准定位|
位于双足第一趾趾腹中央隆起部位，在脑反射区深处。

降"三高"疗法

1. 采用拇指指腹按压法按压脑垂体反射区2~5分钟，以局部酸痛为宜。
2. 采用单食指叩拳法顶压脑垂体反射区2~5分钟，以局部酸痛为宜。
3. 采用掐法掐按脑垂体反射区2~5分钟，以局部酸痛为宜。

主治疾病：胰腺及其他腺体功能失调、更年期综合征、失眠等病症。

大脑反射区

清热解表，醒神开窍

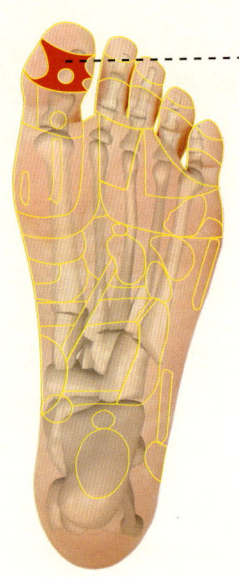

| 精准定位 |
位于双足第一趾趾腹全部。

降"三高"疗法

❶ 采用拇指指腹按压法按压大脑反射区2~5分钟，以局部酸痛为宜。
❷ 采用单食指叩拳法顶压大脑反射区2~5分钟，以局部酸痛为宜。
❸ 采用掐法掐按大脑反射区2~5分钟，以局部酸痛为宜。

主治疾病：脑血栓、头晕、头痛、神经衰弱等病症。

三叉神经反射区

祛风止痛，舒筋活络

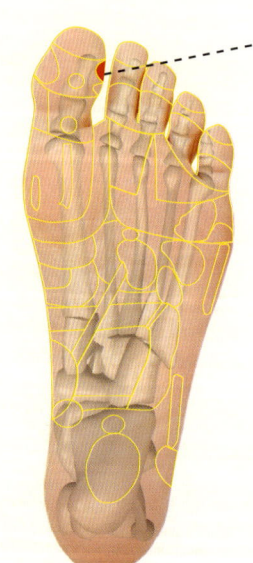

| 精准定位 |
位于双足第一趾近第二趾的外侧约45°，在小脑反射区的前方。

降"三高"疗法

❶ 采用拇指指腹按压法按压三叉神经反射区2~5分钟，以局部酸痛为宜。
❷ 采用单食指叩拳法顶压三叉神经反射区2~5分钟，以局部酸痛为宜。
❸ 采用掐法掐按三叉神经反射区2~5分钟，以局部酸痛为宜。
❹ 采用刮压法刮压三叉神经反射区2~5分钟，以局部酸痛为宜。

主治疾病：面神经麻痹、感冒、失眠、神经痛等病症。

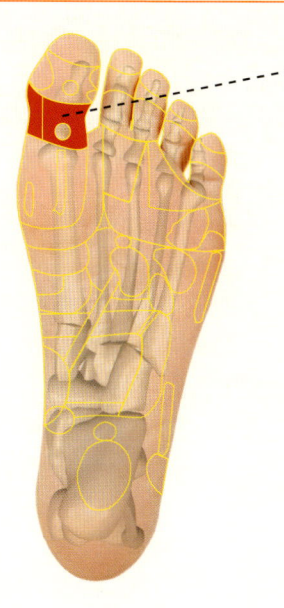

颈项反射区
醒脑止痛，舒筋活络

| 精准定位 |

位于双足第一趾根部横纹处。

降"三高"疗法

1. 采用拇指指腹按压法按压颈项反射区2~5分钟，以局部酸痛为宜。
2. 采用单食指叩拳法顶压颈项反射区2~5分钟，以局部酸痛为宜。
3. 采用掐法掐按颈项反射区2~5分钟，以局部酸痛为宜。
4. 采用刮压法刮压颈项反射区2~5分钟，以局部酸痛为宜。

主治疾病：颈项酸痛、头晕、落枕、高血压等病症。

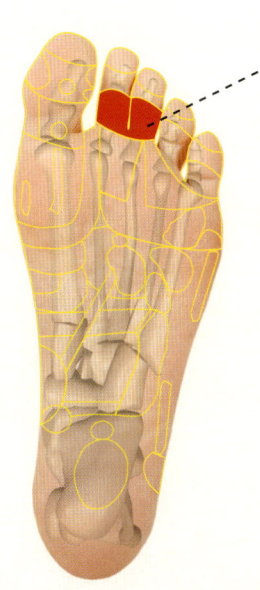

眼反射区
清头明目，舒筋活络

| 精准定位 |

位于双足第二趾和第三趾中部与根部，包括足底和足背两处。

降"三高"疗法

1. 采用拇指指腹按压法按压眼反射区2~5分钟，以局部酸痛为宜。
2. 采用单食指叩拳法顶压眼反射区2~5分钟，以局部酸痛为宜。
3. 采用掐法掐按眼反射区2~5分钟，以局部酸痛为宜。
4. 采用刮压法刮压眼反射区2~5分钟，以局部酸痛为宜。

主治疾病：结膜炎、近视、远视、白内障、视物模糊等病症。

肝反射区
养肝明目

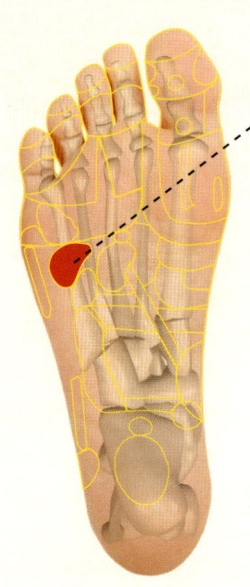

|精准定位|
位于右足足底第四跖骨与第五跖骨前段之间，在肺反射区的后方及足背上与该区域相对应的位置。

降"三高"疗法

❶ 采用拇指指腹按压法按压肝反射区2～5分钟，以局部酸痛为宜。
❷ 采用单食指叩拳法顶压肝反射区2～5分钟，以局部酸痛为宜。
❸ 采用刮压法刮压肝反射区2～5分钟，以局部酸痛为宜。

主治疾病：肝炎、肝硬化、食欲不振、眼病等病症。

胰腺反射区
生发胃气，燥化脾湿

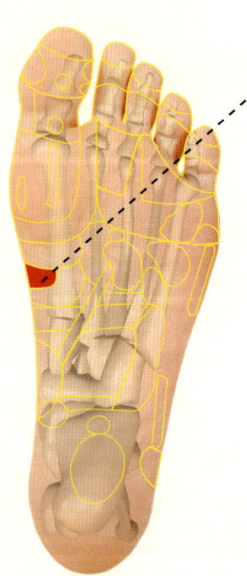

|精准定位|
位于双足足底第一跖骨体中下段胃反射区与十二指肠反射区之间靠内侧。

降"三高"疗法

❶ 采用拇指指腹按压法按压胰腺反射区2～5分钟，以局部酸痛为宜。
❷ 采用单食指叩拳法顶压胰腺反射区2～5分钟，以局部酸痛为宜。
❸ 采用刮压法刮压胰腺反射区2～5分钟，以局部酸痛为宜。
❹ 采用拇指指腹推压法推压胰腺反射区2～5分钟，以局部酸痛为宜。

主治疾病：消化不良、胰腺炎、糖尿病等病症。

十二指肠反射区

和胃行水，理气止痛

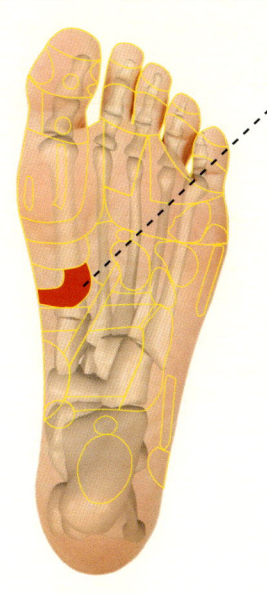

|精准定位|
位于双足足底第一跖骨底处，胰腺反射区的后外方。

降"三高"疗法

❶ 采用拇指指腹按压法按压十二指肠反射区2～5分钟，以局部酸痛为宜。
❷ 采用单食指叩拳法顶压十二指肠反射区2～5分钟，以局部酸痛为宜。
❸ 采用刮压法刮压十二指肠反射区2～5分钟，以局部酸痛为宜。

主治疾病 十二指肠溃疡、消化不良、食欲不振、腹胀等病症。

肾反射区

补肾强腰，通利二便

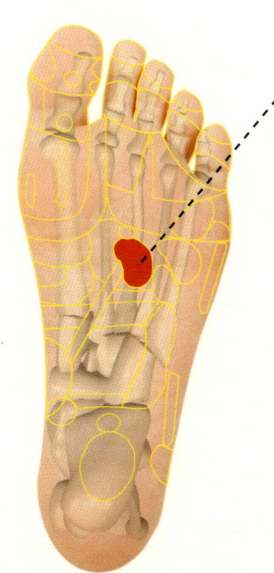

|精准定位|
位于双足足底部，第二跖骨与第三跖骨体之间，近跖骨底处，蜷足时中央凹陷处。

降"三高"疗法

❶ 采用拇指指腹按压法按压肾反射区2～5分钟，以局部酸痛为宜。
❷ 采用单食指叩拳法顶压肾反射区2～5分钟，以局部酸痛为宜。
❸ 采用刮压法刮压肾反射区2～5分钟，以局部酸痛为宜。
❹ 采用拇指指腹推压法推压肾反射区2～5分钟，以局部酸痛为宜。

主治疾病 肾炎、肾结石、腰痛、高血压、小便失常、水肿等病症。

第四节　耳部反射区

角窝上反射区　调经统血

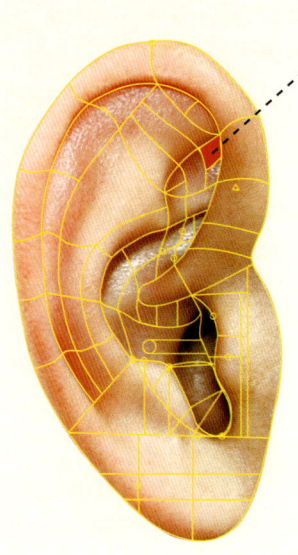

|精准定位|
位于三角窝前1/3的上部区域，即三角窝1区。

降"三高"疗法

❶ 采用切按法切压角窝上反射区1～2分钟，以按摩部位发红或有酸胀感为宜。

❷ 采用搓摩法搓摩角窝上反射区1～2分钟，以按摩部位发红或有酸胀感为宜。

主治疾病：高血压、头晕、耳鸣等病症。

额反射区　养心安神

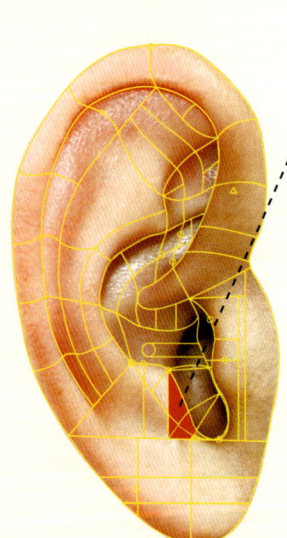

|精准定位|
位于对耳屏外侧面的前部，即对耳屏1区。

降"三高"疗法

❶ 采用切按法切压额反射区1～2分钟，以按摩部位发红或有酸胀感为宜。

❷ 采用搓摩法搓摩额反射区1～2分钟，以按摩部位发红或有酸胀感为宜。

主治疾病：头痛、头晕、失眠、多梦等病症。

耳中反射区

和胃化湿

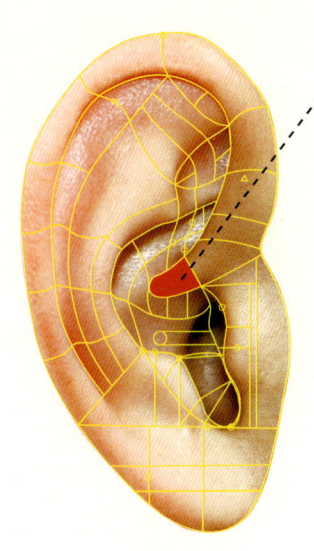

| 精准定位 |
位于耳轮脚处,即耳轮1区。

降"三高"疗法

❶ 采用切按法切压耳中反射区1~2分钟,以按摩部位发红或有酸胀感为宜。

❷ 采用搓摩法搓摩耳中反射区1~2分钟,以按摩部位发红或有酸胀感为宜。

主治疾病:呕吐、呃逆、胃痛、腹胀、小儿遗尿等病症。

耳尖反射区

明目安神,通经活络

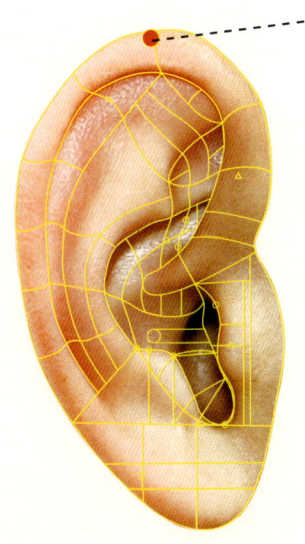

| 精准定位 |
位于耳郭向前对折的上部尖端处,即耳轮6、7区交界处。

降"三高"疗法

❶ 采用切按法切压耳尖反射区1~2分钟,以按摩部位发红或有酸胀感为宜。

❷ 采用搓摩法搓摩耳尖反射区1~2分钟,以按摩部位发红或有酸胀感为宜。

主治疾病:高血压、发热、急性结膜炎等病症。

结节反射区

清热止痛

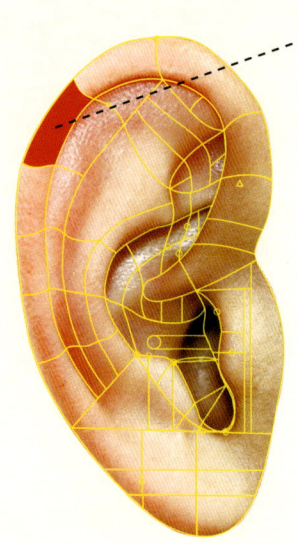

| 精准定位 |
位于耳轮结节处，即耳轮8区。

降"三高"疗法

❶ 采用切按法切压结节反射区1～2分钟，以按摩部位发红或有酸胀感为宜。

❷ 采用捏揉法揉动结节反射区1～2分钟，以按摩部位发红或有酸胀感为宜。

❸ 采用指摩法摩擦结节反射区1～2分钟，以按摩部位发红或有酸胀感为宜。

主治疾病：头晕、头痛、高血压等病症。

垂前反射区

宁心安神，止痛

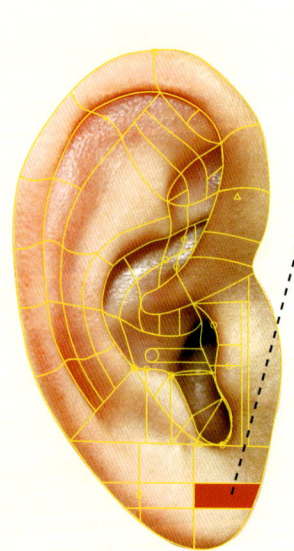

| 精准定位 |
位于耳垂正面前中部，即耳垂4区。

降"三高"疗法

❶ 采用切按法切压垂前反射区1～2分钟，以按摩部位发红或有酸胀感为宜。

❷ 采用搓摩法搓摩垂前反射区1～2分钟，以按摩部位发红或有酸胀感为宜。

主治疾病：神经衰弱、牙痛、面神经瘫痪等病症。

内耳反射区

醒脑聪耳

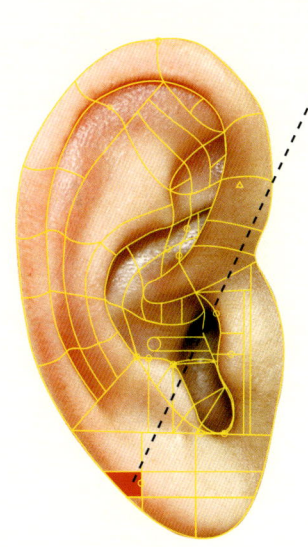

|精准定位|
位于耳垂正面后中部,即耳垂5区。

降"三高"疗法

❶ 采用切按法切压内耳反射区1~2分钟,以按摩部位发红或有酸胀感为宜。

❷ 采用指摩法摩擦内耳反射区1~2分钟,以按摩部位发红或有酸胀感为宜。

主治疾病:耳鸣、听力减退等病症。

眼反射区

清头明目

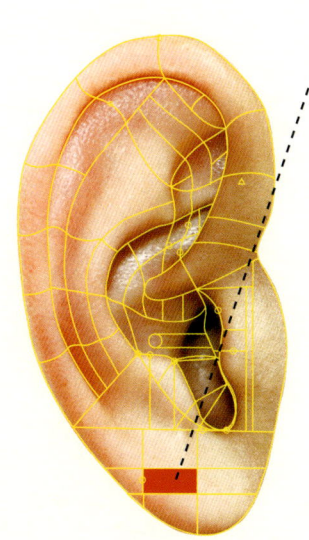

|精准定位|
位于耳垂正面中央部,即耳垂5区。

降"三高"疗法

❶ 采用切按法切压眼反射区1~2分钟,以按摩部位发红或有酸胀感为宜。

❷ 采用搓摩法搓摩眼反射区1~2分钟,以按摩部位发红或有酸胀感为宜。

主治疾病:视物模糊、近视、结膜炎、麦粒肿等病症。

颈椎反射区

醒神开窍，舒利关节

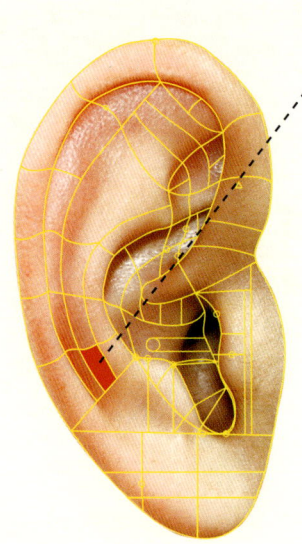

|精准定位|
位于颈区后方，即对耳轮13区。

降"三高"疗法

❶ 采用切按法切压颈椎反射区1~2分钟，以按摩部位发红或有酸胀感为宜。

❷ 采用捏揉法揉动颈椎反射区1~2分钟，以按摩部位发红或有酸胀感为宜。

❸ 采用搓摩法搓摩颈椎反射区1~2分钟，以按摩部位发红或有酸胀感为宜。

主治疾病：落枕、颈椎病、头晕、耳鸣等病症。

上屏反射区

消炎去脂

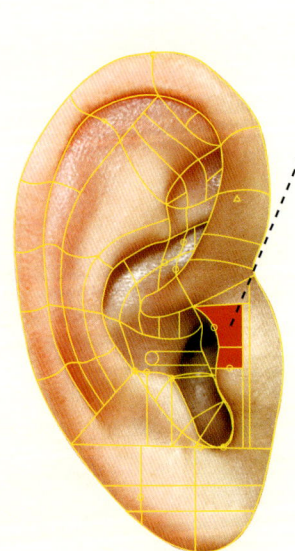

|精准定位|
位于耳屏外侧面上1/2处，即耳屏1区。

降"三高"疗法

❶ 采用切按法切压上屏反射区1~2分钟，以按摩部位发红或有酸胀感为宜。

❷ 采用搓摩法搓摩上屏反射区1~2分钟，以按摩部位发红或有酸胀感为宜。

主治疾病：咽炎、肥胖、高脂血症等病症。

屏间前反射区

明目安神

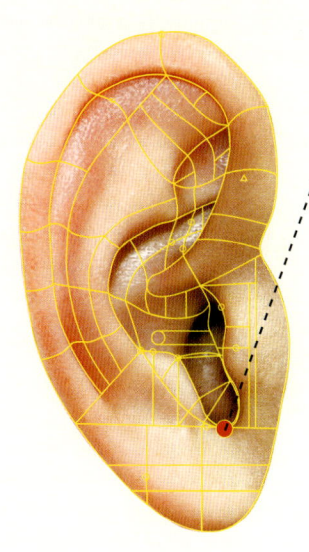

|精准定位|
位于屏间切迹前方耳屏最下部,即耳屏2区下缘处。

降"三高"疗法

❶ 采用切按法切压屏间前反射区1~2分钟,以按摩部位发红或有酸胀感为宜。

❷ 采用刮压法刮拭屏间前反射区1~2分钟,以按摩部位发红或有酸胀感为宜。

主治疾病 近视、麦粒肿、青光眼、视物模糊等病症。

枕反射区

清心安神

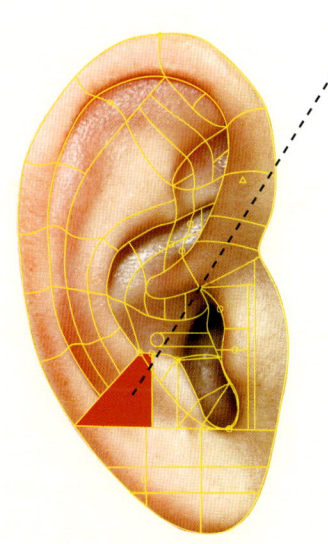

|精准定位|
位于对耳屏外侧面的后部,即对耳屏3区。

降"三高"疗法

❶ 采用切按法切压枕反射区1~2分钟,以按摩部位发红或有酸胀感为宜。

❷ 采用捏揉法揉动枕反射区1~2分钟,以按摩部位发红或有酸胀感为宜。

❸ 采用搓摩法搓摩枕反射区1~2分钟,以按摩部位有酸胀感为宜。

主治疾病 头痛、恶心、晕动症等病症。

肝反射区

保肝利胆，理气调经

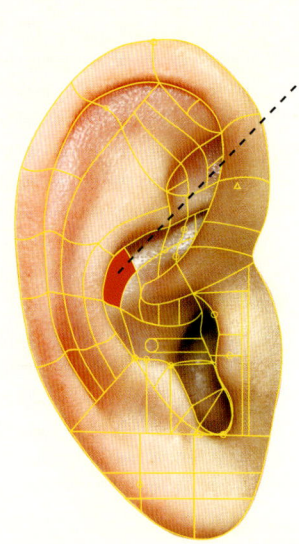

|精准定位|
位于耳甲艇的后下部，即耳甲12区。

降"三高"疗法

❶ 采用切按法切压肝反射区1~2分钟，以按摩部位发红或有酸胀感为宜。

❷ 采用刮压法刮拭肝反射区1~2分钟，以按摩部位发红或有酸胀感为宜。

主治疾病：肝郁胁痛、高血压、经前综合征等病症。

三焦反射区

调利三焦

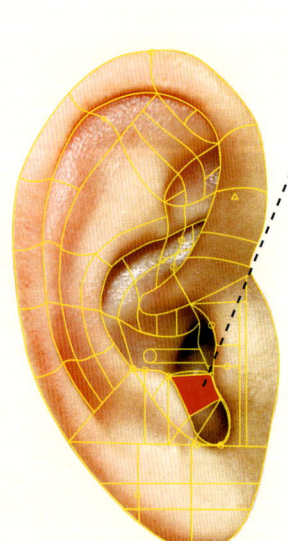

|精准定位|
位于外耳门后下，肺与内分泌区之间，即耳甲17区。

降"三高"疗法

❶ 采用切按法切压三焦反射区1~2分钟，以按摩部位发红或有酸胀感为宜。

❷ 采用刮压法刮拭三焦反射区1~2分钟，以按摩部位发红或有酸胀感为宜。

主治疾病：便秘、单纯性肥胖等病症。

第 5 章

内调外治
——中医教您辨证疗"三高"

如何有效地进行"三高"的调理?关键在于找准原因。中医认为"三高"以虚实致病,虚者以内伤为主,有因气血亏虚、肾精不足、脑髓失养所致;实者以本虚标实为患,脾、肾、肺、心皆可致病。针对病因,本章通过辨证论治,以整体调理为前提,各个击破,对内提供全面的对症食材和药材,对外循序渐进地疏通经络,提升脏腑功能,防治"三高"。

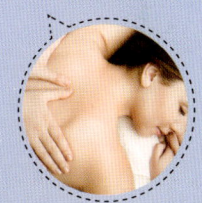

高血压分型与理疗

高血压是以动脉血压增高为主要临床表现的独立疾病,病因尚未十分明确,与年龄、职业、家族史有一定关系,临床分为原发性高血压和继发性高血压。早期有头痛、头晕、耳鸣、心悸、失眠、眩晕等主要症状,后期还可累及心、脑、肾等脏器。高血压的主要临床症候、病程和转归,以及其并发症,均属于祖国医学中的"头痛""眩晕""脑卒中"等范畴。

高血压常与情志失调、饮食失节、内伤虚损等因素有关,病之本为阴阳失调,病之标乃内生风、痰及瘀血。临床上共分为6大类型:肝阳上亢型、痰湿内阻型、瘀血阻滞型、气血亏虚型、肝肾阴虚型、阴阳两虚型。

肝阳上亢型

对症食材	苦瓜、黄瓜、绿豆、芹菜、白菜、马齿苋、茼蒿、芦笋、冬瓜、空心菜、荠菜、竹笋
对症药材	莲子心、菊花、罗布麻、羚羊角、钩藤、天麻、决明子、地龙

痰湿内阻型

对症食材	冬瓜、薏米、丝瓜、白萝卜、洋葱、芹菜、莴笋、鲫鱼、红豆、玉米、平菇、白菜
对症药材	川贝、瓜蒌皮、半夏、天麻、白术、茯苓、猪苓、泽泻

瘀血阻滞型

对症食材	山楂、茄子、海带、黑木耳、香菇、韭菜、大蒜、绿豆、空心菜、柠檬、芹菜、西红柿
对症药材	川芎、丹参、红花、当归、鸡血藤、郁金、益母草、桃仁

气血亏虚型

对症食材	枸杞、菠菜、胡萝卜、山药、黑木耳、乌鸡、黑豆、黑芝麻、白萝卜、鳝鱼、西红柿、鲫鱼
对症药材	白术、党参、黄芪、白芍、当归、熟地黄、何首乌、山药

肝肾阴虚型

对症食材	黑豆、黑芝麻、枸杞、银耳、莲子、黑木耳、菠菜、苹果、海参、板栗、西红柿、黄瓜
对症药材	黄精、玉竹、天冬、麦冬、石斛、女贞子、鳖甲、白芍

阴阳两虚型

对症食材	淡菜、黑木耳、乌鸡、芹菜、黑芝麻、韭菜、牡蛎、黑豆、山药、核桃、黑米、豆角
对症药材	沙苑子、菟丝子、杜仲、黄精、淫羊藿、锁阳、天冬、麦冬

肝阳上亢型刮痧

01 刮拭百会穴

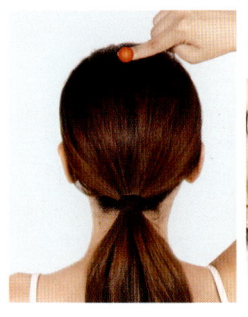

| **定位** | 位于头部，当前发际正中直上5寸，或两耳尖连线的中点处。
| **刮痧** | 用角刮法从前往后刮拭百会穴30次，以局部皮肤潮红为度。

02 刮拭风池穴

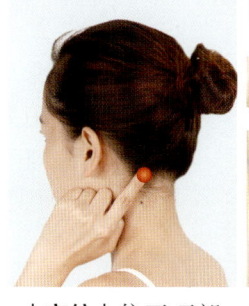

| **定位** | 位于项部，当枕骨之下，与风府相平，胸锁乳突肌与斜方肌上端之间的凹陷处。
| **刮痧** | 用角刮法刮拭风池穴30次，以局部皮肤潮红为度。

03 刮拭内关穴

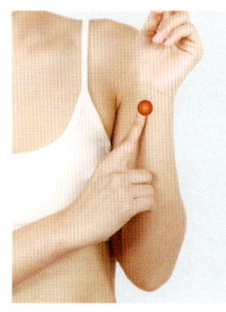

| **定位** | 位于前臂掌侧，当曲泽与大陵的连线上，腕横纹上2寸，掌长肌腱与桡侧腕屈肌腱之间。
| **刮痧** | 用角刮法从上往下刮拭内关穴30～50次，以出痧为度。

04 刮拭太冲穴

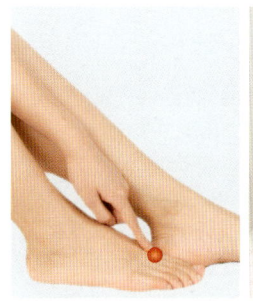

| **定位** | 位于足背侧，当第一跖骨间隙的后方凹陷处。
| **刮痧** | 用角刮法从跖趾关节向足尖方向刮拭太冲穴3～5分钟，以出痧为度。

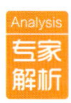 **专家解析**：百会提神醒脑、平肝熄风；风池醒脑开窍、疏风清热；内关宁心安神、理气和胃；太冲平肝消热、舒肝养血。

痰湿内阻型按摩

01 点按丰隆穴

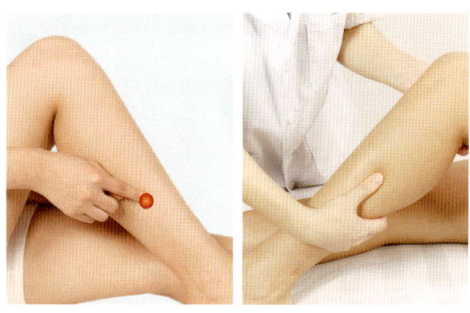

| 定位 | 位于小腿前外侧,当外踝尖上8寸,距胫骨前缘二横指(中指)。
| 按摩 | 用拇指指腹点按丰隆穴3～5分钟,以局部有酸胀感为度。

02 揉按阴陵泉穴

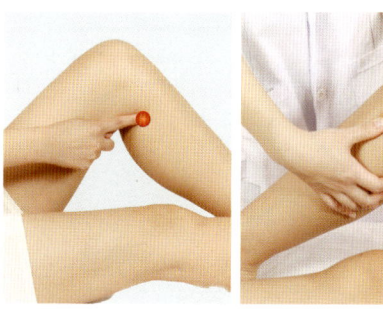

| 定位 | 位于小腿内侧,当胫骨内侧髁下方与胫骨内侧缘之间的凹陷处。
| 按摩 | 用拇指指腹揉按阴陵泉穴30次,力度适中,以局部有酸胀感为宜。

03 揉按脾俞穴

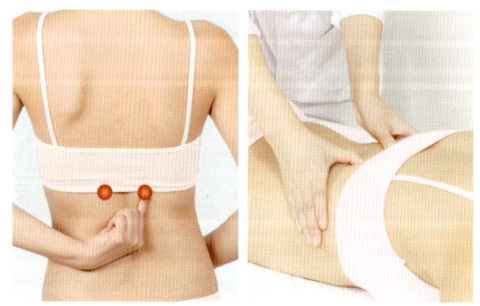

| 定位 | 位于背部,当第十一胸椎棘突下,旁开1.5寸。
| 按摩 | 用拇指指腹揉按脾俞穴30次,以局部有酸胀感为度。

04 揉按中脘穴

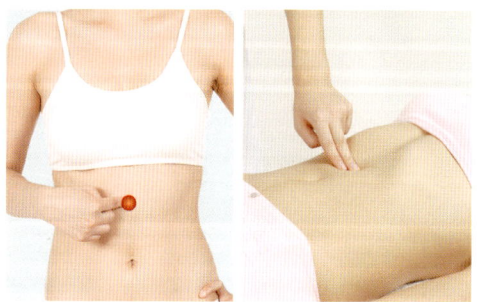

| 定位 | 位于上腹部,前正中线上,当脐中上4寸。
| 按摩 | 用食指、中指指腹揉按中脘穴2分钟,以局部发热为度。

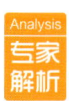 丰隆化痰除湿;阴陵泉行气消肿;脾俞健脾利湿;中脘和胃止呕。

05 揉按合谷穴

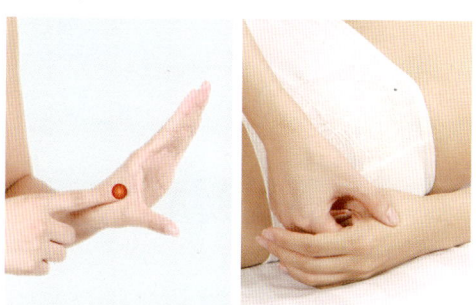

| 定位 | 位于手背，第一、第二掌骨间，当第二掌骨桡侧的中点处。
| 按摩 | 用拇指指端揉按合谷穴3分钟，以局部有酸胀感为度。

06 按压曲池穴

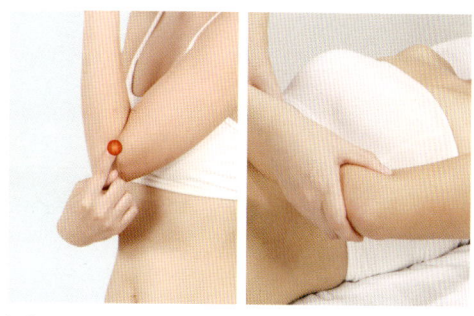

| 定位 | 位于肘横纹外侧端，屈肘，当尺泽与肱骨外上髁连线的中点。
| 按摩 | 将拇指指端置于曲池穴上，用力按压50次，以局部有酸痛感为宜。

07 压揉三焦俞穴

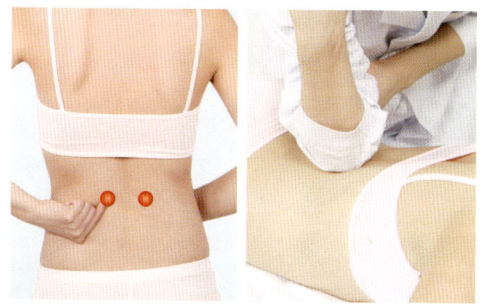

| 定位 | 位于腰部，当第一腰椎棘突下，旁开1.5寸。
| 按摩 | 将手肘根部置于三焦俞穴上，压揉3分钟，以局部有酸胀感为宜。

08 揉按膀胱俞穴

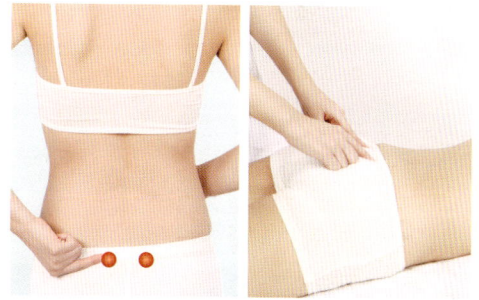

| 定位 | 位于骶部，当骶正中嵴旁开1.5寸，平第二骶后孔。
| 按摩 | 用食指指腹揉按膀胱俞穴3分钟，以局部有酸胀感为度。

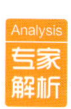
专家解析：合谷镇静止痛；曲池清热活络；三焦俞利水强腰；膀胱俞清热利湿。痰湿内阻型高血压患者使用以上按摩疗法可化痰除湿、利水降逆，缓解头痛、眩晕、恶心、呕吐等病症。

痰湿内阻型刮痧

01 刮拭足三里穴

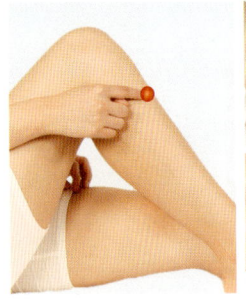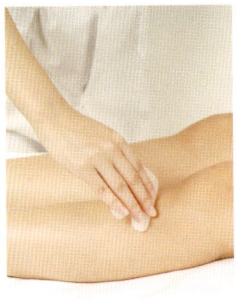

| 定位 | 位于小腿前外侧,当犊鼻下3寸,距胫骨前缘一横指(中指)。

| 刮痧 | 用面刮法从上而下刮拭足三里穴30次,以出痧为度。

02 刮拭丰隆穴

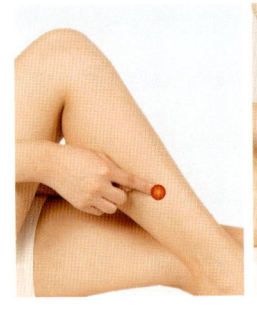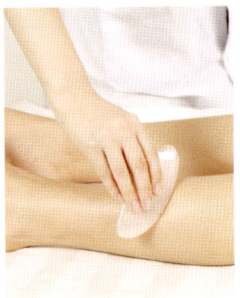

| 定位 | 位于小腿前外侧,当外踝尖上8寸,距胫骨前缘二横指(中指)。

| 刮痧 | 用面刮法从上而下刮拭丰隆穴30次,手法宜轻,以出痧为度。

03 刮拭复溜穴

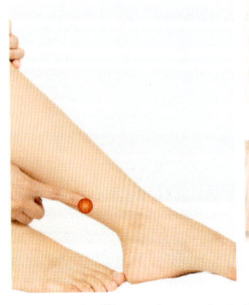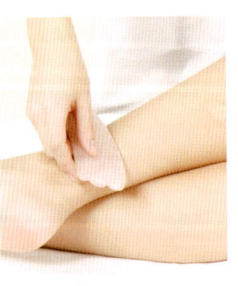

| 定位 | 位于小腿内侧,太溪直上2寸,跟腱的前方。

| 刮痧 | 用角刮法刮拭复溜穴30次,力度稍重,以出痧为度。

04 刮拭阴陵泉穴

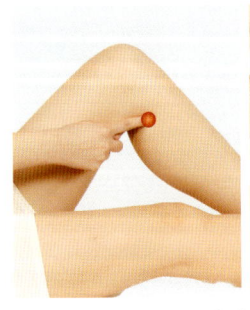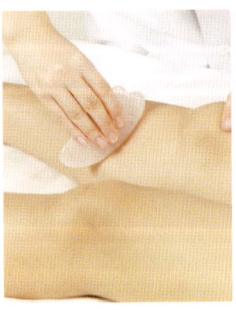

| 定位 | 位于小腿内侧,当胫骨内侧髁后下方凹陷处。

| 刮痧 | 用面刮法刮拭阴陵泉穴50次,力度适中,以出痧为度。

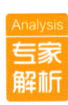专家解析: 足三里健脾和胃;丰隆化痰祛湿;复溜利水消肿;阴陵泉益肾利湿。

05 刮拭脾俞穴

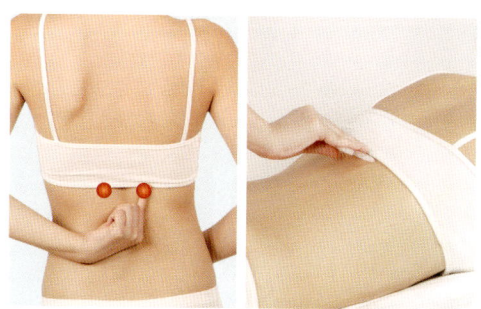

| **定位** | 位于背部，当第十一胸椎棘突下，旁开1.5寸。
| **刮痧** | 用面刮法刮拭脾俞穴30次，以皮肤出现红晕为度。

06 刮拭肾俞穴

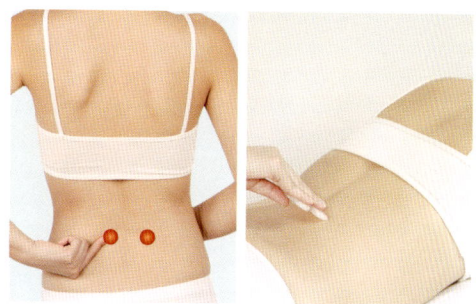

| **定位** | 位于腰部，当第二腰椎棘突下，旁开1.5寸。
| **刮痧** | 用面刮法由轻至重刮拭肾俞穴1～3分钟，以皮肤潮红为度。

07 刮拭中脘穴

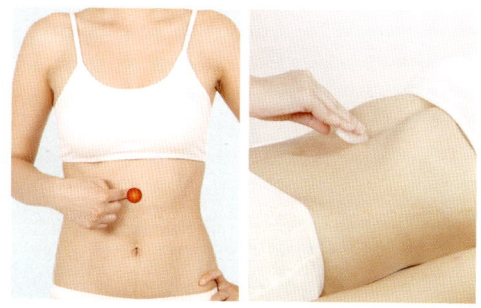

| **定位** | 位于上腹部，前正中线上，当脐中上4寸。
| **刮痧** | 用角刮法自上而下轻刮中脘穴30次，以出痧为度。

08 刮拭合谷穴

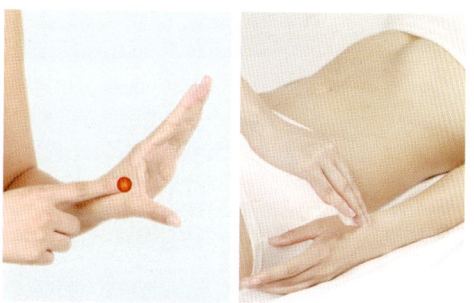

| **定位** | 位于手背第一、第二掌骨之间，约当第二掌骨之中点。
| **刮痧** | 用角刮法刮拭合谷穴30次，力度适中，可不出痧。

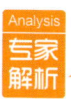 脾俞健脾利湿；肾俞强腰利水；中脘化湿降逆；合谷镇静止痛。痰湿内阻型高血压患者使用以上刮痧疗法可和胃止呕、益肾利水，缓解水肿、小便不利、恶心、呕吐等病症。

瘀血阻滞型按摩

01 揉按膈俞穴

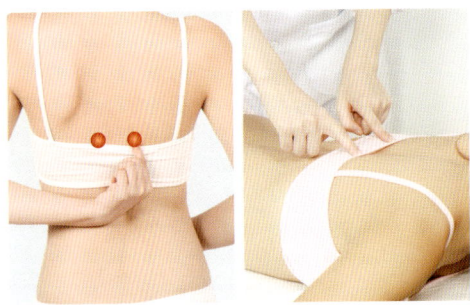

| 定位 | 位于背部，当第七胸椎棘突下，旁开1.5寸。
| 按摩 | 用食指指腹揉按膈俞穴50次，以局部有酸胀感为度。

02 揉按心俞穴

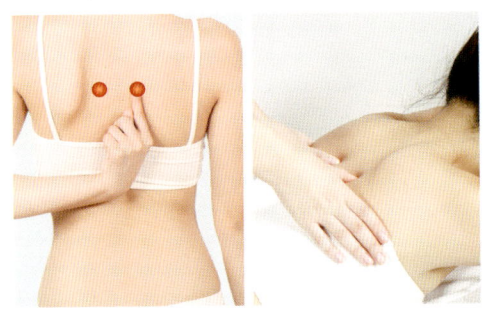

| 定位 | 位于背部，当第五胸椎棘突下，旁开1.5寸。
| 按摩 | 四指合拢做支撑点，用拇指指腹揉按心俞穴3～5分钟，以局部有酸胀感为度。

03 揉按膻中穴

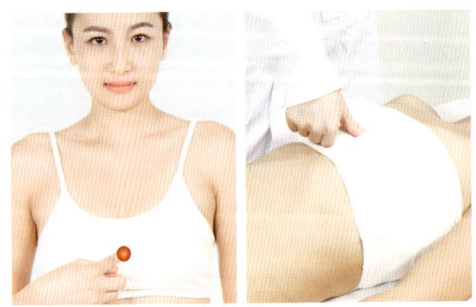

| 定位 | 位于胸部，当前正中线上，平第四肋间，两乳头连线的中点。
| 按摩 | 用拇指指端揉按膻中穴2分钟，以局部有酸胀感为度。

04 揉按太阳穴

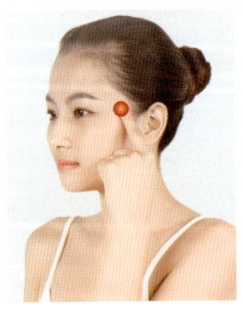
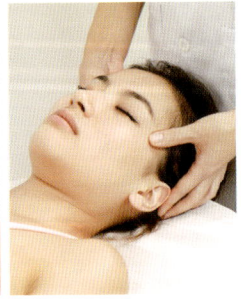

| 定位 | 位于颞部，当眉梢与目外眦之间，向后约一横指的凹陷处。
| 按摩 | 用拇指指腹揉按太阳穴1～3分钟，以局部有酸胀感为度。

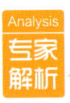

膈俞活血化瘀、宽胸利膈；心俞宁心安神、理气调血；膻中理气止痛、宽胸利膈；太阳清肝明目、通络止痛。

瘀血阻滞型艾灸

01 灸治百会穴

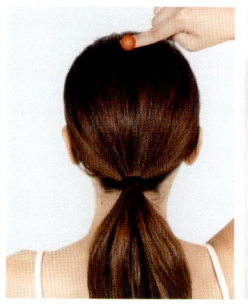
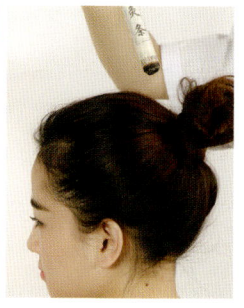

| 定位 | 位于头部，当前发际正中直上5寸，或两耳尖连线的中点处。
| 艾灸 | 用艾条悬灸法灸治百会穴10～15分钟，以患者感觉局部温热舒适而不灼烫为度。

02 灸治印堂穴

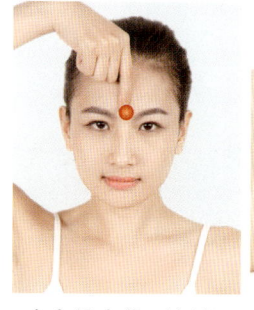
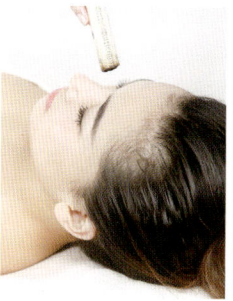

| 定位 | 位于额部，当两眉头的中间。
| 艾灸 | 用艾条温和灸灸治印堂穴10分钟，以患者感觉舒适、局部皮肤潮红为度。

03 灸治血海穴

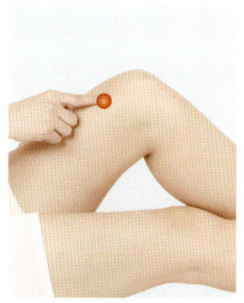
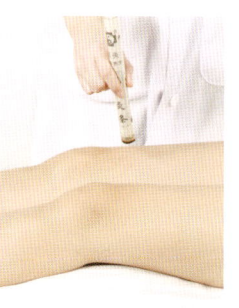

| 定位 | 屈膝，位于大腿内侧，髌底内侧端上2寸。
| 艾灸 | 用艾条温和灸灸治血海穴10分钟，以患者感觉舒适、皮肤潮红为度。

04 灸治足三里穴

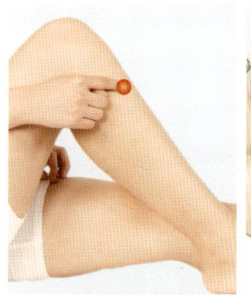
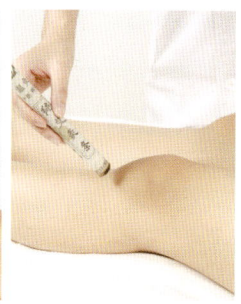

| 定位 | 位于小腿前外侧，当犊鼻下3寸，距胫骨前缘一横指（中指）。
| 艾灸 | 用艾条温和灸法灸治足三里穴10分钟，以皮肤温热而无灼痛感为度。

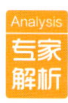
百会提神醒脑、镇静止痛；印堂清头明目、醒脑开窍；血海调经统血、健脾化湿；足三里调气血、补虚乏。

气血亏虚型按摩

01 揉按百会穴

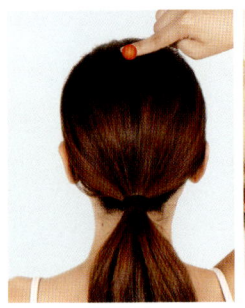

| **定位** | 位于头部，当前发际正中直上5寸，或两耳尖连线的中点处。
| **按摩** | 将食指、中指指腹置于百会穴上，由轻渐重揉按2~3分钟。

02 揉按太阳穴

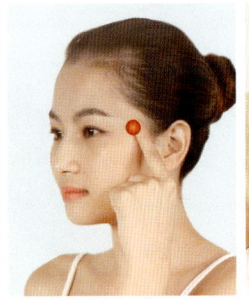

| **定位** | 位于颞部，当眉梢与目外眦之间，向后约一横指的凹陷处。
| **按摩** | 将食指、中指、无名指、小指并拢，用指腹揉按太阳穴30次，以局部有酸胀感为宜。

03 揉按膻中穴

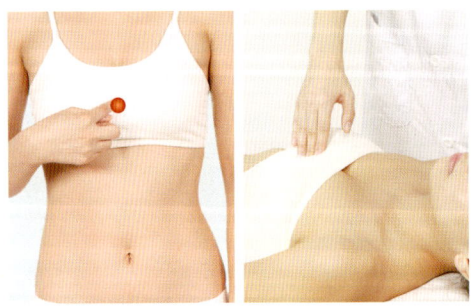

| **定位** | 位于胸部，当前正中线上，平第四肋间，两乳头连线的中点。
| **按摩** | 将食指、中指、无名指并拢，用指腹揉按膻中穴3分钟。

04 揉按脾俞穴

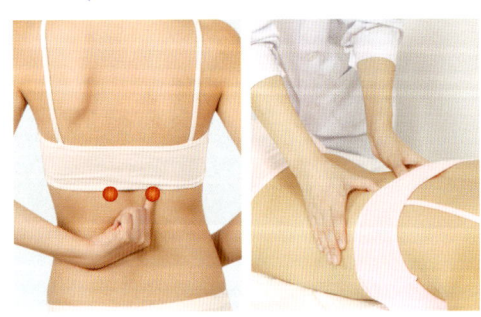

| **定位** | 位于背部，第十一胸椎棘突下，旁开1.5寸。
| **按摩** | 将拇指指腹置于脾俞穴上，环形揉按3~5分钟。

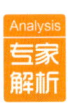 **专家解析**：百会升阳固脱；太阳镇静止痛；膻中理气止痛；脾俞补中益气。

05 揉按气海穴

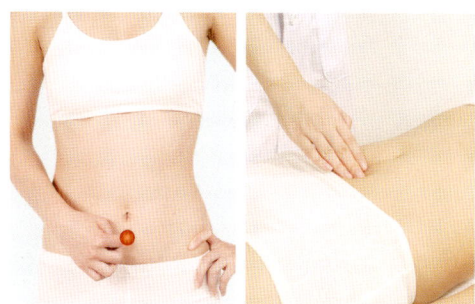

| **定位** | 位于下腹部，前正中线上，当脐中下1.5寸。
| **按摩** | 将食指、中指、无名指并拢，用指端揉按气海穴5分钟。

06 揉按关元穴

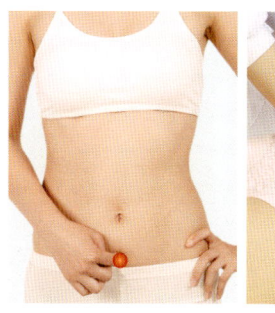
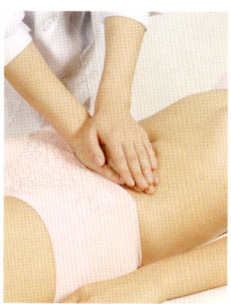

| **定位** | 位于下腹部，前正中线上，当脐中下3寸。
| **按摩** | 将双手掌重叠贴于关元穴上，旋转揉按1～2分钟。

07 揉按足三里穴

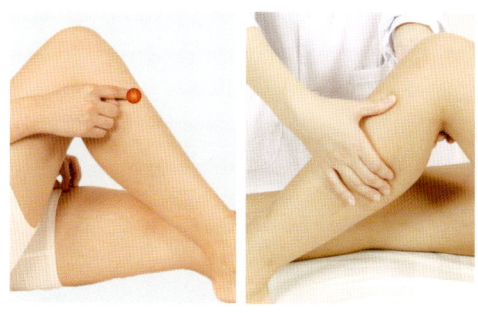

| **定位** | 位于小腿前外侧，犊鼻下3寸，距胫骨前缘一横指（中指）。
| **按摩** | 用拇指指腹揉按足三里穴5分钟，以局部有酸胀感为宜。

08 揉按涌泉穴

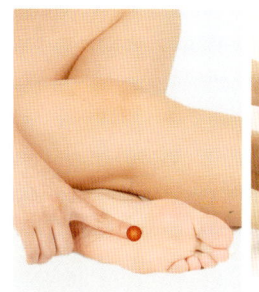
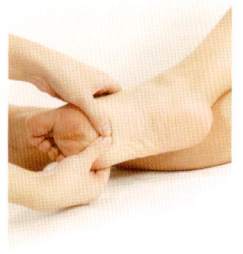

| **定位** | 位于足底部，当足底第二、第三趾趾缝纹头端与足跟连线的前1/3与后2/3交点上。
| **按摩** | 用拇指指腹揉按涌泉穴60次。

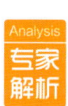

气海补气理气；关元补气回阳；足三里扶正培元；涌泉苏厥开窍。气血亏虚型高血压患者使用以上按摩疗法可补中益气、扶正培元，缓解面色苍白、眩晕、心悸、失眠、乏力、气喘等病症。

气血亏虚型艾灸

01 灸治关元穴

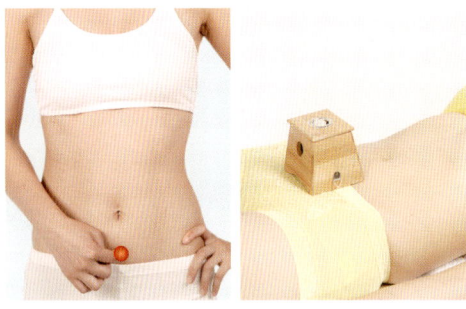

| 定位 | 位于下腹部,前正中线上,当脐中下3寸。
| 艾灸 | 点燃艾灸盒灸治关元穴10分钟,以热感循经传导、气至病所为佳。

02 灸治气海穴

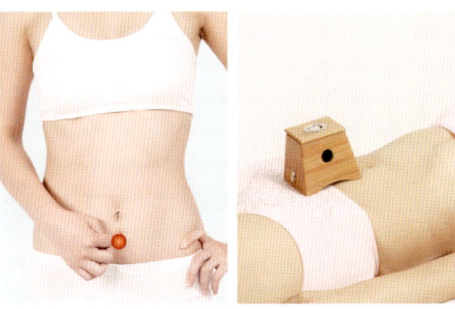

| 定位 | 位于下腹部,前正中线上,当脐中下1.5寸。
| 艾灸 | 点燃艾灸盒灸治气海穴10~15分钟,以患者感觉局部皮肤温热舒适而不灼烫为度。

03 灸治神阙穴

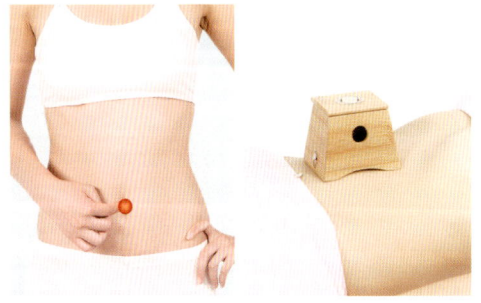

| 定位 | 位于腹中部,脐中央。
| 艾灸 | 点燃艾灸盒灸治神阙穴10~15分钟,以患者感觉局部皮肤温热舒适而不灼烫为度。

04 灸治脾俞穴

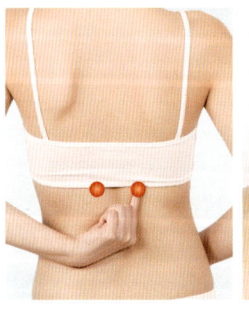 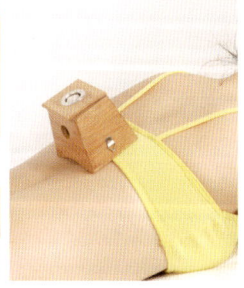

| 定位 | 位于背部,当第十一胸椎棘突下,旁开1.5寸。
| 艾灸 | 点燃艾灸盒灸治脾俞穴10~15分钟,以皮肤潮红为度。

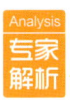 **专家解析** 关元培补元气;气海补气理气;神阙回阳救逆;脾俞补中益气。

05 灸治命门穴

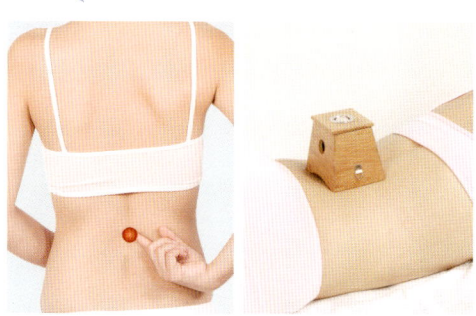

| 定位 | 位于腰部，当后正中线上，第二腰椎棘突下凹陷中。
| 艾灸 | 点燃艾灸盒灸治命门穴10~15分钟，以热感循经传导、气至病所为佳。

06 灸治足三里穴

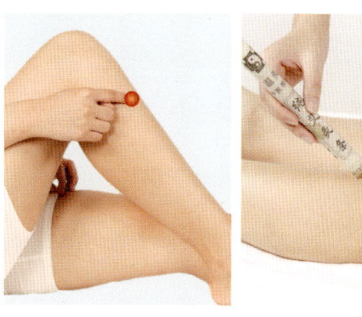

| 定位 | 位于小腿前外侧，当犊鼻下3寸，距胫骨前缘一横指（中指）。
| 艾灸 | 用艾条温和灸灸治足三里穴5~10分钟，以热感循经传导、气至病所为佳。

07 灸治血海穴

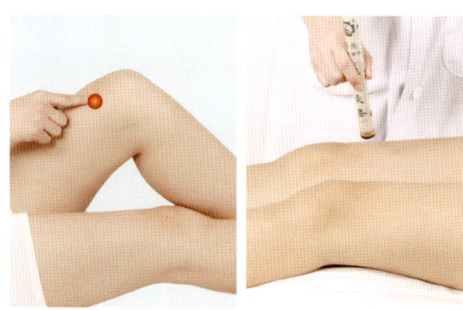

| 定位 | 屈膝，位于大腿内侧，髌底内侧端上2寸。
| 艾灸 | 用艾条温和灸灸治血海穴10分钟，以皮肤潮红为度。

08 灸治三阴交穴

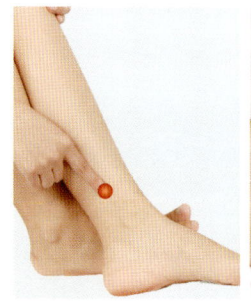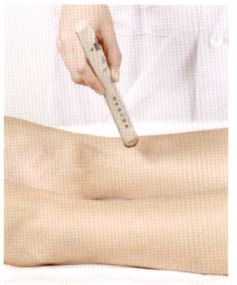

| 定位 | 位于小腿内侧，当足内踝尖上3寸，胫骨内侧缘后方。
| 艾灸 | 用艾条温和灸灸治三阴交穴5~10分钟，以皮肤潮红为度。

> 命门补肾壮阳；足三里扶正培元；血海调经统血；三阴交健脾理血。气血亏虚型高血压患者使用以上艾灸疗法可培补元气、益气和血，缓解心悸、自汗、头晕、乏力、气喘等病症。

肝肾阴虚型按摩

01 揉按太阳穴

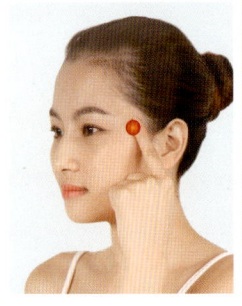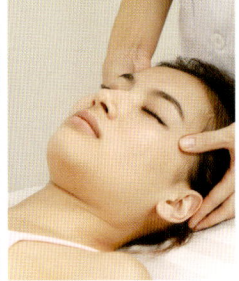

- |定位| 位于颞部，当眉梢与目外眦之间，向后约一横指的凹陷处。
- |按摩| 用拇指指腹揉按太阳穴1～3分钟，以局部有酸胀感为度。

02 揉按肝俞穴

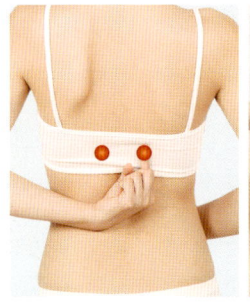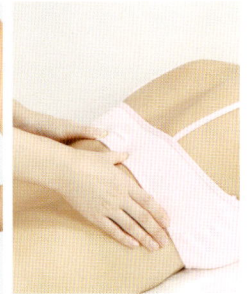

- |定位| 位于背部，当第九胸椎棘突下，旁开1.5寸。
- |按摩| 用拇指指腹揉按肝俞穴1～3分钟，以局部有酸胀感为度。

03 揉按肾俞穴

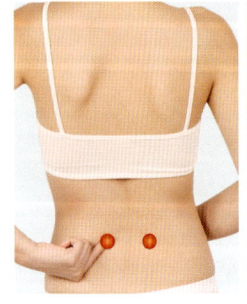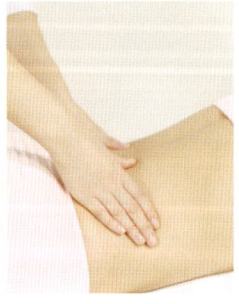

- |定位| 位于腰部，当第二腰椎棘突下，旁开1.5寸。
- |按摩| 用拇指指腹揉按肾俞穴1分钟，以局部皮肤发热为度。

04 揉按曲池穴

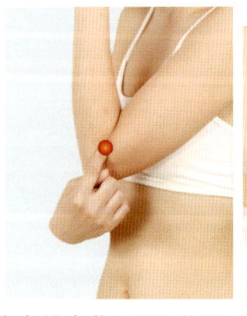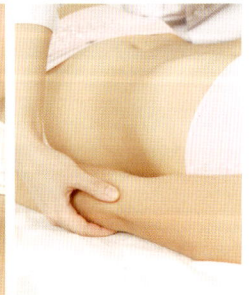

- |定位| 位于肘横纹外侧端，屈肘，当尺泽穴与肱骨外上髁连线的中点。
- |按摩| 用拇指指腹揉按曲池穴3～5分钟，以局部有酸胀感为宜。

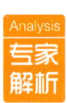 太阳清肝明目、通络止痛；肝俞疏肝利胆、宁神明目；肾俞滋阴益肾、强腰利水；曲池清热和营、降逆活络。

肝肾阴虚型拔罐

01 拔罐印堂穴

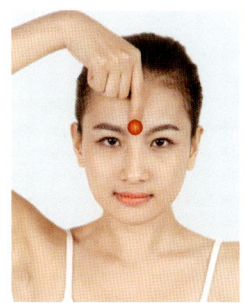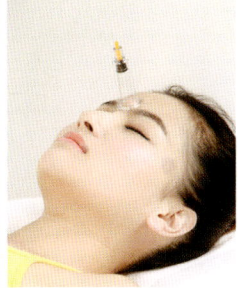

| 定位 | 位于额部，当两眉头的中间。
| 拔罐 | 将气罐吸附在印堂穴上，留罐15分钟，以局部皮肤有抽紧感为度。

02 拔罐肝俞穴

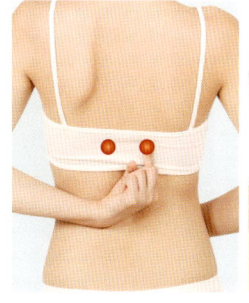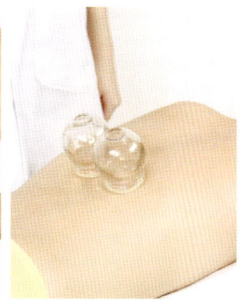

| 定位 | 位于背部，当第九胸椎棘突下，旁开1.5寸。
| 拔罐 | 将火罐扣在肝俞穴上，留罐10分钟，以局部皮肤泛红、充血为度。

03 拔罐肾俞穴

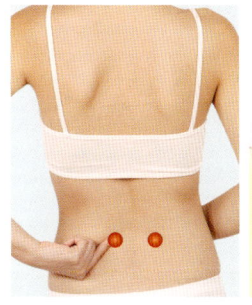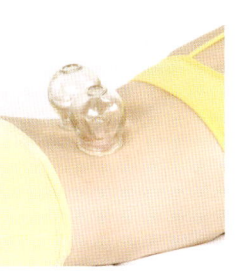

| 定位 | 位于腰部，当第二腰椎棘突下，旁开1.5寸。
| 拔罐 | 将火罐扣在肾俞穴上，留罐5~10分钟，以被拔罐部位充血，并有少量瘀血被拔出为度。

04 拔罐内关穴

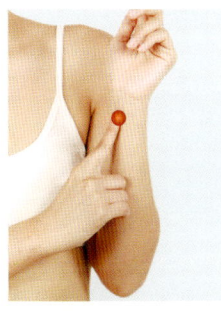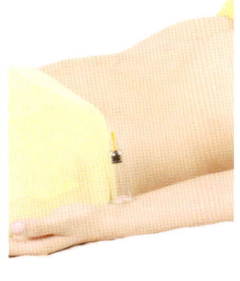

| 定位 | 位于前臂掌侧，当曲泽与大陵的连线上，腕横纹上2寸，掌长肌腱与桡侧腕屈肌腱之间。
| 拔罐 | 将气罐吸附在内关穴上，留罐15分钟，以局部皮肤充血为度。

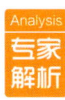 **专家解析**：印堂清头明目、醒脑开窍；肝俞疏肝利胆、宁神明目；肾俞滋阴益肾、强腰利水；内关宁心安神、理气镇痛。

阴阳两虚型按摩

01 揉按百会穴

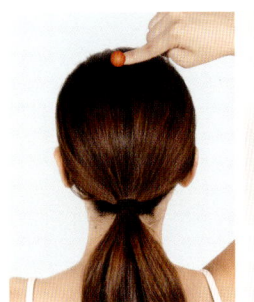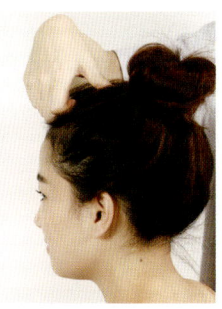

| 定位 | 位于头部，当前发际正中直上5寸，或两耳尖连线的中点处。
| 按摩 | 用拇指指腹揉按百会穴1~3分钟，力度稍重，以局部有酸胀感为度。

02 揉按印堂穴

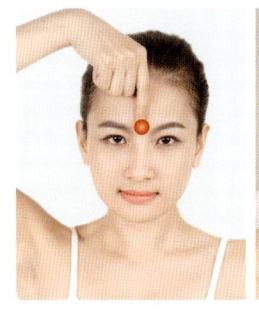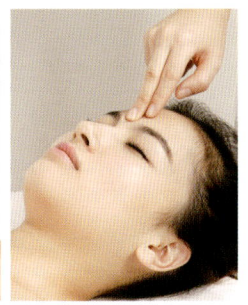

| 定位 | 位于额部，两眉头的中间。
| 按摩 | 用食指、中指指腹揉按印堂穴2分钟，以局部皮肤潮红为度。

03 揉按太阳穴

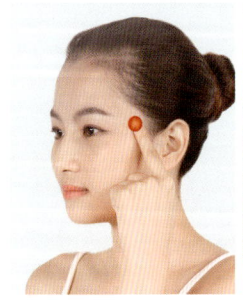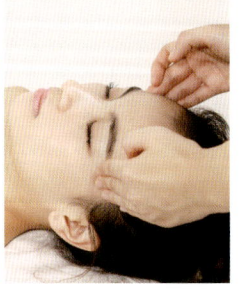

| 定位 | 位于颞部，当眉梢与目外眦之间，向后约一横指的凹陷处。
| 按摩 | 将食指、中指、无名指、小指并拢，用指腹揉按太阳穴3分钟。

04 揉按神阙穴

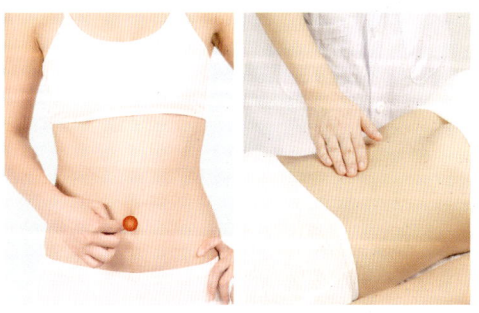

| 定位 | 位于腹中部，脐中央。
| 按摩 | 将食指、中指、无名指、小指并拢，用指腹揉按神阙穴3分钟，以局部皮肤潮红为度。

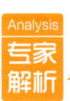 百会益气升阳；印堂清头明目；太阳镇静止痛；神阙回阳救逆。

05 揉按曲池穴

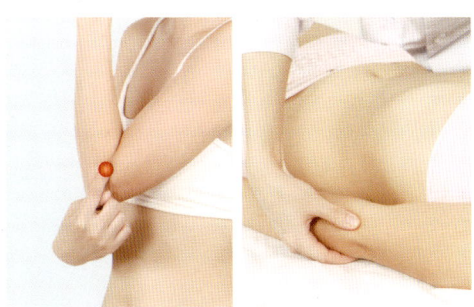

| 定位 | 位于肘横纹外侧端，屈肘时，当尺泽穴与肱骨外上髁连线的中点。
| 按摩 | 用拇指指腹揉按曲池穴3~5分钟，以局部有酸胀感为度。

06 点揉合谷穴

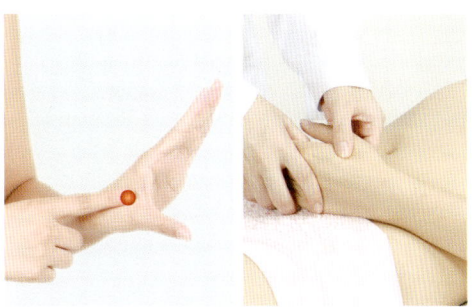

| 定位 | 位于手背，第一、第二掌骨之间，约当第二掌骨之中点。
| 按摩 | 用拇指指腹点揉合谷穴1~2分钟，以局部有酸胀感为度。

07 揉按足三里穴

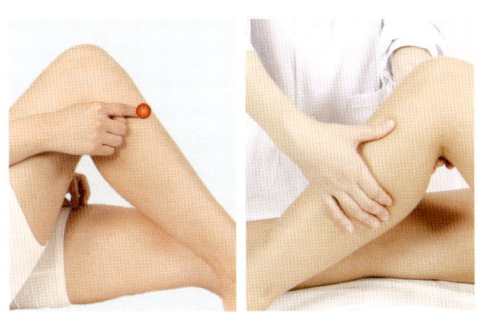

| 定位 | 位于小腿前外侧，当犊鼻下3寸，距胫骨前缘一横指（中指）。
| 按摩 | 用拇指指腹揉按足三里穴3分钟，以局部有酸胀感为度。

08 揉按三阴交穴

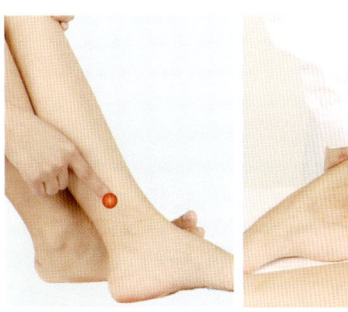

| 定位 | 位于小腿内侧，当足内踝尖上3寸，胫骨内侧缘后方。
| 按摩 | 用拇指指腹揉按三阴交穴2~3分钟，以局部有酸胀感为度。

专家解析：曲池降逆活络；合谷通经活络；足三里扶正培元；三阴交调和阴阳。阴阳两虚型高血压患者使用以上按摩疗法可扶正培元、调和阴阳，缓解潮热、失眠、乏力、耳鸣、耳聋等病症。

阴阳两虚型刮痧

01 刮拭太阳穴

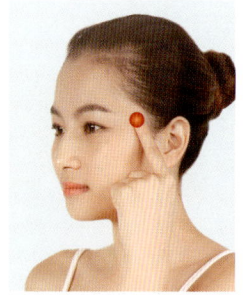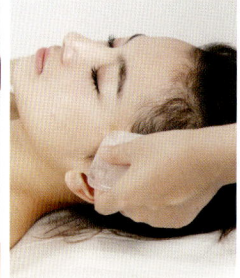

| 定位 | 位于颞部，当眉梢与目外眦之间，向后约一横指的凹陷处。
| 刮痧 | 用角刮法刮拭太阳穴30次，力度适中，可不出痧。

02 刮拭印堂穴

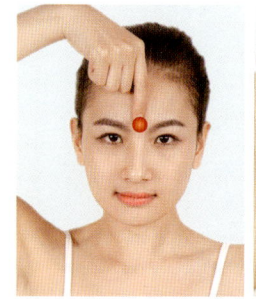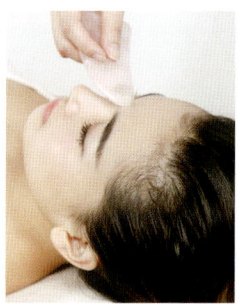

| 定位 | 位于额部，两眉头的中间。
| 刮痧 | 用角刮法刮拭印堂穴1~3分钟，力度适中，可不出痧。

03 刮拭肾俞穴

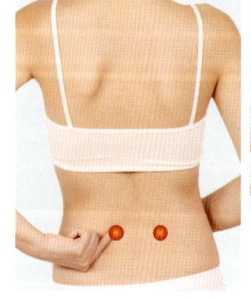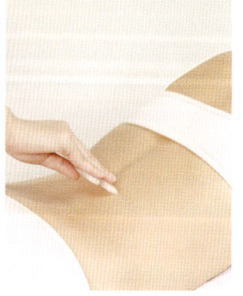

| 定位 | 位于腰部，当第二腰椎棘突下，旁开1.5寸。
| 刮痧 | 用面刮法由轻至重刮拭肾俞穴30次，以皮肤潮红、发热为度。

04 刮拭腰阳关穴

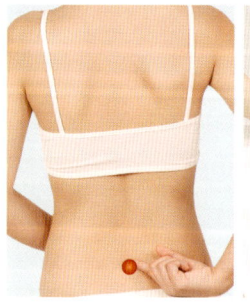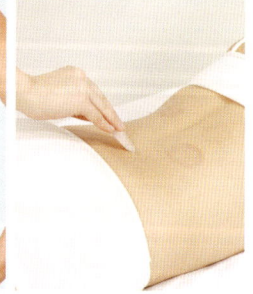

| 定位 | 位于腰部，当后正中线上，第四腰椎棘突下凹陷处。
| 刮痧 | 用角刮法刮拭腰阳关穴50次，力度适中，以出痧为度。

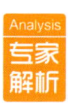 太阳镇静止痛；印堂清头明目；肾俞滋阴益肾；腰阳关强腰益肾。

05 刮拭命门穴

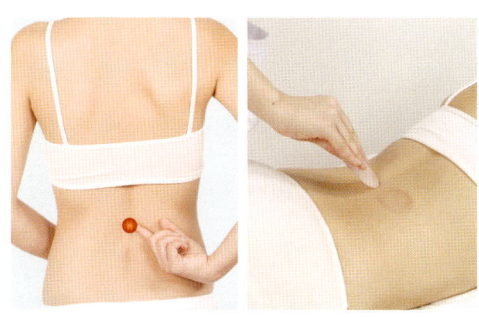

| 定位 | 位于腰部，当后正中线上，第二腰椎棘突下凹陷处。
| 刮痧 | 用角刮法由轻至重刮拭命门穴1~3分钟，以皮肤潮红、发热为度。

06 刮拭关元穴

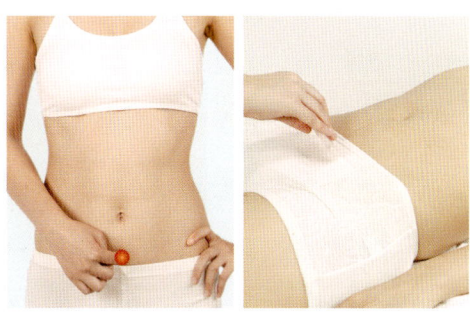

| 定位 | 位于下腹部，前正中线上，当脐中下3寸。
| 刮痧 | 用面刮法刮拭关元穴30次，以皮肤潮红、发热为度。

07 刮拭三阴交穴

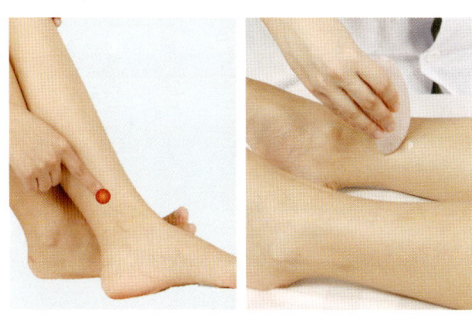

| 定位 | 位于小腿内侧，当足内踝尖上3寸，胫骨内侧缘后方。
| 刮痧 | 用角刮法刮拭三阴交穴30次，以皮肤潮红、出痧为度。

08 刮拭涌泉穴

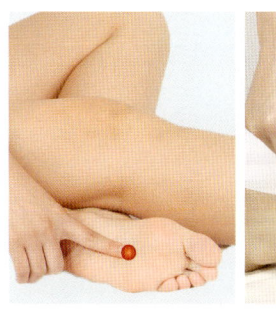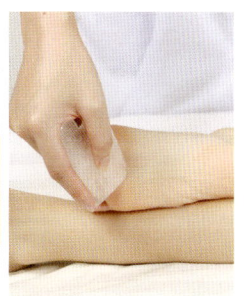

| 定位 | 位于足底部，当足底第二、第三趾趾缝纹头端与足跟连线的前1/3与后2/3交点上。
| 刮痧 | 用角刮法刮拭涌泉穴30次。

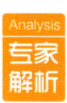 命门补肾壮阳；关元培补元气；三阴交调和阴阳；涌泉滋阴益肾。阴阳两虚型高血压患者使用以上刮痧疗法可滋阴清热、益肾壮阳，缓解失眠、盗汗、乏力、耳鸣、耳聋、腰膝酸软等病症。

高血脂分型与理疗

高脂血症是指人体血浆一种或数种脂质成分的含量超过正常最高值限。本病在营养代谢性疾患中占有很重要的地位，是导致动脉粥样硬化的主要因素之一，与高血压、冠心病和脑血管病的发生关系密切，被视为冠心病的三大因素之一。高血脂是病理产物，亦是致病因素，统属中医学"痰"的病理范畴。但痰的含义甚广，高脂血症仅是痰证中的一部分，不能认为，凡痰证皆有高脂血症的存在，二者的区别在于痰在机体内无处不到，而高脂血症仅存在血脉之中。痰有广义、狭义、有形、无形之分，而高血脂可通过检测来确定，是为狭义有形之痰。且血脂系阴精所化，具有黏稠、沉着之性，若血脂过高，则更加黏腻、沉着。

中医学认为高血脂常与饮食不节、情志失调、年迈体虚等因素有关。临床上共分为4大类型：痰湿内阻型、气滞血瘀型、脾肾阳虚型、肝肾阴虚型。

痰湿内阻型

对症食材	白萝卜、黄瓜、冬瓜、薏米、红豆、芹菜、洋葱、生姜、丝瓜、魔芋、包菜、紫菜
对症药材	陈皮、白术、天麻、半夏、茯苓、猪苓、泽泻、瓜蒌皮

气滞血瘀型

对症食材	空心菜、韭菜、芹菜、茄子、海带、柠檬、平菇、香菇、黄花菜、香菜、葱
对症药材	当归、生地、红花、赤芍、枳壳、山楂、柴胡、桔梗、桃仁

脾肾阳虚型

对症食材	山药、韭菜、青椒、核桃、鲫鱼、洋葱、板栗、鸽肉、黑木耳、黑豆、黑芝麻、茼蒿
对症药材	黄芪、干姜、菟丝子、党参、当归、陈皮、杜仲、益智仁

肝肾阴虚型

对症食材	西红柿、鱼、海带、银耳、苦瓜、芹菜、黄瓜、冬瓜、莲子、山药、胡萝卜、菠菜
对症药材	黄精、鳖甲、女贞子、石斛、天冬、麦冬、白芍、玉竹

痰湿内阻型刮痧

01 刮拭中脘穴

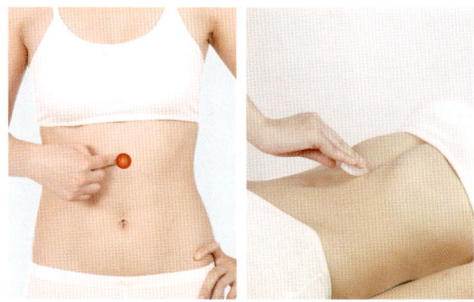

|定位| 位于上腹部，前正中线上，当脐中上4寸。

|刮痧| 用面刮法刮拭中脘穴30次，力度轻柔，以出痧为度。

02 刮拭天枢穴

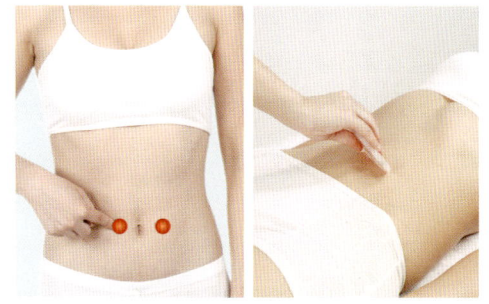

|定位| 位于脐中旁开2寸。

|刮痧| 用面刮法从上而下刮拭天枢穴30次，以出痧为度。

03 刮拭足三里穴

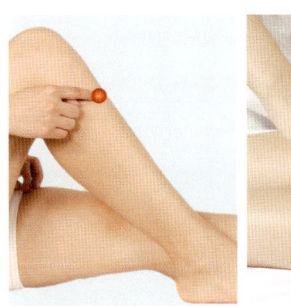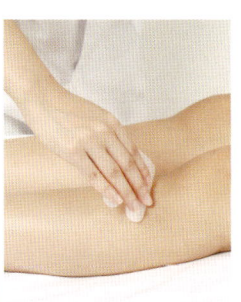

|定位| 位于小腿前外侧，当犊鼻下3寸，距胫骨前缘一横指（中指）。

|刮痧| 用面刮法刮拭足三里穴30次，力度略重，以出痧为度。

04 刮拭丰隆穴

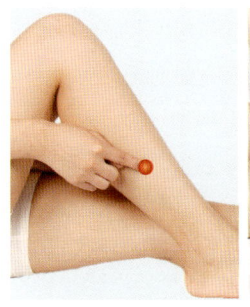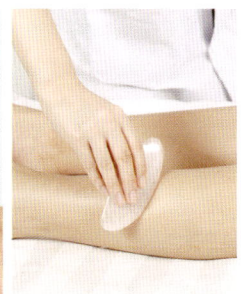

|定位| 位于小腿前外侧，当外踝尖上8寸，条口外，距胫骨前缘二横指（中指）。

|刮痧| 用面刮法刮拭丰隆穴30次，手法宜轻，以出痧为度。

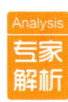

中脘和胃健脾、降逆利水；天枢健脾利水、理气和胃；足三里健脾利湿、和胃化痰；丰隆化痰止呕、利水消肿。

气滞血瘀型按摩

01 揉按期门穴

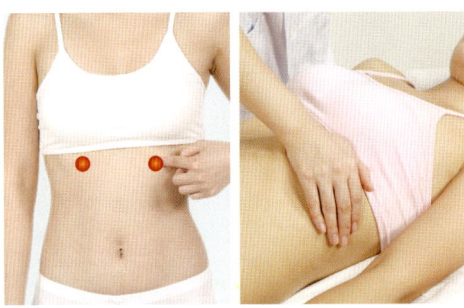

|定位| 位于胸部，当乳头直下，第六肋间隙，前正中线旁开4寸。

|按摩| 用掌心揉按期门穴1~2分钟，力度适中，以局部皮肤发热为度。

02 揉按膻中穴

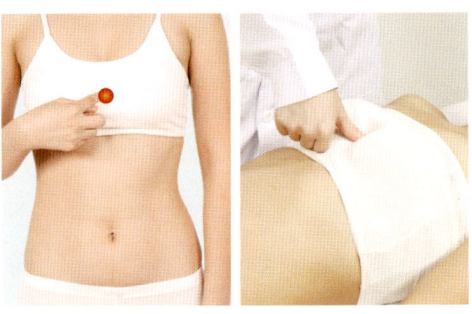

|定位| 位于胸部，当前正中线上，平第四肋间，两乳头连线的中点。

|按摩| 用拇指指端揉按膻中穴2分钟，力度适中，以局部皮肤潮红为度。

03 揉按肝俞穴

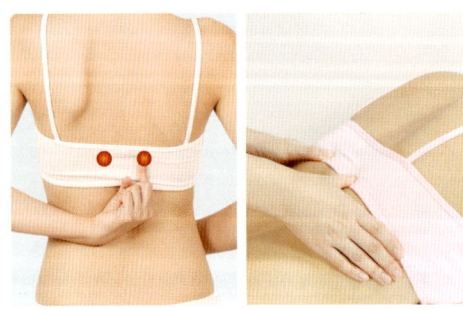

|定位| 位于背部，当第九胸椎棘突下，旁开1.5寸。

|按摩| 用拇指指腹揉按肝俞穴3分钟，以局部有酸胀感为度。

04 揉按膈俞穴

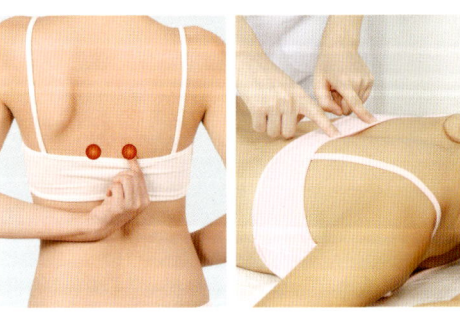

|定位| 位于背部，当第七胸椎棘突下，旁开1.5寸。

|按摩| 用食指指腹揉按膈俞穴50次，力度适中，以局部有酸胀感为度。

期门疏肝利胆、理气解郁；膻中理气止痛、宽胸利膈；肝俞疏肝解郁、理气明目；膈俞理气宽胸、活血通脉。

气滞血瘀型刮痧

01 刮拭膻中穴

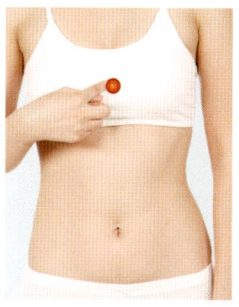
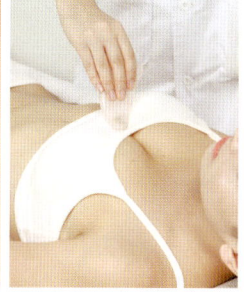

| 定位 | 位于胸部,当前正中线上,平第四肋间,两乳头连线的中点。
| 刮痧 | 用角刮法从上而下刮拭膻中穴1~3分钟,可不出痧。

02 刮拭气海穴

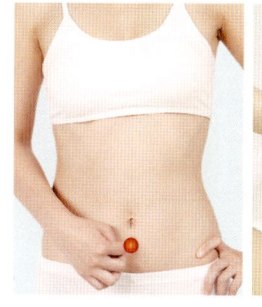
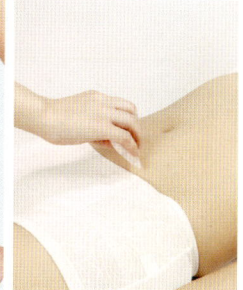

| 定位 | 位于下腹部,前正中线上,当脐中下1.5寸。
| 刮痧 | 用面刮法刮拭气海穴30次,以皮肤潮红、发热为度。

03 刮拭内关穴

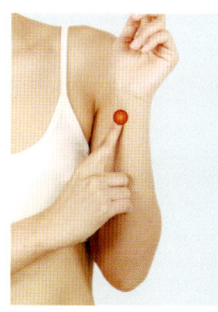
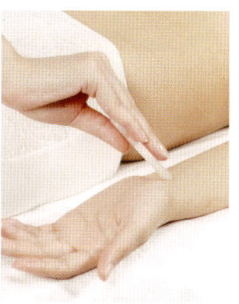

| 定位 | 位于前臂掌侧,腕横纹上2寸,掌长肌腱与桡侧腕屈肌腱之间。
| 刮痧 | 用角刮法刮拭内关穴30次,力度适中,以出痧为度。

04 刮拭太冲穴

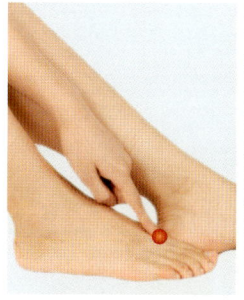
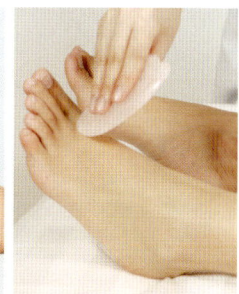

| 定位 | 位于足背侧,当第一跖骨间隙的后方凹陷处。
| 刮痧 | 用角刮法刮拭太冲穴1~3分钟,力度适中,以出痧为度。

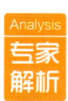

专家解析:膻中理气止痛、宽胸利膈;气海补气理气、调经固经;内关宁心安神、理气和胃;太冲疏肝解郁、理气散结。

脾肾阳虚型按摩

01 揉按中脘穴

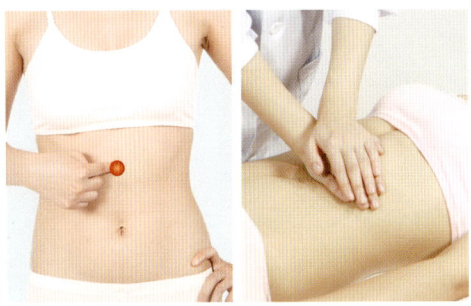

| 定位 | 位于上腹部，前正中线上，当脐中上4寸。
| 按摩 | 将双掌重叠置于中脘穴上，揉按2分钟，力度适中，以局部皮肤发热为度。

02 点按气海穴

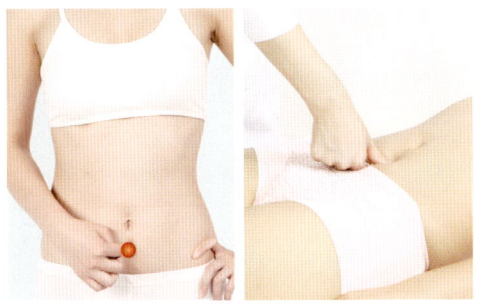

| 定位 | 位于下腹部，前正中线上，当脐中下1.5寸。
| 按摩 | 用拇指指端垂直点按气海穴1分钟，以局部有酸胀感为度。

03 揉按关元穴

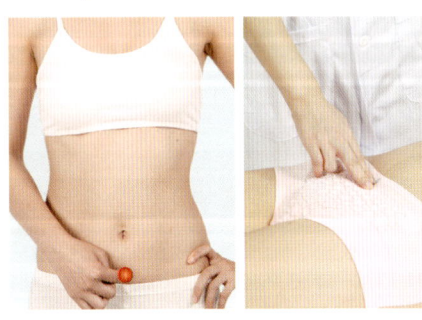

| 定位 | 位于下腹部，前正中线上，当脐中下3寸。
| 按摩 | 用食指、中指指腹揉按关元穴3分钟，以局部有酸胀感为度。

04 揉按足三里穴

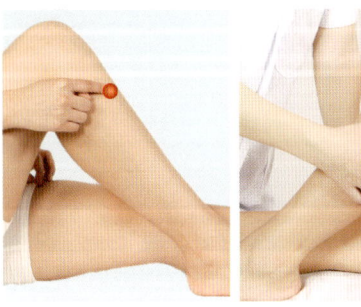

| 定位 | 位于小腿前外侧，犊鼻下3寸，距胫骨前缘一横指（中指）。
| 按摩 | 用拇指指腹揉按足三里穴1~3分钟，以局部有酸胀感为度。

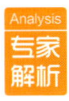

专家解析 中脘和胃健脾、降逆利水；气海益气助阳、调经固经；关元培肾固本、补气回阳；足三里健脾和胃、扶正培元。

脾肾阳虚型艾灸

01 灸治脾俞穴

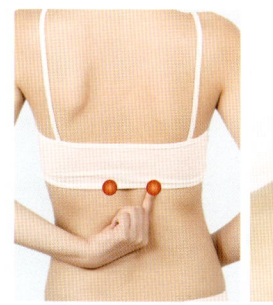
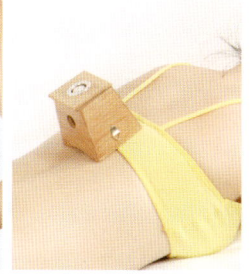

| 定位 | 位于背部,当第十一胸椎棘突下,旁开1.5寸。
| 艾灸 | 点燃艾灸盒灸治脾俞穴10~15分钟,以患者感觉舒适、皮肤潮红为度。

02 灸治肾俞穴

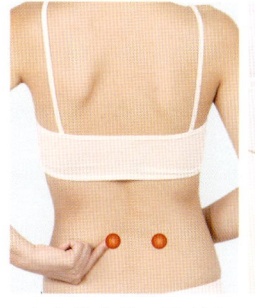
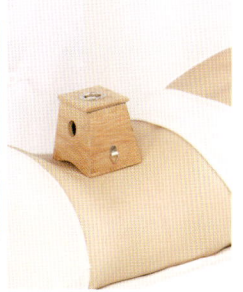

| 定位 | 位于腰部,当第二腰椎棘突下,旁开1.5寸。
| 艾灸 | 点燃艾灸盒灸治肾俞穴10~15分钟,以热感循经传导、气至病所为佳。

03 灸治命门穴

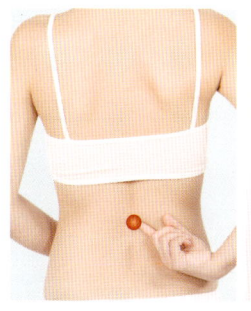
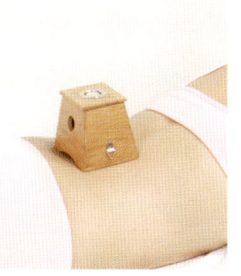

| 定位 | 位于腰部,当后正中线上,第二腰椎棘突下凹陷处。
| 艾灸 | 点燃艾灸盒灸治命门穴10~15分钟,以热感循经传导、气至病所为佳。

04 灸治足三里穴

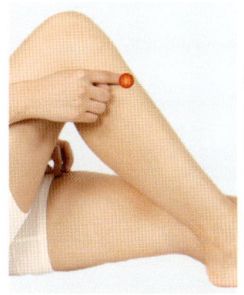
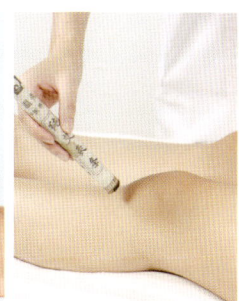

| 定位 | 位于小腿前外侧,当犊鼻下3寸,距胫骨前缘一横指(中指)。
| 艾灸 | 用艾条温和灸灸治足三里穴10分钟,以患者感觉舒适、皮肤潮红为度。

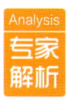

专家解析:脾俞振奋脾阳、利湿升清;肾俞壮阳益肾、强腰利水;命门补肾壮阳、强健腰脊;足三里健脾和胃、扶正培元。

肝肾阴虚型按摩

01 揉按肝俞穴

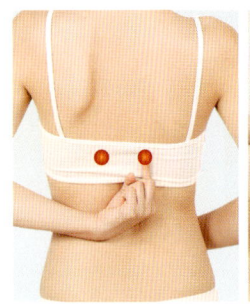
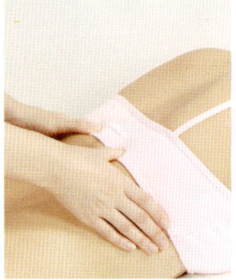

| 定位 | 位于背部，当第九胸椎棘突下，旁开1.5寸。
| 按摩 | 用拇指指腹揉按肝俞穴3分钟，以局部有酸胀感为度。

02 揉按肾俞穴

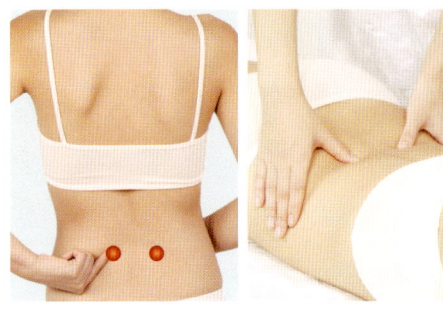

| 定位 | 位于腰部，当第二腰椎棘突下，旁开1.5寸。
| 按摩 | 用拇指指腹揉按肾俞穴3分钟，以局部有酸胀感为宜。

03 揉按三阴交穴

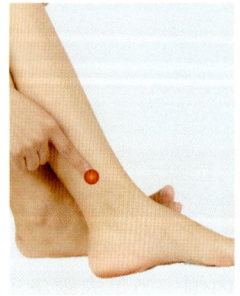
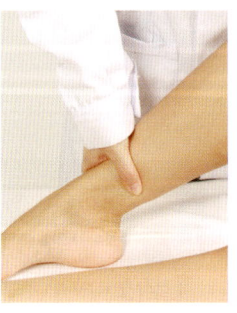

| 定位 | 位于小腿内侧，当足内踝尖上3寸，胫骨内侧缘后方。
| 按摩 | 用拇指指腹揉按三阴交穴2分钟，以皮肤潮红、发热为度。

04 揉按太溪穴

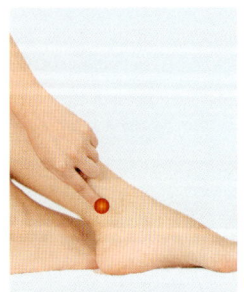
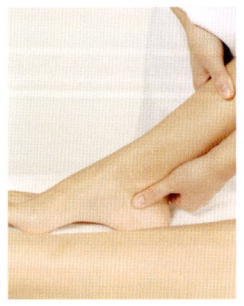

| 定位 | 位于足内侧，内踝后方，当内踝尖与跟腱之间的凹陷处。
| 按摩 | 用拇指指腹揉按太溪穴50次，以局部有酸胀感为宜。

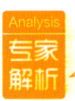

肝俞养阴柔肝、理气解郁；肾俞滋阴益肾、强健腰膝；三阴交益肾平肝、健脾理血；太溪滋阴益肾、清热安神。

肝肾阴虚型拔罐

01 拔罐太阳穴

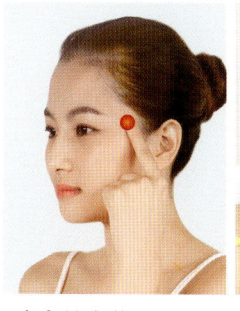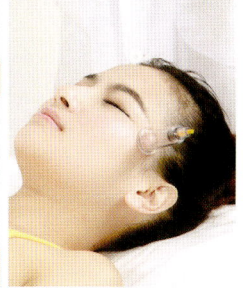

| 定位 | 位于颞部，当眉梢与目外眦之间，向后约一横指的凹陷处。

| 拔罐 | 将气罐吸附在太阳穴上，留罐5分钟。注意吸附力不宜过大。

02 拔罐肾俞穴

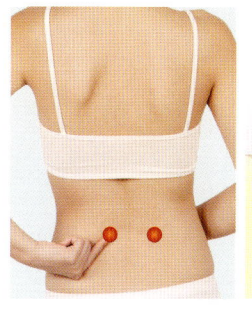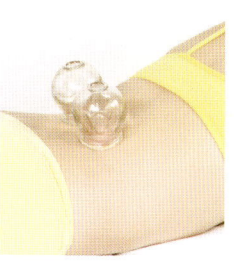

| 定位 | 位于腰部，当第二腰椎棘突下，旁开1.5寸。

| 拔罐 | 将火罐扣在肾俞穴上，留罐10分钟，以被拔罐部位充血，并有少量瘀血被拔出为度。

03 拔罐关元穴

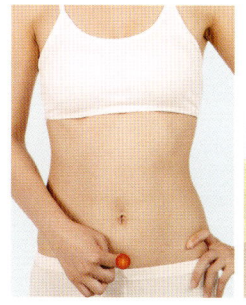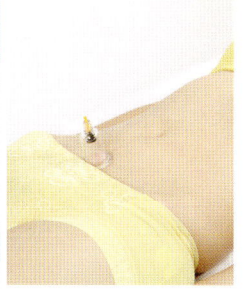

| 定位 | 位于下腹部，前正中线上，当脐中下3寸。

| 拔罐 | 将气罐吸附在关元穴上，留罐15分钟，以局部皮肤潮红为度。

04 拔罐三阴交穴

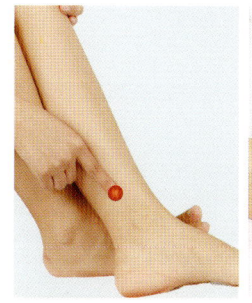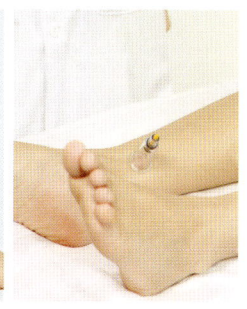

| 定位 | 位于小腿内侧，当足内踝尖上3寸，胫骨内侧缘后方。

| 拔罐 | 将气罐吸附在三阴交穴上，留罐15分钟，以局部皮肤泛红、充血为度。

 太阳镇静止痛、清头明目；肾俞滋阴益肾、强健腰膝；关元补肾固本、清热利湿；三阴交益肾平肝、健脾理血。

糖尿病分型与理疗

糖尿病是由于胰岛素分泌不足而引起糖代谢紊乱所致,发病率仅次于心脑血管疾病、肿瘤,成为威胁人类生命的第三大疾病。糖尿病属祖国医学"消渴"范畴,以多饮、多食、多尿为特征。根据症状及病情发展阶段的不同,本病症分为上、中、下三消。上消者,以烦渴多饮为主,小便清利、大便如常;中消者,以消谷善饥为主,形体消瘦、烦热便秘;下消者,以小便频数、量多而略稠为主,口燥多饮、头晕目花、腰膝酸软,久则面色黧黑、畏寒肢冷。大量研究成果表明,中医中药治疗糖尿病,不仅临床疗效满意,而且颇有独到之处。

中医认为糖尿病多因过食甘肥及情志失调,引起脏腑燥热、阴虚火旺所致。临床上共分为5大类型:肺热伤津型(上消)、胃热炽盛型(中消)、气阴两虚型(中消)、肾阴亏虚型(下消)、阴阳两虚型(下消)。

肺热伤津型(上消)

对症食材	黄瓜、白萝卜、银耳、豆腐、薄荷、竹笋、芦笋、橄榄、无花果、冬瓜、芹菜、山药
对症药材	天冬、麦冬、瓜蒌皮、玉竹、贝母、竹茹、桑白皮、葶苈子

胃热炽盛型(中消)

对症食材	豆腐、绿豆、苦瓜、白菜、芹菜、西红柿、黄瓜、上海青、冬瓜、丝瓜、绿豆芽、海带
对症药材	桑白皮、黄芩、黄连、知母、天花粉、石膏、栀子、麦冬

气阴两虚型(中消)

对症食材	白萝卜、胡萝卜、鲫鱼、银耳、香菇、豆腐、花菜、四季豆、黑豆、菠菜、白菜、红豆
对症药材	党参、黄芪、白术、山药、沙参、玉竹、天冬、石斛

肾阴亏虚型(下消)

对症食材	黑豆、黑芝麻、黑木耳、甲鱼、枸杞、银耳、豆腐、山药、平菇、草莓、无花果、海参
对症药材	黄精、女贞子、石斛、麦冬、墨旱莲、冬虫夏草、天冬、玉竹

阴阳两虚型(下消)

对症食材	枸杞、泥鳅、牡蛎、淡菜、花菜、韭菜、黄豆、洋葱、甲鱼、大蒜、乌鸡、牛肉
对症药材	山药、黄芪、桂枝、熟地黄、女贞子、黄精、生姜、茯苓

肺热伤津型（上消）刮痧

01 刮拭肺俞穴

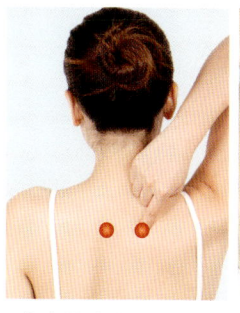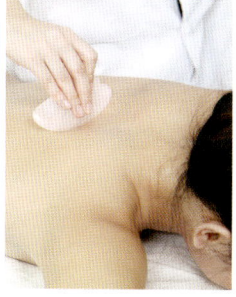

| 定位 | 位于背部，当第三胸椎棘突下，旁开1.5寸。
| 刮痧 | 用面刮法刮拭肺俞穴30次，以出痧为度。

02 刮拭尺泽穴

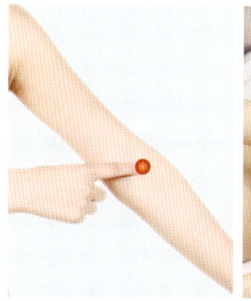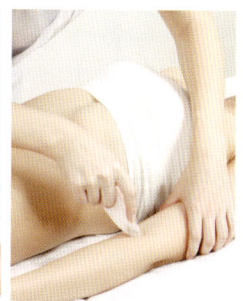

| 定位 | 位于肘横纹中，肱二头肌桡侧凹陷处。
| 刮痧 | 用角刮法刮拭尺泽穴30次，力度由轻到重，以出痧为度。

03 刮拭照海穴

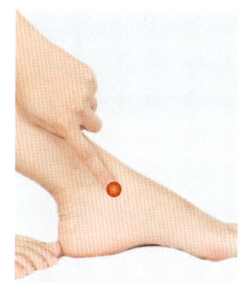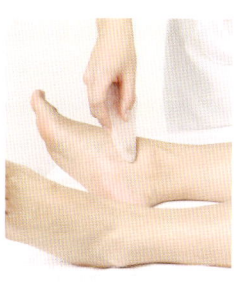

| 定位 | 位于足内侧，内踝尖正下方凹陷处。
| 刮痧 | 用角刮法刮拭照海穴30次，力度适中，以皮肤潮红为度。

04 刮拭太溪穴

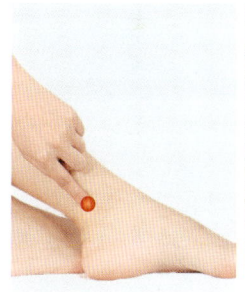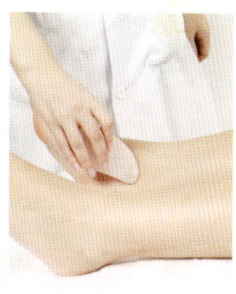

| 定位 | 位于足内侧，内踝后方，当内踝尖与跟腱之间的凹陷处。
| 刮痧 | 用角刮法刮拭太溪穴30次，以皮肤潮红为度。

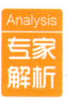 肺俞润肺生津、清热理气；尺泽清肺祛火、增液生津；照海滋阴清热、补养阴液；太溪清热生津、安神宁心。

胃热炽盛型（中消）刮痧

01 刮拭胃俞穴

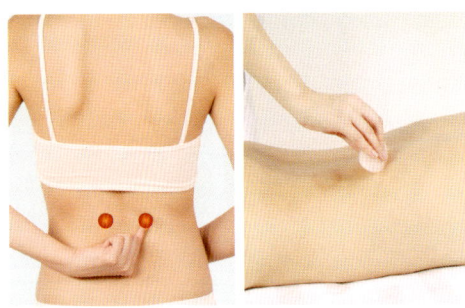

| 定位 | 位于背部，当第十二胸椎棘突下，旁开1.5寸。
| 刮痧 | 用面刮法刮拭胃俞穴30次，以皮肤潮红、发热为度。

02 刮拭中脘穴

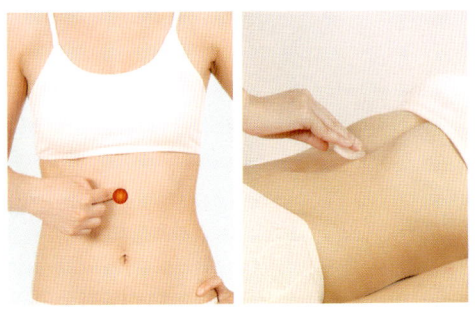

| 定位 | 位于上腹部，前正中线上，当脐中上4寸。
| 刮痧 | 用角刮法刮拭中脘穴30次，力度轻柔，以出痧为度。

03 刮拭内庭穴

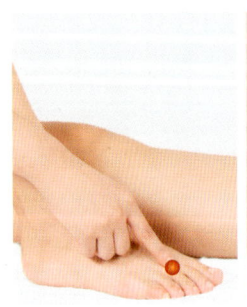

| 定位 | 位于足背，当第二、第三趾间，趾蹼缘后方赤白肉际处。
| 刮痧 | 用角刮法刮拭内庭穴30次，力度适中，可不出痧。

04 刮拭三阴交穴

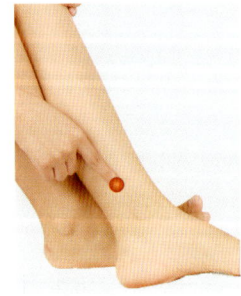
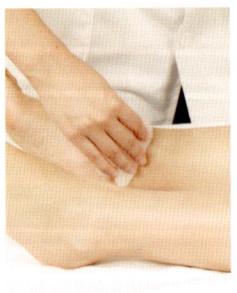

| 定位 | 位于小腿内侧，当足内踝尖上3寸，胫骨内侧缘后方。
| 刮痧 | 用面刮法刮拭三阴交穴30次，以出痧为度。

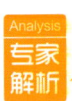

胃俞清胃泻火、理中降逆；中脘和胃健脾、清热泻火；内庭清胃泻火、理气安神；三阴交健脾益胃、清热安神。

胃热炽盛型（中消）拔罐

01 拔罐胃俞穴

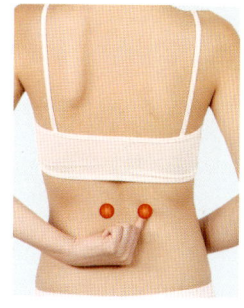

| **定位** | 位于背部，当第十二胸椎棘突下，旁开1.5寸。
| **拔罐** | 将火罐扣在胃俞穴上，留罐10分钟，以被拔罐部位充血，并有少量瘀血被拔出为度。

02 拔罐天枢穴

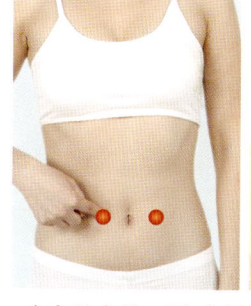

| **定位** | 位于腹中部，距脐中2寸。
| **拔罐** | 将气罐吸附在天枢穴上，留罐10~15分钟，以局部皮肤潮红为度。

03 拔罐合谷穴

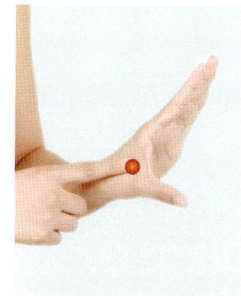

| **定位** | 位于手背，第一、第二掌骨间，当第二掌骨桡侧的中点处。
| **拔罐** | 将气罐吸附在合谷穴上，留罐10分钟，以局部皮肤泛红、充血为度。

04 拔罐内庭穴

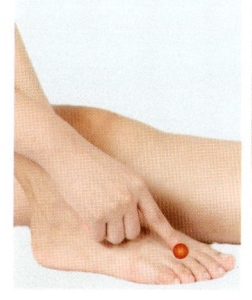

| **定位** | 位于足背，当第二、第三趾间，趾蹼缘后方赤白肉际处。
| **拔罐** | 将气罐吸附在内庭穴上，留罐10分钟，以局部皮肤潮红为度。

 专家解析 胃俞清胃祛火、理中降逆；天枢调中和胃、理气健脾；合谷清热解表、通降肠胃；内庭清胃祛火、理气安神。

气阴两虚型（中消）按摩

01 揉按中脘穴

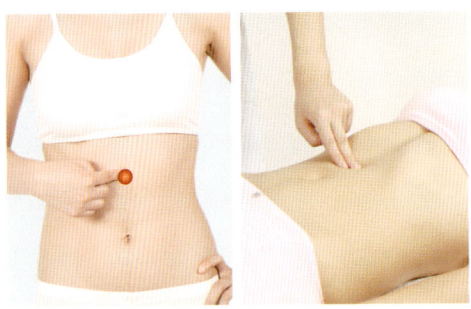

| 定位 | 位于上腹部，前正中线上，当脐中上4寸。
| 按摩 | 用食指、中指指腹揉按中脘穴100次，以局部有酸胀感为度。

02 揉按关元穴

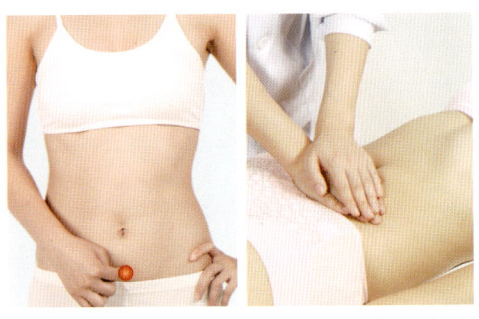

| 定位 | 位于下腹部，前正中线上，当脐中下3寸。
| 按摩 | 将双手掌重叠贴于关元穴上，揉按2分钟，以局部皮肤发热为度。

03 揉按气海穴

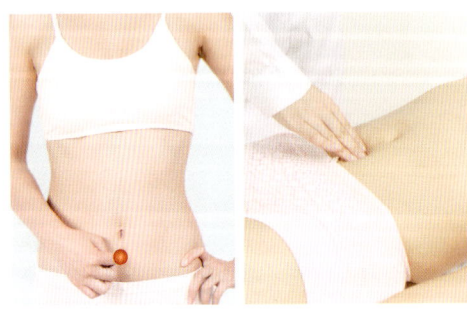

| 定位 | 位于下腹部，前正中线上，当脐中下1.5寸。
| 按摩 | 将食指、中指、无名指并拢，用指端揉按气海穴5分钟。

04 揉按三阴交穴

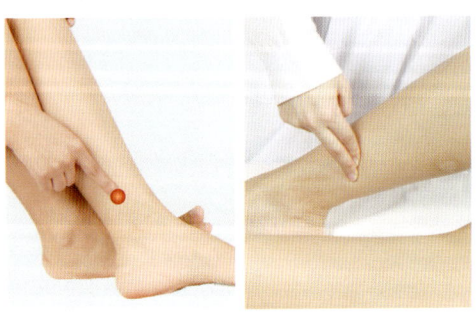

| 定位 | 位于小腿内侧，当足内踝尖上3寸，胫骨内侧缘后方。
| 按摩 | 将食指、中指并拢，用指腹揉按三阴交穴2~3分钟。

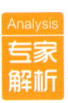
专家解析：中脘理气和胃、化湿降逆；关元培补元气、滋阴清热；气海补气理气、益肾固精；三阴交补中益气、滋阴清热。

气阴两虚型（中消）刮痧

01 刮拭肾俞穴

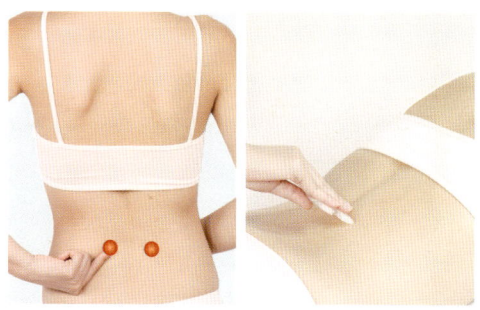

- **定位** | 位于腰部，第二腰椎棘突下，旁开1.5寸。
- **刮痧** | 用面刮法刮拭肾俞穴1~3分钟，力度微重，以出痧为度。

02 刮拭命门穴

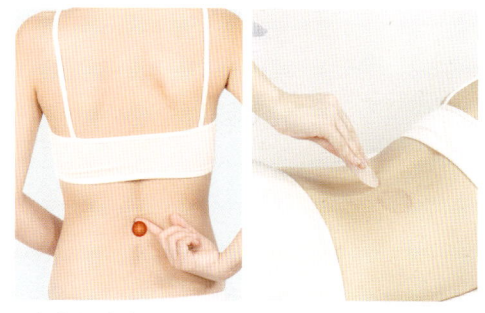

- **定位** | 位于腰部，当后正中线上，第二腰椎棘突下凹陷处。
- **刮痧** | 用角刮法刮拭命门穴1~3分钟，以皮肤潮红、发热为度。

03 刮拭足三里穴

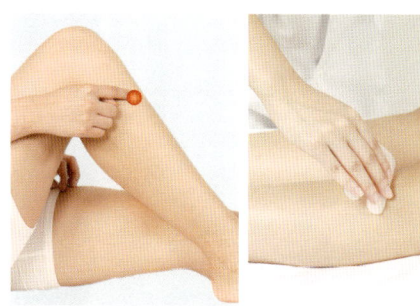

- **定位** | 位于小腿前外侧犊鼻下3寸，距胫骨前缘一横指（中指）。
- **刮痧** | 用面刮法刮拭足三里穴1~3分钟，力度适中，以出痧为度。

04 刮拭三阴交穴

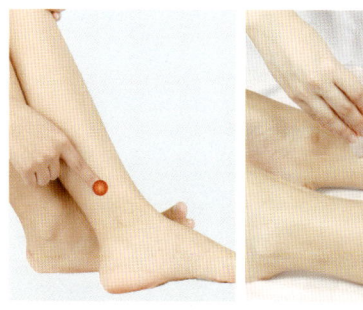

- **定位** | 位于小腿内侧，当足内踝尖上3寸，胫骨内侧缘后方。
- **刮痧** | 用角刮法刮拭三阴交穴1~3分钟，力度稍轻，可不出痧。

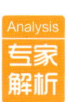 **专家解析** 肾俞滋阴清热、益肾固精；命门培元补肾、强健腰脊；足三里扶正培元、调畅气机；三阴交补中益气、滋阴清热。

肾阴亏虚型（下消）按摩

01 揉按肾俞穴

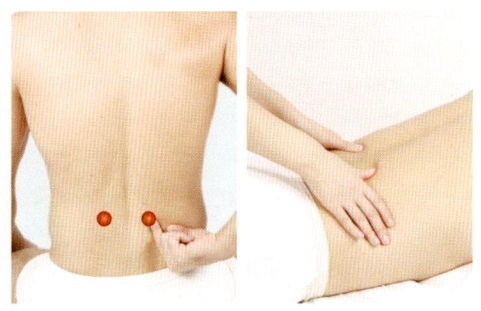

| 定位 | 位于腰部，当第二腰椎棘突下，旁开1.5寸。
| 按摩 | 用拇指指腹揉按肾俞穴3分钟，以局部有酸胀感为宜。

02 揉按关元穴

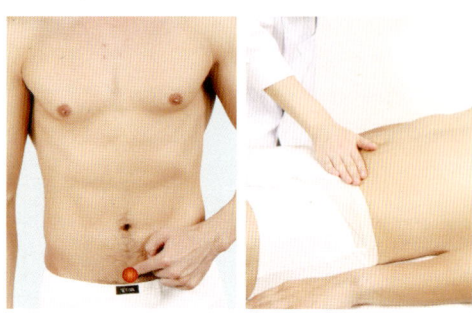

| 定位 | 位于下腹部，前正中线上，当脐中下3寸。
| 按摩 | 用手掌揉按关元穴2分钟，以局部皮肤发热为度。

03 揉按复溜穴

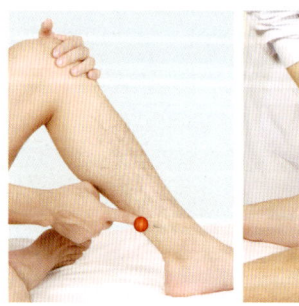 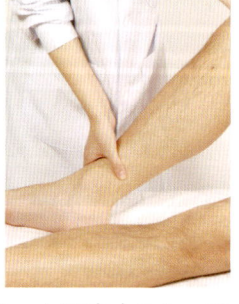

| 定位 | 位于小腿内侧，太溪直上2寸，跟腱的前方。
| 按摩 | 用拇指指端揉按复溜穴3分钟，以局部有酸胀感为度。

04 揉按行间穴

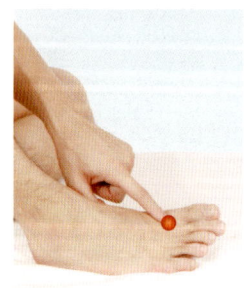 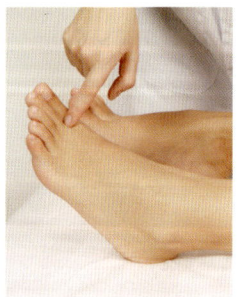

| 定位 | 位于足背侧，当第一、第二趾间，趾蹼缘的后方赤白肉际处。
| 按摩 | 用食指指端揉按行间穴1分钟，以局部有酸胀感为度。

肾俞滋阴益肾、强健腰膝；关元培肾固本、清热利湿；复溜补肾益阴、输布水湿；行间清热凉血、镇静安神。

肾阴亏虚型（下消）刮痧

01 刮拭肾俞穴

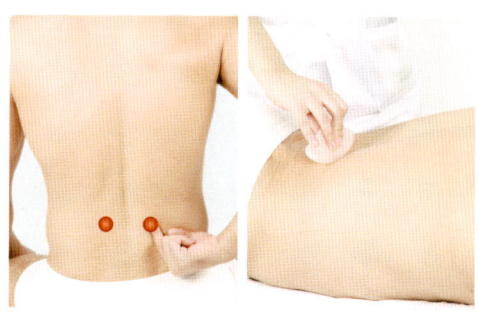

| 定位 | 位于腰部，当第二腰椎棘突下，旁开1.5寸。
| 刮痧 | 用面刮法由轻至重刮拭肾俞穴1~3分钟，以皮肤潮红为度。

02 刮拭三焦俞穴

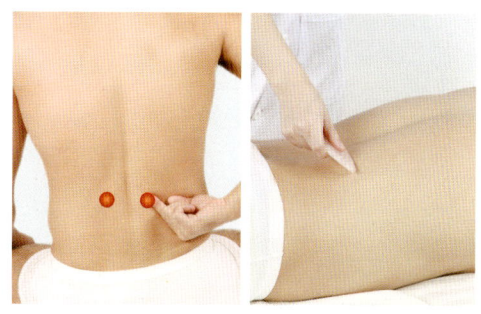

| 定位 | 位于腰部，当第一腰椎棘突下，旁开1.5寸。
| 刮痧 | 用面刮法刮拭三焦俞穴1~3分钟，以出痧为度。

03 刮拭三阴交穴

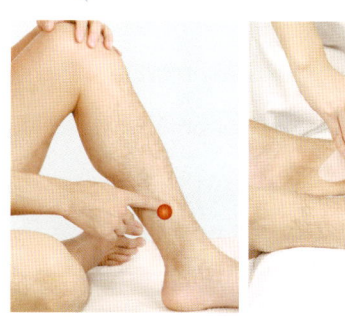

| 定位 | 位于小腿内侧，当足内踝尖上3寸，胫骨内侧缘后方。
| 刮痧 | 用面刮法刮拭三阴交穴30次，手法轻柔，以出痧为度。

04 刮拭太溪穴

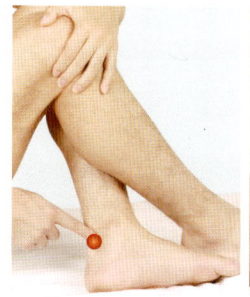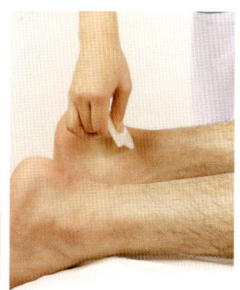

| 定位 | 位于足内侧，内踝后方，当内踝尖与跟腱之间的凹陷处。
| 刮痧 | 用角刮法刮拭太溪穴30次，以出痧为度。

 肾俞滋阴益肾、强健腰膝；三焦俞通调水道、调理二便；三阴交滋阴清热、益肾平肝；太溪滋阴益肾、清热安神。

阴阳两虚型（下消）按摩

01 揉按关元穴

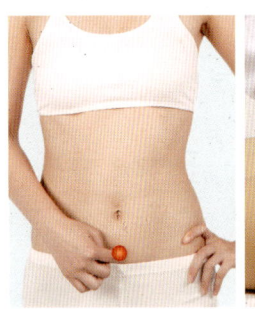
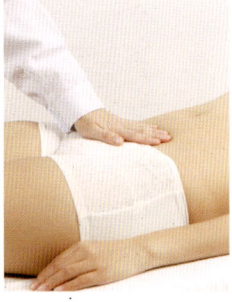

|定位| 位于下腹部，前正中线上，当脐中下3寸。

|按摩| 用手掌揉按关元穴5分钟，力度适中，以局部皮肤发热为度。

02 点按命门穴

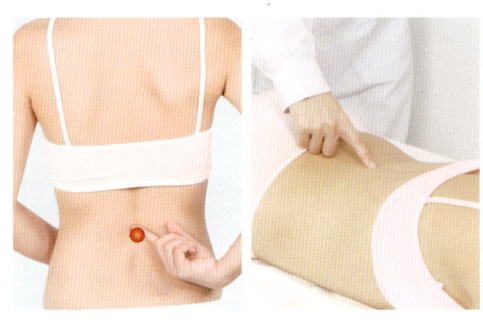

|定位| 位于腰部，当后正中线上，第二腰椎棘突下陷处。

|按摩| 用食指指腹点按命门穴1～3分钟，以局部皮肤潮红为度。

03 揉按足三里穴

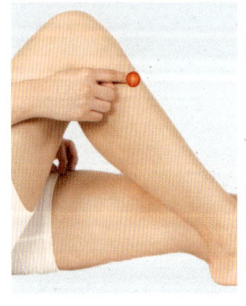
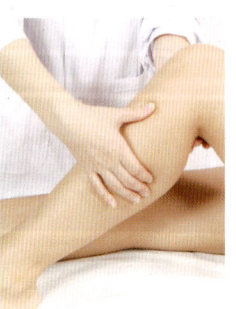

|定位| 位于小腿前外侧，犊鼻下3寸，距胫骨前缘一横指（中指）。

|按摩| 用拇指指腹揉按足三里穴2分钟，以局部皮肤潮红、发热为度。

04 揉按涌泉穴

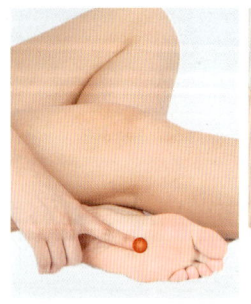
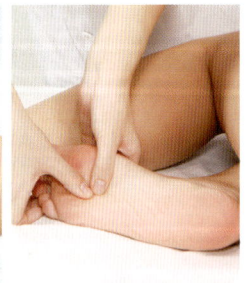

|定位| 位于足底部，当足底第二、第三趾趾缝纹头端与足跟连线的前1/3与后2/3交点上。

|按摩| 用拇指指腹揉按涌泉穴60次。

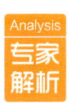

关元培肾固本、补气回阳；命门补肾壮阳、强健腰脊；足三里健脾和胃、扶正培元；涌泉滋阴益肾、清热安神。